国家出版基金项目
NATIONAL PUBLICATION FOUNDATION

"十二五"国家重点图书出版规划项目

# 协和手术要点难点及对策 丛书

总主编／赵玉沛 王国斌

# 胰腺外科手术

## 要点难点及对策

主编　赵玉沛　王春友

科学出版社
龙门书局
北京

# 内 容 简 介

　　本书系《协和手术要点难点及对策丛书》之一，全书共 12 章。内容包括胰腺外科各主要手术，基本按照适应证、禁忌证、术前准备、手术要点难点及对策、术后监测与处理、术后常见并发症的预防与处理的顺序予以介绍，最后对该手术的临床效果给出评价。临床上，外科医生的主要"武器"是手术，而手术成功的关键在于手术难点的解决，同样的手术，难点处理好了就成功了大半。本书作者均有着丰富的手术经验，且来自于全国，所介绍的手术方式及技巧也来源于临床经验的总结。全书紧密结合临床工作实际，重点介绍手术要点、难点及处理对策，具有权威性高、实用性强、内容丰富、重点突出、图文并茂的特点，可供各级医院胰腺外科低年资医师和具有一定手术经验的中高年资医师参考使用。

**图书在版编目 (CIP) 数据**

　　胰腺外科手术要点难点及对策 / 赵玉沛，王春友主编 . —北京：龙门书局，2018.12

　（协和手术要点难点及对策丛书 / 赵玉沛，王国斌总主编）

　"十二五"国家重点图书出版规划项目　国家出版基金项目

　ISBN 978-7-5088-5515-8

　Ⅰ . ①胰…　Ⅱ . ①赵… ②王…　Ⅲ . ①胰腺疾病 - 外科手术

Ⅳ . ① R657.5

　　中国版本图书馆CIP数据核字(2018)第262606号

责任编辑：戚东桂 董　婕 / 责任校对：张小霞
责任印制：肖　兴 / 封面设计：黄华斌

科学出版社　龙門書局　出版
北京东黄城根北街16号
邮政编码：100717
http://www.sciencep.com

**北京汇瑞嘉合文化发展有限公司** 印刷
科学出版社发行　各地新华书店经销

\*

2018年12月第 一 版　开本：787×1092　1/16
2018年12月第一次印刷　印张：18 1/2
字数：412 000

**定价：128.00元**
(如有印装质量问题，我社负责调换)

# 《协和手术要点难点及对策丛书》编委会

李毅清　华中科技大学同济医学院附属协和医院
李子禹　北京大学肿瘤医院
刘　勇　华中科技大学同济医学院附属协和医院
刘昌伟　北京协和医院
刘存东　南方医科大学第三附属医院
刘国辉　华中科技大学同济医学院附属协和医院
刘金钢　中国医科大学附属盛京医院
路来金　吉林大学白求恩第一医院
苗　齐　北京协和医院
乔　杰　北京大学第三医院
秦新裕　复旦大学附属中山医院
桑新亭　北京协和医院
邵新中　河北医科大学第三医院
沈建雄　北京协和医院
孙家明　华中科技大学同济医学院附属协和医院
孙益红　复旦大学附属中山医院
汤绍涛　华中科技大学同济医学院附属协和医院
陶凯雄　华中科技大学同济医学院附属协和医院
田　文　北京积水潭医院
王　硕　首都医科大学附属北京天坛医院
王春友　华中科技大学同济医学院附属协和医院
王国斌　华中科技大学同济医学院附属协和医院
王建军　华中科技大学同济医学院附属协和医院
王任直　北京协和医院
王锡山　哈尔滨医科大学附属第二医院
王晓军　北京协和医院
王泽华　华中科技大学同济医学院附属协和医院
卫洪波　中山大学附属第三医院
夏家红　华中科技大学同济医学院附属协和医院
向　阳　北京协和医院
徐文东　复旦大学附属华山医院
许伟华　华中科技大学同济医学院附属协和医院

杨　操　华中科技大学同济医学院附属协和医院

杨述华　华中科技大学同济医学院附属协和医院

姚礼庆　复旦大学附属中山医院

余可谊　北京协和医院

余佩武　第三军医大学西南医院

曾甫清　华中科技大学同济医学院附属协和医院

张　旭　中国人民解放军总医院

张保中　北京协和医院

张美芬　北京协和医院

张明昌　华中科技大学同济医学院附属协和医院

张顺华　北京协和医院

张太平　北京协和医院

张忠涛　首都医科大学附属北京友谊医院

章小平　华中科技大学同济医学院附属协和医院

赵洪洋　华中科技大学同济医学院附属协和医院

赵继志　北京协和医院

赵玉沛　北京协和医院

郑启昌　华中科技大学同济医学院附属协和医院

钟　勇　北京协和医院

朱精强　四川大学华西医院

**总编写秘书**　舒晓刚

# 《胰腺外科手术要点难点及对策》编写人员

主　　编　赵玉沛　王春友

副 主 编　吴河水　杨　明

编　　者（按姓氏汉语拼音排序）

崔　静　范　平　勾善森　郭　尧

刘　涛　彭　涛　陶　京　王　博

王春友　魏若征　吴河水　熊炯炘

杨　明　杨智勇　殷　涛　赵　刚

赵玉沛　周　峰　周　伟　周颖珂

编写秘书　杨　明　勾善森

绘　　图　杨　明

# 《协和手术要点难点及对策丛书》序

庄子曰："技进乎艺，艺进乎道。"外科医生追求的不仅是技术，更是艺术，进而达到游刃有余、出神入化"道"的最高境界。手术操作是外科的重要组成部分之一，是外科医生必不可少的基本功，外科技术也被称为天使的艺术。如果把一台手术比喻成一个战场，那么手术中的难点和要点则是战场中的制高点；也是外科医生作为指挥者面临最大的挑战和机遇；同时也是赢得这场战争的关键。

手术的成功要有精准的策略作为指导，同时也离不开术者及其团队充分的术前准备，对手术要点、难点的精确把握，以及对手术技术的娴熟运用。外科医生需要在手术前对患者的病情有全面细致的了解，根据患者病情制定适合患者的详细手术治疗策略，在术前就必须在一定程度上预见可能在术中遇到的困难，并抓住主要矛盾，确定手术需要解决的关键问题。在保证患者生命安全的前提下，通过手术使患者最大获益，延长生存期，提升生活质量。在医疗理论和技术迅猛发展的今天，随着外科理论研究的不断深入，手术技术、手术器械、手术方式等均在不断发展；同时随着精准医疗理念的提出，针对不同患者进行不同的手术策略制定、手术要点分析及手术难点预测，将会成为外科手术的发展趋势，并能从更大程度上使患者获益。

百年协和，薪火相传。北京协和医院与华中科技大学同济医学院附属协和医院都是拥有百年或近百年历史的大型国家卫计委委属（管）医院，在百年历史的长河中涌现出了大量星光熠熠的外科大师。在长期的外科实践当中，积累了丰富的临床经验，如何对其进行传承和发扬光大是当代外科医生的责任与义务。本丛书的作者都是学科精英，同时也是全国外科领域的翘楚，他们同国内其他名家一道，编纂了本大型丛书，旨在分享与交流对手术的独到见解。

众所周知，外科学涉及脏器众多，疾病谱复杂，手术方式极为繁多，加之患者病情各不相同，手术方式也存在着诸多差异。在外科临床实践中，准确掌握各种手术方式的要点、全面熟悉可能出现的各种难点、充分了解手术策略的制订、尽可能规避手术发生危险、提高手术安全性、减少术后并发症、努力提高手术治疗效果并改善患者预后，是每一位外科医师需要不断学习并提高的重要内容。古人云："操千曲而后晓声，观千剑而后识器。"只有博览众家之长，才能达到"端州石工巧如神，踏天磨刀割紫云"的自如境界。

"不兴其艺，不能乐学。"如何在浩瀚如海的医学书籍中寻找到自己心目中的经典是读者的一大困惑。编者在丛书设计上也是独具匠心，丛书共分为 20 个分册，包括胃肠外科、肝胆外科、胰腺外科、乳腺甲状腺外科、血管外科、心外科、胸外科、神经外科、泌尿外科、创伤骨科、关节外科、脊柱外科、手外科、整形美容外科、小儿外科、器官移植、妇产科、眼科、耳鼻咽喉 - 头颈外科及口腔颌面外科。内容涵盖常见病症和疑难病症的手术治疗要点、难点，以及手术策略的制定方法。本丛书不同于其他外科手术学参考书，其内容均来源于临床医师的经验总结：在常规手术方式的基础上，结合不同患者的具体情况，详述各种手术方式的要点和危险点，并介绍控制和回避风险的技巧，对于特殊病情的手术策略制定亦有详尽的描述。丛书内容丰富，图文并茂，展示了具体手术中的各种操作要点、难点及对策：针对不同病情选择不同策略；运用循证医学思维介绍不同的要点及难点；既充分体现了精准医疗的理念，也充分体现了现代外科手术的先进水平。

"荆岫之玉，必含纤瑕，骊龙之珠，亦有微隙"。虽本书编者夙夜匪懈、殚精竭思，但囿于知识和经验的不足，缺陷和错误在所难免，还望读者不吝赐教，以便再版时改进。

中国科学院院士　北京协和医院院长

赵玉沛

华中科技大学同济医学院附属协和医院院长

王国斌

2016 年 9 月

# 前　　言

　　胰腺是人体的重要器官，其解剖位置深在，与诸多周围重要器官相邻，胰周血管纵横交错，淋巴结及神经网络丰富，因而是解剖结构及脏器毗邻最复杂的器官。胰腺体积虽小，但疾病种类繁多，其异质性很大。胰腺癌发病隐匿，恶性程度高，手术效果极差；胰腺囊性肿瘤，病理形态多样，疾病的不同阶段病理差异大，治疗决策也难；急性胰腺炎个体差异很大，轻型者，多属自限性疾病，而重症胰腺炎病情凶险，治疗投入大，后续干预时机决定预后；慢性胰腺炎病程迁延，治疗方法多样，如药物和内镜治疗，以及手术方式和时机的选择存在随意性。

　　胰腺手术不论大小，均属于高风险手术，如扩大的胰十二指肠切除术，创伤大，切除脏器多，消化道及血管重建技术复杂，手术后并发症多；又如胰腺良性肿瘤的精准切除，钩突切除及局部剜除，虽然达到了损伤控制及器官功能保留的目的，但术后并发症也无法避免。一般发生胰瘘、腹腔感染及出血等严重并发症，处理不当，有可能给患者带来无法挽回的后果。因此，努力提高手术技术、加强对可能出现的术后并发症的预期管理及危急处理十分重要。

　　近20年来，随着外科学技术的迅猛发展，新的材料和器械，如能量平台、切割及吻合器械、腹腔镜及达芬奇机器人手术的临床应用等，正在深刻地改变着传统的外科治疗模式。工欲善必先利其器，艺欲精则先于勤，无论技术如何变迁和发展，胰腺外科医师基本技能的训练与沉淀是外科技术的基础。手术器械的合理选择、手术的精准解剖、操作的游刃有余及运筹帷幄仍是手术成功的基石。手术是治疗胰腺疾病的重要环节，而手术前的综合评估、手术适应证的把握、治疗方案的科学决策及手术方式的选择十分重要，应力求科学严谨。胰腺疾病多学科诊疗模式的建立，很大程度上保证了决策的合理性。

　　《协和手术要点难点及对策丛书》是由总主编赵玉沛院士和王国斌教授精心策划的大型外科手术参考书，《胰腺外科手术要点难点及对策》作为丛书的分册之一，编者总结了所在单位 20 余年胰腺疾病诊治的经验与体会，并参考了多位胰腺大家的经典之作，编写风格力求体现总主编的意图及初衷。尽管编者付出极大的努力，但仍存心余力拙之感。书中若有疏漏之处，恳请广大读者不吝指正。

赵玉沛　王春友

2018 年 7 月 26 日

# 目　　录

# 第一章　胰腺的应用解剖与生理功能

## 第一节　胰腺解剖

### 一、胰腺与毗邻结构的解剖关系

胰腺是由腹胰和背胰融合而成。随着十二指肠的回旋，胰腺被推移至后腹壁，因此，它的位置就变成了与腹主动脉毗邻，处于腹腔干和肠系膜上动脉之间。另外，由于胰腺发生时与肝原基接近，因此，胰腺与胆管、门静脉也关系密切。

#### (一) 胰腺周围的腹膜分布

在进行 Kocher 手法游离时，附着在胰腺上的一层疏松结缔组织是融合筋膜。融合筋膜是胚胎发育过程中由几层膜融合在一起而形成的。胰腺的重要血管 ( 动脉弓或重要的引流静脉 ) 全部位于这层膜与胰实质之间。

胚胎期胰腺分为腹胰和背胰 ( 图 1-1)，其腹膜与后方的壁腹膜相融合，所以称为融合筋膜。当腹胰旋转 180° 与背胰紧贴时，其腹膜就与壁腹膜紧贴在一起 ( 图 1-2)。融合筋膜

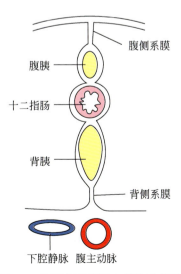

图 1-1　胚胎期的腹胰和背胰示意图

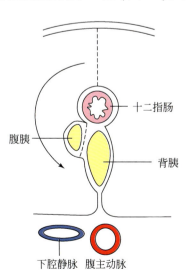

图 1-2　腹胰旋转向背胰靠拢

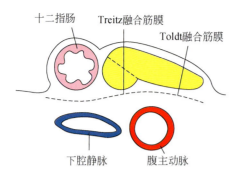

十二指肠　　Treitz融合筋膜
　　　　　　　　　　Toldt融合筋膜

下腔静脉　　腹主动脉

**图 1-3**　融合筋膜的位置示意图

在胰头部和胰尾部的名字不一样，胰头部的融合筋膜是由奥地利医师 Wenzel Treitz(1819—1872) 首先描述的，因此称 Treitz 融合筋膜。胰体尾部的融合筋膜是由奥地利医师 Karl Toldt(1840—1920) 首先描述的，因此称 Toldt 融合筋膜。胰头部的 Treitz 融合筋膜向左逐渐移行为胰体尾部的 Toldt 融合筋膜 ( 图 1-3)。

在侧面观的示意图中 ( 图 1-4)，点线的位置就是胰后筋膜。由此可见，肠系膜上动脉 (superior mesenteric artery，SMA) 从腹主动脉分出后，马上就穿过胰后筋膜进入胰腺侧。此外，胰头部的胰腺实质、动静脉血管弓及胰头神经丛第Ⅱ部均位于这层融合筋膜的前方。

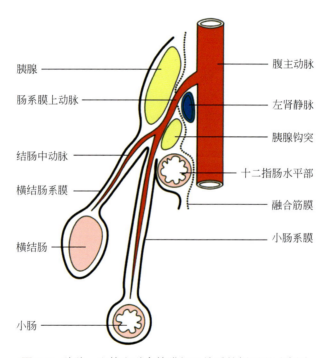

胰腺　　　　　　　　　　　　　　　　腹主动脉

肠系膜上动脉　　　　　　　　　　　　左肾静脉

　　　　　　　　　　　　　　　　　　胰腺钩突

结肠中动脉　　　　　　　　　　　　　十二指肠水平部

横结肠系膜　　　　　　　　　　　　　融合筋膜

　　　　　　　　　　　　　　　　　　小肠系膜

横结肠

小肠

**图 1-4**　胰腺、血管和融合筋膜相互关系的侧面观示意图

从胰腺段门静脉和胰内段胆总管的后方分离融合筋膜时可以发现：胰十二指肠上后静脉 (PSPDV) 从门静脉分出后，沿着胆总管后方自左上向右下斜行，横跨胆总管后，沿着胆总管右缘朝向 Vater 乳头走行，呈扇形分布到 Vater 乳头附近的十二指肠后壁。若能保留此静脉，即使以 Kocher 手法充分游离胰头和十二指肠也能防止十二指肠淤血。除此之外，构成重要血管弓的胰十二指肠动脉 [ 胰十二指肠下前动脉 (AIPD)、胰十二指肠上后动脉 (PSPD)、胰十二指肠下后动脉 (PIPD)] 及其分支、胰十二指肠下后静脉 (PIPDV) 等均位于这层融合筋膜与胰腺实质之间。

与胰头部一样，脾静脉及其分支位于胰体尾部 Toldt 融合筋膜的前方。因此，在施行保留脾脏及脾动静脉的胰体尾切除术时，可先分离脾静脉后方的 Toldt 融合筋膜，然后再显露出脾静脉并逐一结扎、切断脾静脉的胰腺属支。另外，在施行常规的胰头十二指肠切除术时，要想靠近 SMA 切断胰头神经丛第 II 部，就得将神经丛后方的这层融合筋膜一并切除。

## ( 二 ) 胰腺的形态与分区

胰腺是实质柔软而致密、呈分叶状的灰红色腺体。自右向左分为相互连续的 4 部分：胰头 (head of pancreas)、胰颈 (neck of pancreas)、胰体 (body of pancreas) 及胰尾 (tail of pancreas)( 图 1-5)。胰腺除胰头部较扁平外，其余各部大体有 3 个面：前面、下面和后面，因此，胰腺断面大体为三棱形。

胰头较扁平，垂直径平均为 4.7cm, 前后径平均为 1.7cm。胰头下方向左后方突出，称钩突 (uncinate process)，越至肠系膜上血管的后方，位置较深，因而，此部的小腺瘤常易被忽略。钩突与胰头之间的凹陷称胰切迹 (pancreatic notch)，可作为胰头与胰颈的分界，肠系膜上血管在此处被包埋于胰腺组织内。

胰颈较短，长径平均约 2cm, 垂直径约 2.8cm，前后径约 1.6cm，向左上方接胰体，被网膜囊幽门部的腹膜所覆盖。

胰体较长，呈棱锥形，垂直径平均为 2.5cm, 前后径平均为 1.3cm, 平均长为 7.8cm，略向前凸。

胰尾自胰体向左逐渐变窄，居结肠左曲下方，伸入脾肾韧带的两层腹膜之间，是胰腺唯一可移动的部分。但其伸入的程度不一，有些可抵及脾门，另一些与脾门相距数厘米，在脾切除术中结扎脾蒂血管时，必须警惕抵达脾门的胰尾，以免损伤或被结扎。

除了上述解剖学分区法之外，按胰腺癌处理规约可将胰腺分为 3 个区。一般使用的是日本胰腺癌处理规约和 UICC 的分区法。按日本胰腺癌处理规约，可分为头部、体部、尾部 ( 图 1-6)，每一部分再分为上下或前后。据此处理规约，钩突定义为位于肠系膜上动静脉后方的、向胰头左下方突出的部分。另外，胰头是指自十二指肠到门静脉左缘的那部分胰腺，门静脉左侧的胰腺则均分为体部和尾部。按 UICC 分区法，虽然胰头的划分相同，但胰体部要划到腹主动脉左缘，腹主动脉的左侧才是胰尾部。

*003*

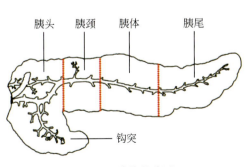

图 1-5　胰腺的分区

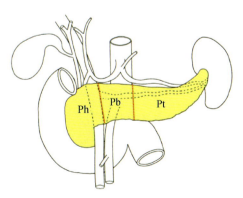

图 1-6　日本胰腺癌处理规约中胰腺分区法

Ph. 胰头；Pb. 胰体；Pt. 胰尾

## （三）胰腺的位置

胰腺位于上腹部和左季肋部腹膜后间隙中，属于腹膜外位器官，横跨第 1、2 腰椎椎体的前方，呈倾斜位，右低左高，与水平面成 20°～40°。胰腺右侧被 "C" 形的十二指肠环抱，相当于第 2、3 腰椎水平，其左侧端抵及脾门，可高达第 12 胸椎水平。侧位观察，胰腺呈向前凸的弓形。胰腺上缘约平脐上 10cm，下缘相当于脐上 5cm。由于胰腺的位置较深，故在胰腺病变时，早期腹壁体征常不明显，从而增加了诊断的困难性。

## （四）胰腺的解剖与毗邻

1. 胰头　与十二指肠关系密切，十二指肠的上部覆盖在胰头上方，其余各部则相互嵌合，甚至有一小部分胰头被包埋在十二指肠降部的壁内（图 1-7）。胰头前面右缘和十二指肠降部下段之间的沟内有胰十二指肠上、下动脉及静脉的吻合弓存在，称胰十二指肠前弓。胰头前面中部和结肠右曲接触，该处是一略呈三角形的裸区，其间以纤维组织相互联系。结肠右曲的上下，有腹膜覆盖在胰头的前面，结肠右曲以上，胰头与十二指肠上部及胃幽门为邻；结肠右曲以下，有空肠袢与胰头为邻。胰头后面与下腔静脉、右肾动静脉、右精索内血管、左肾静脉终末部及膈肌右脚相邻，下腔静脉几乎覆盖胰头后面的全部。钩突后面与腹主动脉相邻，在胰头后面的上外侧部的沟内有胆总管经过，少数情况下，胆总管可穿过胰头实质内。

2. 胰颈　上缘有一凹陷，可见肠系膜上静脉与脾静脉汇合成肝门静脉的起点，此凹陷可作为胰头与胰颈的分界。胰颈前面由腹膜覆盖，与幽门及部分网膜囊相邻。胰颈后面与肠系膜上动脉、静脉和肝门静脉的起点相接。

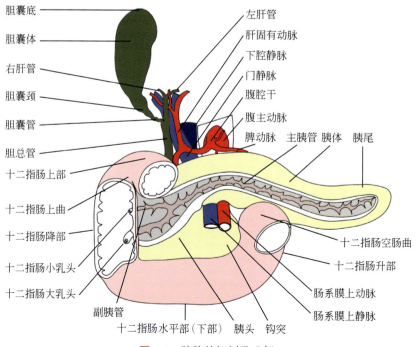

图 1-7　胰腺的解剖及毗邻

3. 胰体　前缘有横结肠系膜根附着，并将胰体分为前上面和前下面。前上面由横结肠系膜的上层连接的腹膜所覆盖，隔网膜囊与胃后壁相邻。该腹膜向前下方与大网膜后两层的前层相延续。大网膜后两层的后层上升到横结肠系膜带，与横结肠系膜的前上面相接，而前层向上至横结肠系膜根，然后反折覆盖胰体前面。前下面由横结肠系膜的下层所覆盖，自左向右与结肠左曲、十二指肠空肠曲和空肠袢相邻。胰体的后面无腹膜覆盖，凸向脊柱侧，自右向左依次与腹主动脉、肠系膜上动脉的起始部、左膈脚、左肾上腺、左肾及左肾血管相邻。脾静脉多数位于胰体上缘的后方，常陷入胰体表面的沟内，平行于左肾静脉的前上方。胰体与左肾之间被肾筋膜和肾脂肪囊分隔。

4. 胰尾　较细，与脾动脉、静脉共同位于脾肾韧带的两层腹膜之间，末端指向脾门。

总之，胰腺位置较深，故不易发生外伤。但由于胰腺与脊柱紧邻，且相对固定，可因上腹部钝性外力而被挤压向脊柱和腹后壁，发生挫伤。又因其紧邻下腔静脉、腹主动脉和肠系膜上血管、肝门静脉等，胰腺外伤时易并发这些大血管的损伤，且胰腺常可掩盖出血部位。此外，由于胰腺缺乏系膜，胰腺癌早期易发生腹后壁的直接侵袭，故胰腺癌的切除率和治愈率较低。

## 二、胰腺的血管

### (一) 胰腺的动脉供应

胰腺主要动脉系统简述如下 ( 图 1-8)。

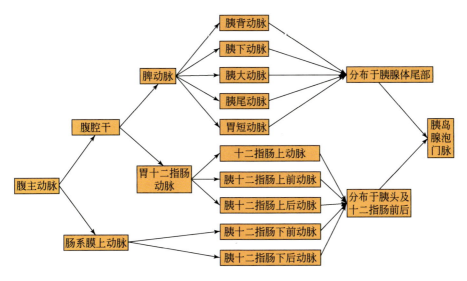

**图 1-8**　胰腺动脉供血系统

十二指肠和胰腺均由腹腔干和肠系膜上动脉的分支供血 ( 图 1-9)。十二指肠的大部分同胰头关系密切且与胰头分享动脉血供。独立于胰头之外的十二指肠上部则由单独的动脉供血。十二指肠上部动脉血供较少，动脉支也较小，发自肝固有动脉和胃十二指肠动脉的成束小支，也供应邻近的幽门管段，而且同幽门管的供应动脉在幽门管壁内有吻合。

十二指肠的动脉向十二指肠供血的有胃右动脉、胃十二指肠动脉、胃网膜右动脉和肠系膜上动脉分支。所有主要的动脉，均由十二指肠曲的凹侧到达十二指肠，故沿十二指肠凸侧切开腹膜，游离十二指肠和胰头是安全的。

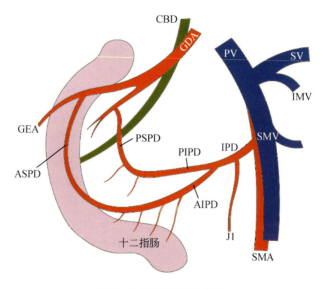

**图 1-9　胰头的动脉血供**

CBD. 胆总管；GDA. 胃十二指肠动脉；GEA. 胃网膜右动脉；SMA. 肠系膜上动脉；IPD. 胰十二指肠下动脉；ASPD. 胰十二指肠上前动脉；PSPD. 胰十二指肠上后动脉；PIPD. 胰十二指肠下后动脉；AIPD. 胰十二指肠下前动脉；PV. 门静脉；SMV. 肠系膜上静脉；SV. 脾静脉；IMV. 肠系膜下静脉；J1. 第一空肠动脉

1. **胰十二指肠上前动脉**　一般来自于胃十二指肠动脉。少数情况下与胰十二指肠后上动脉共干或与胰横动脉共干。胃十二指肠动脉由肝总动脉分出后在十二指肠上部后方、胆总管的左侧下行，至十二指肠上部下缘分为胃网膜右动脉和胰十二指肠上前动脉。胰十二指肠上前动脉分出后，即在胰头前面或部分埋于胰实质内向十二指肠的水平部和升部的结合部走行，少数在十二指肠与胰头之间前面的沟内下行并分支供应胰腺和十二指肠。其终末支与胰十二指肠下前动脉吻合成动脉弓，称胰十二指肠前动脉弓。胰十二指肠上前动脉极少数起于肝总动脉、肠系膜上动脉或胰背动脉。

2. **胰十二指肠上后动脉**　该动脉一般是单独由胃十二指肠动脉于十二指肠上部分出，向下经门静脉和胆总管之前到右侧，在胰头背面或胰头与十二指肠(降部)之间的沟内下行，并分支至胰腺和十二指肠。其主干向下经胆总管与胰管汇合部的后方，其终末支与胰十二指肠上后动脉吻合，形成动脉弓，称胰十二指肠后动脉弓。少数情况下该动脉还可起源于肝总动脉、肠系膜上动脉、第一空肠动脉及肝固有动脉者等。

3. **胰十二指肠下动脉**　该动脉起于肠系膜上动脉主干或其分支第一空肠动脉，通常立即分为两支，前支在胰头前面向右或浅穿于胰实质内，而后向上与胰十二指肠上前动脉吻合成动脉弓。后支在胰头后面或浅穿胰实质向上向右，与胰十二指肠上后动脉吻合成动脉弓。两支均分支供应十二指肠和胰头，包括胰腺钩突。胰十二指肠下动脉常有一支供应十二指肠远端和空肠近端。胰十二指肠下前动脉和下后动脉还可以起于第一空肠动脉、胰背动脉、第二空肠动脉、肝右动脉或胃网膜右动脉。

4. 十二指肠上动脉　是一条不恒定的血管，通常较细小，单支或双支。其可起于胃十二指肠动脉 (60%)、肝动脉 ( 肝总动脉、肝固有动脉或其右支或左支，25%) 或胃右动脉 (12%)。该动脉供应十二指肠球部。十二指肠上部近侧由胃网膜右动脉、胃十二指肠动脉供血。十二指肠上动脉一般行经胆总管前方，有升支至胆总管，此支可以是切开胆总管时引起出血的原因之一。

5. 十二指肠后动脉　是胃十二指肠动脉主干分为胃网膜右动脉和胰十二指肠上动脉之前分出的许多小支中的一些，供应十二指肠上部的后壁。此动脉也可起自胰十二指肠上 ( 前 ) 动脉或胃网膜右动脉。

6. 第一空肠动脉　是肠系膜上动脉向左侧发起的第一个分支。该动脉常分支供应十二指肠升部和十二指肠空肠曲。在十二指肠全切除术时，亦需切断第一空肠动脉，故应同时切除部分空肠 ( 约 5cm)。

7. 胰背动脉　也称胰上背动脉、胰颈动脉、胰峡动脉等。胰背动脉多数在胰颈上缘起于脾动脉，是脾动脉的第一个分支，还可起于腹腔动脉、肝动脉起始部、肠系膜上动脉，约 4.48% 的人可无胰背动脉。胰背动脉的管径很大，可达脾动脉的 1/3。胰背动脉一般行经胰体和门静脉或脾静脉的背侧，进入胰腺下缘处，分为左、右两支。右支较短小，供应钩突和邻近的胰头，其中穿至胰头前面而与胰十二指肠前动脉弓吻合的占 93.3%。左支较大，在近胰腺下缘偏后向左穿胰体 ( 在胰管所在的冠状面的后方 ) 直至胰尾称为胰横动脉。5% 的胰背动脉也可发出一支中结肠动脉或副中结肠动脉供应结肠。手术中，在胰腺和门静脉后方结扎胰背动脉主干比较困难，不如结扎其左、右支较为方便。

胰背动脉的临床意义：①胰背动脉的管径与肠系膜上动脉或腹腔动脉狭窄有关，当上述动脉狭窄时胰背动脉管径相当大，其右支还与胰十二指肠动脉形成胰前弓，该弓可以成为脾动脉与肠系膜上动脉或腹腔动脉间的侧支循环通路；②如果胰背动脉起于肠系膜上动脉或起点异常的肝动脉，则胰背动脉行径恰在 Whipple 手术切线上或与之交叉，是一个值得注意的血管障碍；③较多的报道提示，胰背动脉是胰腺的优势动脉，供应胰颈、胰体和胰尾，特别是对胰颈和胰尾，胰背动脉有时可能是胰腺的单一动脉 (1% ~ 2%)。

8. 胰腺体尾部的动脉主要由脾动脉的分支供血 ( 图 1-10)。脾动脉的胰支包括胰背动脉、胰横动脉、胰大动脉、分界动脉和胰尾动脉。①胰背动脉：见上述。②胰横动脉：较粗，是脾的第二条大血管。大多数情况下起自胰背动脉左支，少数情况下还可起于胃十二指肠动脉、脾动脉中段、肠系膜上动脉、胰大动脉、胰十二指肠上前或下前动脉。其沿胰腺下缘，在胰体和胰尾背面上或陷于背面内向左行，故又称胰下动脉。胰横动脉常与脾动脉的分支吻合，也可发出 2 ~ 5 支进入横结肠系膜供应横结肠。结扎胰横动脉的起点很困难，尤其是起自肠系膜上动脉的胰横动脉主干极短，不如沿胰腺下缘按需要部位进行结扎比较方便。③胰大动脉：是脾动脉供应胰腺的较大血管，外径平均为 1.9 mm。胰大动脉起自脾动脉第 2 段者约为 14%，起自脾动脉第 3 段者约为 28%，起自脾动脉第 4 段者约为 8%。胰大动脉进入胰腺的中 1/3 与尾侧 1/3 交界处，分为左、右两支：右支与胰背动脉吻合，左支与脾门处的动脉吻合。两支呈"人"字形者占 82%，呈"丁"字形者占 18%。当胰大动脉分布到整个胰尾时，则缺少胰尾动脉。④分界动脉：脾动脉的其他小分支起自胰体、胰尾交界处，称为分界动脉。其起始处恰属脾动脉绕过胰上缘处，出现率为 87%。分界动脉是供应胰尾的主要动脉，切脾时结扎脾动脉，最好在分界动脉起点的左侧进行，以免影响胰尾的血液供应。反之，由于分界动脉既短又粗，管径可达 3.4 mm，而其胰外段仅 3 ~ 5 mm，不利于分离和结扎，以致切除胰尾时不免要结扎脾动脉并切除脾。⑤胰尾动脉：可以是多支或缺如，发自脾动脉或脾门处脾动脉的分支，或发自胃网膜右动脉，进入胰腺内与胰大动脉的分支吻合。

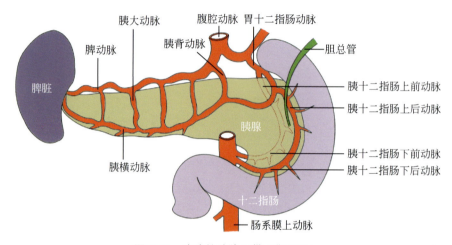

图 1-10　胰腺的动脉血供 ( 背面观 )

### ( 二 ) 胰腺的静脉回流

十二指肠较大的静脉均伴随着胰十二指肠前、后动脉弓的动脉，静脉较同名动脉走行更趋向于表浅。十二指肠的静脉最终汇入肝门静脉和肠系膜上静脉 ( 图 1-11)。

1. 胰十二指肠上前静脉　大多数注入胃网膜右静脉和中结肠静脉或胃右静脉汇合形成的胃结肠干。而后在胰颈下缘直接注入肠系膜上静脉，也可以注入胃网膜右静脉。

(1) 胃结肠干 (gastrocolic trunk)：胃结肠干的解剖如图 1-12 所示。该部位大网膜与横结肠系膜之间有生理性粘连，显露解剖此处时，应避免撕裂门静脉属支而发生出血。

早在 1868 年，Henle(Friedrich Gustav Jakob Henle，1809—1885，德国 ) 就报道了胃结肠干是由结肠右上静脉和胃网膜右静脉形成的共干，因此也称为 Henle 胃结肠干 (gastrocolic trunk of Henle)。实际上，这个共干的出现率只有 60% 左右 ( 图 1-13B)。

1912 年，Descomps 和 DeLalaubie 报道了胰十二指肠上前静脉也汇入此共干，因而形成了由 3 支血管组成的共干 ( 图 1-13C)。

当此共干直接汇入肠系膜上静脉时，其汇入口的附近就称为胃结肠干区域，自此区域至回结肠静脉分叉部的这段肠系膜上静脉称为外科干 ( 图 1-14)。在切除右半结肠时，必须掌握外科干的解剖。

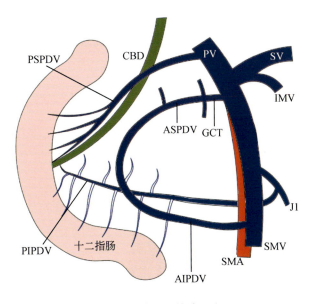

图 1-11  胰头的静脉回流

SMA：肠系膜上动脉；SMV：肠系膜上静脉；IMV：肠系膜下静脉；SV：脾静脉；PV：门静脉；CBD：胆总管；J1：第 1 空肠静脉；
PSPDV：胰十二指肠上后静脉；ASPDV：胰十二指肠上前静脉；PIPDV：胰十二指肠下后静脉；AIPDV：胰十二指肠下前静脉；
GCT：胃结肠干

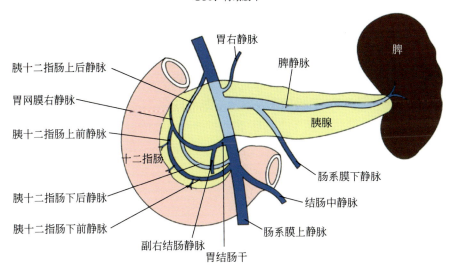

图 1-12  胰腺的静脉回流

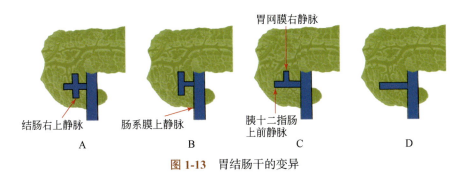

图 1-13  胃结肠干的变异

(2) 外科干：肠系膜上静脉在十二指肠水平附近起始于回肠静脉，并有空肠静脉和回结肠静脉在此水平汇入。此处在胃结肠干汇入肠系膜上静脉处的静脉段称为肠系膜上静脉外科干，简称外科干 (surgical trunk)。外科干的平均长度为 3.67 cm，是肠、腔静脉分流的手术部分 ( 图 1-14)。

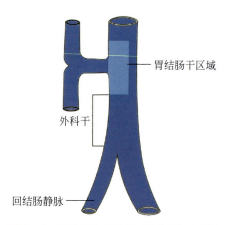

图 1-14　外科干和胃结肠干区域的示意图

2. 胰十二指肠上后静脉　在胰头后方上行，在胆总管左侧注入门静脉。胰十二指肠上后静脉通常不与同名动脉一样经胆总管的前方，而是经胆总管的后方，故在向左翻起十二指肠降部和胰头显露胆总管时 (Kocher 法 )，需注意勿损伤胰十二指肠上后静脉。该静脉也是胰十二指肠切除术时最棘手的出血来源。胰十二指肠上静脉也称 Belcher 静脉，由胰十二指肠上前静脉和胰十二指肠上后静脉汇合而成 ( 图 1-12)。

3. 胰十二指肠下前静脉、胰十二指肠下后静脉　该二静脉先合成总干或各自独立注入肠系膜上静脉，于肠系膜上静脉左缘注入。此处常是胰十二指肠下静脉通过空肠静脉注入肠系膜下静脉的部位。在行胰十二指肠切除术时应注意结扎、切断胰十二指肠下后静脉。胰十二指肠下前静脉、胰十二指肠下后静脉和胰十二指肠上前静脉、胰十二指肠上后静脉分别汇合成胰十二指肠前、后静脉弓 ( 图 1-12)。有时粗大的冠状静脉在脾静脉上方汇入门静脉，要注意缝扎。

行胰十二指肠切除术寻找肠系膜上静脉的途径：① 游离并离断结扎胃十二指肠动脉，在其深部分离门静脉主干后，术者示指沿门静脉向下稍加分离就容易地分离出肠系膜上静脉前壁；② 扪及肠系膜上动脉搏动，在其前方切开胰腺下缘的后腹膜，向右扩大切口，在其深部寻找；③ 结肠中静脉恰在胰颈下方注入肠系膜下静脉，沿着结肠中静脉向深部寻觅。在腹腔镜胰十二指肠切除术中常用后两者。

4. 胰颈、胰体和胰尾的静脉　①脾静脉胰支：脾静脉在脾动脉下方，胰体后面的沟内从胰尾向右行，在胰颈后方与肠系膜上静脉汇合形成门静脉 ( 图 1-12)。脾静脉沿途收集3 ~ 13 支胰支。在少数人，胰尾的胰支可注入胃网膜左静脉。②胰横 ( 下 ) 静脉：在胰实质内，伴同名动脉在胰体后下缘上方向右行，大多数注入肠系膜上静脉或肠系膜下静脉，但也可注入脾静脉或胃结肠干。③胰颈静脉 ( 胰峡静脉 )：胰颈静脉不常有，如果有则是一短而大的静脉，离开胰颈的下缘，注入肠系膜上静脉。如果有胰颈静脉的存在，则在切除胰十二指肠分离胰颈与肠系膜上静脉时必须十分小心，以防撕裂该静脉造成大出血。

## 三、胰腺的淋巴引流

胰腺的腺泡周围分布有丰富的毛细淋巴管，在小叶间合成较大的淋巴管，沿血管走行到胰腺表面。胰头、胰颈、胰体及胰尾各部发出的淋巴管，呈放射状向各个方向引流，汇入胰腺周围的胰十二指肠前上、后上、前下、后下淋巴结，以及胰上淋巴结、脾淋巴结、中结肠淋巴结及肠系膜上淋巴结，然后沿脾动脉及肝总动脉汇入腹腔淋巴结或肠系膜上淋巴结。部分淋巴管不沿动脉汇入上述淋巴结，而向下汇入腹主动脉周围淋巴结。

### (一) 胰头的淋巴回流

胰头前面上部的淋巴管注入位于十二指肠上曲与胰头前面之间的胰十二指肠前上淋巴结 (1 ~ 5 枚)。胰头后面上部的淋巴管注入位于胰头后面与十二指肠上曲之间的胰十二指肠后上淋巴结 (1 ~ 3 枚)。胰十二指肠前上及后上淋巴结的输出淋巴管注入幽门下淋巴结，或直接注入沿肝总动脉排列的肝总动脉干淋巴结 (3 ~ 6 枚)，最后注入腹腔动脉周围淋巴结。胰头前面下部的淋巴管注入位于十二指肠下曲与胰头之间的胰十二指肠前下淋巴结 (1 ~ 3 枚)。胰头后面下部的淋巴管注入位于胰头后面与十二指肠下曲之间的胰十二指肠后下淋巴结 (1 ~ 4 枚)。胰十二指肠前下及后下淋巴结的输出淋巴管注入肠系膜上淋巴结或腹主动脉前淋巴结。

### (二) 胰颈的淋巴引流

胰颈的淋巴引流方向与胰头相同，即向上至肝总动脉干淋巴结，向下至肠系膜根部淋巴结。

### (三) 胰体的淋巴引流

胰体左侧 2/3 上部的淋巴管注入沿脾动脉走行的脾动脉干淋巴结 (3 ~ 6 枚)，其输出管多沿脾动脉走行，注入胰上淋巴结，也可向上注入位于胃左动脉起始部的胃左淋巴结，或向下注入主动脉外侧及主动脉前淋巴结。胰体左侧 2/3 下部的淋巴管向上注入中结肠淋巴结 (1 ~ 5 枚)，然后注入腹腔淋巴结。胰体右侧 1/3 上部发出的淋巴管向上注入沿肝总动脉排列的肝总动脉干淋巴结 (3 ~ 6 枚)，然后注入腹腔淋巴结。胰体右侧 1/3 下部发出的淋巴管，直接注入肠系膜上淋巴结。胰体后面的淋巴管注入腹主动脉周围淋巴结。

### (四) 胰尾的淋巴引流

胰尾的淋巴管注入位于脾门的脾淋巴结，或注入胰上淋巴结，然后沿脾动脉走行注入腹腔淋巴结。胰尾的淋巴管还可经横结肠系膜注入中结肠淋巴结，最后注入肠系膜上淋巴结。
日本胰腺学会（JPS）将胰周淋巴结分为 18 组（英文第 4 版，2017 年，图 1-15)。与之前版本的分组方法相比，最新版的变化如表 1-1 所示。

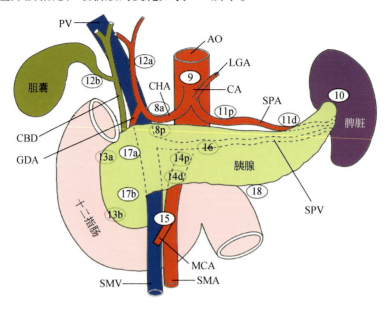

**图 1-15** 日本胰腺学会胰周淋巴结分组 ( 英文第 4 版，2017)

CBD. 胆总管；GDA. 胃十二指肠动脉；SMV. 肠系膜上静脉；SMA. 肠系膜上动脉；MCA. 结肠中动脉；SPV. 脾静脉；PV. 门静脉；CA. 膜腔干；LGA. 胃左动脉；AO. 主动脉

**表 1-1 胰腺相关淋巴结分组、名称及分界的变化**

| JPS 英文第 1 版 | | JPS 第 7 版 ( 英文第 4 版 ) | |
|---|---|---|---|
| 组别 | 淋巴结定位 | 组别 | 淋巴结定位 |
| 1 | 贲门右 | | |
| 2 | 贲门左 | | |
| 3 | 沿胃小弯 | | |
| 4 | 沿胃大弯 | | |
| 5 | 幽门上 | | |
| 6 | 幽门下 | | |
| 7 | 胃左动脉周围 | | |
| 8 | 肝固有动脉周围 | | |
| 8a | 肝固有动脉前上方 | | |
| 8p | 肝固有动脉后方 | | |
| 9 | 腹腔干周围 | | |
| 10 | 脾门 | | |
| 11 | 脾动脉周围 | 11p | 近段脾动脉周围 |
| | | 11d | 远段脾动脉周围 |
| 12 | 肝十二指肠韧带内 | | |
| 12h | 肝门 | | |

| | JPS 英文第 1 版 | | JPS 第 7 版 ( 英文第 4 版 ) | |
|---|---|---|---|---|
| 组别 | 淋巴结定位 | | 组别 | 淋巴结定位 |
| | 12a1 | 肝动脉上半部分 | 12a | 肝动脉周围 |
| | 12a2 | 肝动脉下半部分 | 12p | 门静脉周围 |
| | 12b1 | 胆管上端 | 12b | 胆道周围 |
| | 12b2 | 胆管下端 | | |
| | 12p1 | 门静脉后上 | | |
| | 12p2 | 门静脉后下 | | |
| | 12c | 胆囊管 | | |
| 13 | | 胰十二指肠后 | | |
| | 13a | 壶腹部以上 | | |
| | 13b | 壶腹部以下 | | |
| 14 | | 肠系膜上动脉周围 | | |
| | 14a | 肠系膜上动脉根部 | 14p | 肠系膜上动脉近段周围 |
| | 14b | 胰十二指肠下动脉根部 | 14d | 肠系膜上动脉远段周围 |
| | 14c | 结肠中动脉根部 | | |
| | 14d | 空肠动脉的第一条分支处 | | |
| 15 | | 结肠中动脉 | | |
| 16 | | 主动脉旁 | | |
| | 16a1 | 膈肌的主动脉裂孔周围 | | |
| | 16a2 | 从腹腔干上缘到左肾静脉下缘 | | |
| | 16b1 | 从左肾静脉下缘到肠系膜下动脉上缘 | | |
| | 16b2 | 肠系膜下动脉上缘至髂总动脉分叉处 | | |
| 17 | | 胰十二指肠前 | | |
| | 17a | 壶腹部以上 | | |
| | 17b | 壶腹部以下 | | |
| 18 | | 胰体尾下缘 | | |

注：第 14 组淋巴结在英文第 1 版中进一步被分为 14a、14b、14c 和 14d，但自第 2 版开始，则被分为 14p 和 14d。两者间的分界为 SMA 根部和 MCA 起始的中点。MCA 起始远段的 SMA 周围淋巴结被认为不是区域淋巴结，因而，此处淋巴结转移被认定为远处转移。

按照英文第 1 版，第 14v 组淋巴结 (SMV 周围淋巴结 ) 包含在这一版的第 17b 组中，第 1 版中的第 12c 组淋巴结 ( 沿胆管淋巴结 ) 应归于第 12b 组中。

## 四、胰腺的自主神经

胰腺受交感神经和副交感神经双重支配，同时有内脏感觉神经分布。副交感神经来源于迷走神经，其副交感神经纤维起自延髓迷走神经背核，构成迷走神经的主要成分；其节前纤维伴随迷走神经，经腹腔神经丛及脾支等到达终末神经元，换元，节后神经元分布于胰腺，控制胰腺的内分泌和外分泌功能。

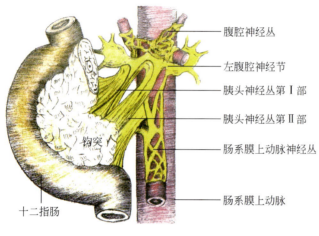

图 1-16　胰腺周围神经示意图

交感神经有内脏神经导入，其节前纤维经内脏大神经至腹腔神经节，换元；其节后纤维组成腹腔神经丛，呈辐射状分布于胰的血管（图 1-16）。交感神经主要控制胰腺的动脉系统，扩张血管增加血流量，影响胰的外分泌功能。

腹腔神经节由交感神经纤维和副交感神经纤维混合而成，是人体内最大的自主神经节。同时也是与腹腔内脏器有关的自主神经系统的重要中继站。位于胰腺后方，从左右两侧包裹腹腔干。左、右两侧神经节发出分支，相互吻合，在腹腔干和肠系膜上动脉根部形成腹腔神经丛。从腹腔神经丛或肠系膜上动脉神经丛发出的直接分布到胰头或钩突的神经束称为胰头神经丛（图 1-17）。胰头神经丛与血管或结缔组织形成了束带状结构，与沿肠系膜上动脉右缘走行的淋巴管形成分隔。胰十二指肠切除术中当胰头向左侧翻起后，胰头神经丛也随之转向左侧而被拉紧，既避开了腹后壁的大血管，又有利于胰头神经丛的分离切断。

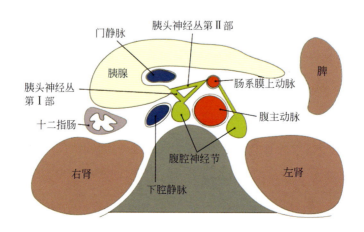

图 1-17　胰头神经丛（横断面）

腹腔神经丛位于胰腺的后上方，胰腺炎症或肿瘤时，常可刺激或压迫该神经丛而引起背部放射性疼痛。右腹腔神经节一般在左肾静脉入下腔静脉的上交角内，常被下腔静脉部分或全部覆盖。胰腺癌具有嗜神经侵犯的特点，因此在胰头癌根治术中必须清扫胰头神经丛。

## 五、胰管的解剖

### （一）基本概念

胰腺的导管系统可分为闰管、小叶内导管、叶间导管、总排泄管即主胰管和副胰管。

1. 闰管　与腺泡直接相连的输出管道。其管径很细，另一端与小叶内导管相连。小叶内导管较闰管略粗，出小叶后在小叶间结缔组织内汇合成叶间导管，即胰管的一级属支。全部胰腺有 80 ~ 100 支小叶内导管，汇合成 15 ~ 30 支叶间导管后，以锐角或直角方式汇入主胰管和副胰管。胰管的一级属支可分为上、下头支，上、下体支，上、下尾支，但在胰头处可有一不对称的属支，称为钩突支。胰腺实质内的胰管属支分布较密集，头颈和体尾交界处较稀疏，可作为切断胰腺的平面。

2. 主胰管（Wirsung 管）　起自第 12 胸椎水平的胰尾部，其几乎总是在第 12 胸椎和第 2 腰椎之间横过脊柱。主胰管贯穿胰腺的全长，沿途接受来自胰腺各小叶的分支，其管径自左向右逐渐增大。在主胰管行至胰颈附近，转向下后方，在胰头内向右行进，抵达十二指肠降部，在此处与右侧的胆总管相遇，两者共同穿入十二指肠的后内侧壁，在肠壁内合并成一个梭形膨大，称肝胰壶腹。壶腹开口于十二指肠大乳头顶端，此处通常在第 2 胸椎平面，距幽门 8 ~ 9 cm，距切牙 70 ~ 75 cm。在壶腹周围有平滑肌环绕，称肝胰壶腹括约肌。在靠近壶腹的胆总管和主胰管的周围也有平滑肌环绕，分别称为胆总管括约肌和胰管括约肌，用以调控胆汁和胰液的排泄（图 1-7）。

3. 副胰管（Santorini 管）　源自未消失的背胰管近段，出现率约 80%。副胰管短而细，位于胰头的上部，右端与主胰管相接，在十二指肠大乳头上方 2 ~ 2.5 cm 处开口于十二指肠小乳头。

### （二）胰管分型

主胰管和副胰管的相互关系比较复杂，一般可分为下述 3 型（表 1-2）。

1. A 型　为较常见型，即主胰管横贯胰腺全长，末端与胆总管汇合后开口于十二指肠大乳头。副胰管短而细，右端开口于小乳头，此型约占 60%。其又可分为 3 种情况，分别为副胰管左端与主胰管相通、副胰管左端不与主胰管相通和副胰管缺如。此 3 种情况各占 20%。

2. B 型　主胰管与副胰管口径相近，相互交通，分别开口于十二指肠大乳头和十二指肠小乳头，此型约占 20%。

3. C 型　副胰管扩张并横贯胰腺全长，代替主胰管功能，末端开口于十二指肠小乳头。主胰管反而细小，位于胰头下方或缺如，此型约占 20%。其亦可分为 3 种情况，分别为主胰管与副胰管相通、主胰管不与副胰管相通和主胰管缺如。此 3 种情况各占 10%、5%、5%。

表 1-2 胰管分型

| 分型 | 特征 | 图示 |
|---|---|---|
| A1 | 副胰管细短，与主胰管相通 | 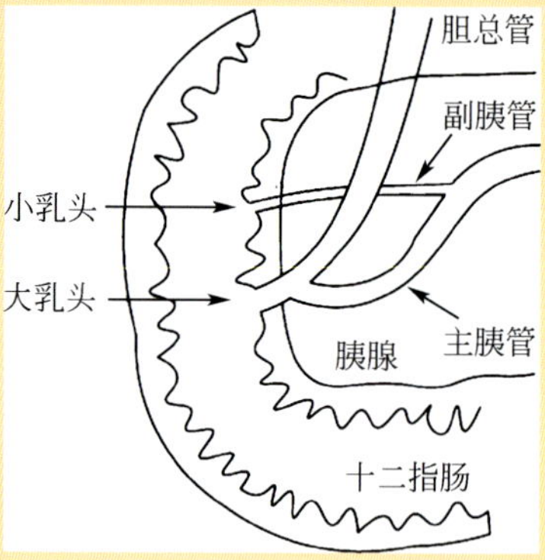 |
| A2 | 副胰管不与主胰管相通 | 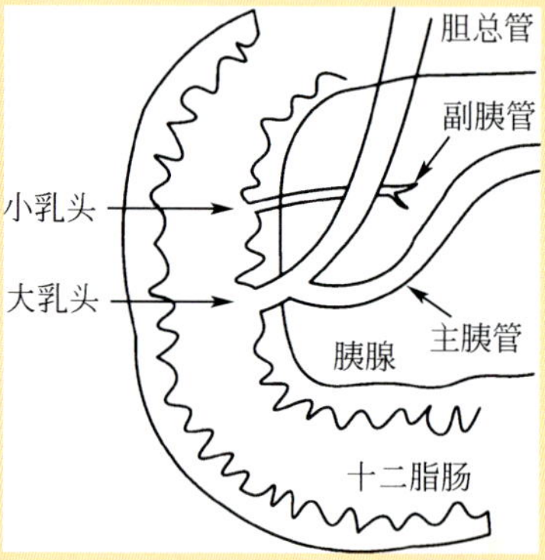 |
| A3 | 副胰管缺如 | 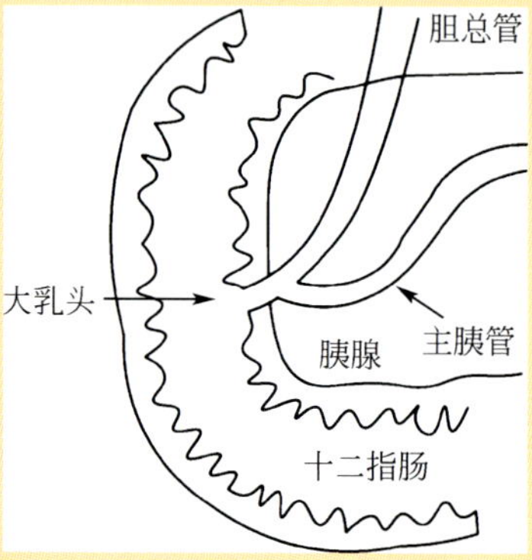 |
| B | 主胰管与副胰管口径相近 | 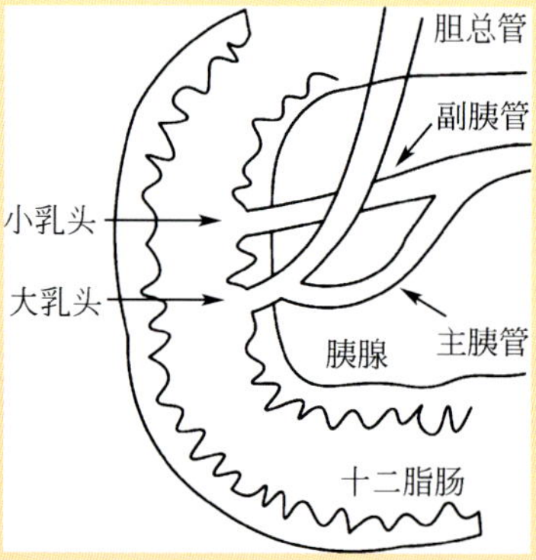 |

续表

| 分型 | 特征 | 图示 |
|---|---|---|
| C1 | 主胰管与副胰管相通 | |
| C2 | 主胰管不与副胰管相通 | |
| C3 | 主胰管缺如 | |

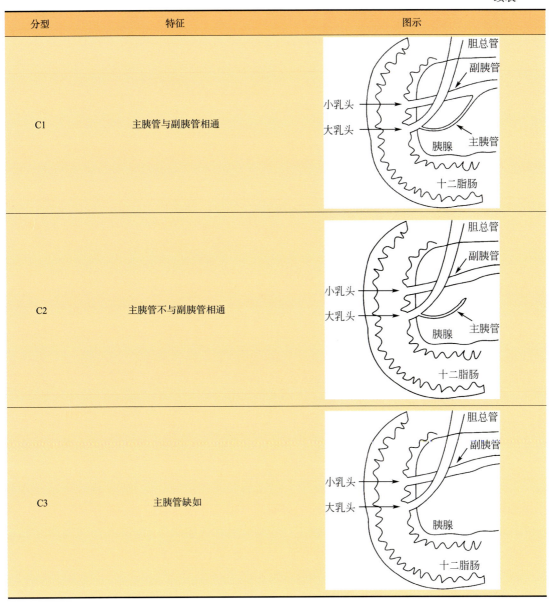

（杨　明　范　平）

# 第二节　胰腺组织学与生理学

## 一、胰腺组织学

人类胰腺由两个特定的系统组成。胰腺内分泌功能由被称作 Langerhan 胰岛的结构来执行。胰岛是分散在胰腺实质内的近球形细胞集合体。每个胰腺上的胰岛数量达100万个。每个胰岛都有广泛的血液供应，表现为相互交通的血窦交织成网，每个胰岛多由几种特定类型的细胞组成。分泌胰岛素的B细胞占胰岛细胞的大部分。A细胞产生胰高血糖素，约占全部胰岛细胞的20%～25%。产生生长抑素的D细胞占胰岛细胞总数5%，分散在胰岛周围，可能是起调整胰岛细胞功能的旁分泌腺。另外通过免疫组化技术发现少部分胰岛细胞含有胰多肽、胃泌素和血管活性肠肽（VIP）。

胰岛细胞的组成及其在胰岛内的典型位置：A细胞在边缘，B细胞在中央区域（B细胞质内的点描述了通常在含有胰岛素的颗粒内所见的强染色），D细胞和PP细胞在胰腺胰岛内分泌中占了一小部分（图1-18）。丰富的血流通过胰岛内的丰富的静脉窦来供给。

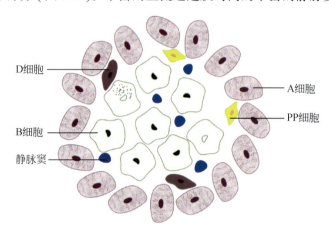

图 1-18　胰岛细胞组成分布

腺泡及导管系统组成了胰腺外分泌部分，外分泌腺像一串葡萄藤上的葡萄，代表每个腺泡，并终止于一条主干代表胰管。每个腺泡均为球形，并由一单层腺泡细胞构成。腺泡细胞在其狭窄的中央顶端包含有酶原颗粒，其余的酶原颗粒位于特有的基底膜上，外周由精细的网状纤维加以支撑。胰管系统起自单个胰腺细胞相连的中央腺泡细胞群，包括那些沿胰管走行并嵌入胰管的细胞，并终止于胰腺的主要外分泌导管。

## 二、胰腺生理学

### （一）胰腺的外分泌功能

1. 胰液的成分　胰液是无色无味的透明碱性液体，略带黏性，pH值7.8～8.4，比重1.007～1.042，具体比重根据胰酶的含量不同而有所不同，其渗透压约等于血浆渗透压。正常人每日胰液的分泌量约1000ml。胰液的基本成分是水、电解质和蛋白质。胰液中蛋白质含量变化较大，为0.7%～10%，其中主要是消化酶。

（1）电解质成分：胰液中主要阴离子是$HCO_3^-$，其浓度很高，为25～140 mmol/L，另外还有一定量的$Cl^-$。$HCO_3^-$和$Cl^-$的浓度随胰液的分泌速率的变化而变化，但两者的总和是恒定的，保持在 $(154 \pm 10)$ mmol/L。当分泌速率加快时，$HCO_3^-$ 浓度增高，$Cl^-$ 浓度降低；当分泌速度减慢时，$HCO_3^-$ 浓度降低，$Cl^-$ 浓度增高。胰液中的阳离子为钠离子 $(Na^+)$、钾离子 $(K^+)$、钙离子 $(Ca^{2+})$、镁离子 $(Mg^{2+})$ 等，其浓度与血浆浓度相近。胰液中的阳离子浓度比较稳定，不随胰液分泌速率的变化而变化。胰液中碳酸氢盐的生理作用主要是中和进入十二指肠的胃酸，使肠黏膜免受强酸的侵蚀，更重要的是提供了小肠内多种消化酶活性的最适宜 pH 值。

(2) 胰液中含有消化糖类、脂肪和蛋白质等多种物质的酶，是所有消化液中最重要的一种 ( 表 1-3)。

表 1-3　胰液中各种消化酶及其作用

| 酶的种类 | 作用 |
| --- | --- |
| 糖类消化酶 | |
| 　胰淀粉酶 | 水解淀粉的 1,4- 糖苷，产生麦芽糖、麦芽三糖和 1,6- 糖苷键的 α- 糊精 |
| 　胰麦芽糖酶 | 分解麦芽糖为葡萄糖 |
| 　胰乳糖酶 | 分解乳糖为葡萄糖和半乳糖 |
| 　胰蔗糖酶 | 分解蔗糖为葡萄糖和果糖 |
| 脂类消化酶 | |
| 　胰脂肪酶 | 水解脂肪为甘油和脂肪酸 |
| 　辅脂肪酶 | 辅助胰脂肪酶，防止胆盐对其抑制作用 |
| 　磷脂酶 A | 水解卵磷脂和脑磷脂为溶血卵磷脂和溶血脑磷脂 |
| 　磷脂酶 B | 水解溶血卵磷脂为甘油磷酰胆碱 |
| 　胆固醇酯酶 | 水解胆固醇为胆固醇和脂肪酸 |
| 蛋白消化酶 | |
| 　胰蛋白酶原 | 激活后水解蛋白质为眎和胨，并以正反馈的形式进行自我激活，同时还能激活胰液中其他的蛋白酶原 |
| 　糜蛋白酶原 | 激活后水解蛋白质为眎和胨 |
| 　氨基肽酶原 | 激活后在肽链的 N 端水解多肽为氨基酸 |
| 　羧基肽酶原 | 激活后在肽链的 C 端水解多肽为氨基酸 |
| 　弹性蛋白酶原 | 激活后水解中性脂肪族氨基酸羧基的肽键 |
| 　胶原酶 | 水解胶原 |
| 其他 | |
| 　核糖核酸酶 | 水解 RNA 为单核苷酸 |
| 　脱氧核糖核酸酶 | 水解 DNA 为单核苷酸 |
| 　胰蛋白酶抑制因子 | 抑制蛋白酶活性 |

2. 胰液的合成和分泌

(1) 碳酸氢盐的合成和分泌：胰液中的碳酸氢盐有两个来源，一是来自血浆中的碳酸氢盐；二是来自胰腺细胞氧化产生的二氧化碳 ($CO_2$)，且血浆来源的占大部分。导管上皮细胞内含有较高浓度的碳酸酐酶，在其催化下，$CO_2$ 可水化而产生碳酸，后者解离而产生 $HCO_3^-$ 和 $H^+$。在细胞的腔面膜上有主动转运的 $HCO_3^-$，依赖 ATP 酶水解提供的能量，将细胞内形成的 $HCO_3^-$ 转运到导管腔内，并与 $Cl^-$ 进行交换。而在细胞基底面膜上有钠钾泵，能将细胞内 $Na^+$ 泵至细胞外，同时泵入 $K^+$。这样细胞内外 $Na^+$ 的浓度梯度又使 $Na^+$ 从高浓度处透过基底膜流向细胞内，由此产生的能量可推动基底膜上的 $H^+$-$Na^+$ 泵，使细胞内的 $H^+$ 向细胞外转运进入血浆，而进入细胞内的 $Na^+$ 则又被钠钾泵泵出，如此反复循环 ( 图 1-19)。

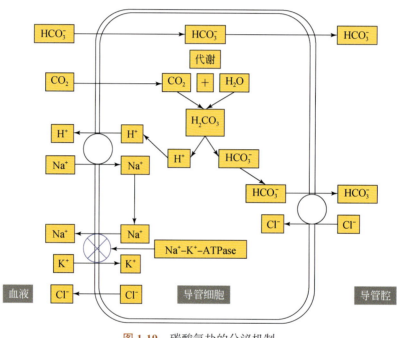

图 1-19　碳酸氢盐的分泌机制

(2) 胰酶的合成和分泌：胰腺腺泡细胞具有将胰酶合成、转运、储存及排泄的功能。胰腺干重每克每小时合成胰酶 20 mg，相当于每个细胞每分钟分泌 $1 \times 10^6$ 个酶分子。合成胰酶的氨基酸主要来自腺泡细胞对于体内氨基酸的主动摄取。胰酶在内质网合成之后，被转运到高尔基复合物的囊泡内进一步加工浓缩，包括对新合成的蛋白质加入糖、硫酸根及与钙离子和锌离子的结合等，最后在小泡内成为酶原颗粒，被储存在细胞质内。当腺泡细胞受到适宜的刺激时，如促胰液素或乙酰胆碱等，成熟的酶原颗粒即移向细胞顶端，酶原颗粒的膜与细胞顶膜融合、破裂，酶原颗粒即被排入腺泡腔内，这一过程称胞吐。整个过程非常迅速，只需要数毫秒，是消耗能量的过程，并且需要 $Ca^{2+}$ 的参与。从胰酶合成到可以分泌的全过程约需 50 min。

3. 胰液分泌的类型和时相

(1) 胰液分泌可分为基础胰液分泌和消化期胰液分泌两种类型。

1) 基础胰液分泌：基础胰液分泌率很低，胰酶和 $HCO_3^-$ 分泌率分别为最大分泌率的 10% 和 2%。基础胰液分泌周期为 60 ~ 120 min，呈现周期性变化，此周期与胃及近端小肠的消化间期移行性复合运动 (migrating motor complex) 综合波同步。

2) 消化期胰液分泌：进食后可引起胰液分泌明显增加，餐后总分泌量为外源性胆囊收缩素刺激引起的胰液最大分泌反应的 60% ~ 70%。

(2) 根据进食时感受刺激的部位不同，通常将消化期胰液分泌分为头相、胃相和肠相 3 个时相。

1) 头相 (cephalic phase)：进食时，食物对视觉、嗅觉、听觉及口腔的刺激均可引起胰液分泌，但分泌量和 $HCO_3^-$ 增加不多。酶的分泌幅度约为最大分泌幅度的 50%。头期的反应非常迅速，持续 2 ~ 3 min，主要是通过迷走胆碱能纤维引起的。迷走神经的兴奋，不仅可以直接刺激胰腺的分泌，同时也刺激胃窦部 G 细胞分泌胃泌素，间接促进胰液的分泌。

2) 胃相 (gastric phase)：食物进入胃后，通过下列 3 种机制反射性刺激胰液的分泌。①直接刺激迷走神经；②胃黏膜 G 细胞分泌胃泌素，进一步促进胰腺分泌富含酶的胰液；③使胃酸分泌增加，胃酸进入十二指肠后，刺激小肠内分泌细胞分泌促胰液素，从而增加胰液分泌。这一相主要是由迷走神经 - 胆碱能途径介导，迷走神经切除或阿托品可使胃相胰液分泌消失。

3) 肠相 (intestinal phase)：肠相胰液分泌是餐后胰液分泌中最重要的组成部分，约占餐后胰腺分泌反应的 70%。食糜中的酸、氨基酸、肽、脂肪酸和甘油酯在小肠内均可引起胰液分泌，其中胃酸是调节 $HCO_3^-$ 分泌的最重要调节物，而氨基酸和脂肪酸是刺激胰酶分泌的主要因素。肠相胰液分泌主要受体液调节，通过促胰液素和胆囊收缩素来实现的。此外，也有研究表明，神经 - 胆碱能途径也参与了肠相胰液分泌，十二指肠内有渗透压和容量感受器，高渗食糜和肠腔的扩张可促进胰酶的分泌而无胆囊收缩素的改变，而迷走神经切除或阿托品可以阻断这些刺激引起的胰酶分泌。

4.胰液分泌的调节　胰液分泌受神经和激素的调节，以激素调节更为重要，这两个因素在整体内是相辅相成的，共同调节胰液的分泌。

(1) 神经调节

1) 胰腺的神经：胰腺受交感和副交感神经纤维共同支配。交感神经节前纤维来自胸 5 ~ 胸 10 脊髓节段，主要通过内脏大神经到腹腔神经节、肠系膜上神经节或沿胰腺血管分布的小神经节。交感神经节后纤维全部或大部分止于胰腺血管壁，通过对血管的作用来调节胰腺血流量，进而影响胰腺的外分泌。副交感神经节前纤维全部来自迷走神经，经过或不经过腹腔神经丛而终止于胰腺实质中结缔组织间隔内的神经节。副交感神经节后纤维止于胰腺腺泡和胰岛细胞，控制胰腺的内分泌和外分泌功能。

2) 迷走 - 胆碱能机制：胰腺内存在大量的节后胆碱能神经元。十二指肠扩张或高渗也可引起胆碱能神经元介导的促胰酶分泌反应。在胰液分泌的头相、胃相和肠相，胆碱能神经元均参与调节胰酶和碳酸氢盐的分泌。有研究报道，餐后胰酶分泌 50% 是通过胆碱能的肠胰反射引起的。迷走神经兴奋引起胰液分泌的特点是水分和碳酸氢盐含量很少，而酶的含量较丰富。

3) 交感肾上腺素能神经：来自腹腔神经节的肾上腺素能神经元一般是抑制胰腺外分泌的，既可以通过收缩胰内血管，减少胰内血流量，同时还可以收缩胰管，直接抑制腺泡细胞分泌酶原颗粒，减少胰酶的分泌，两者共同作用导致胰液分泌减少。

4) 肽能神经系统：胰腺中有多种肽能神经元，其中以血管活性肠肽最丰富。血管活性肠肽纤维包绕在胰内神经节的胞体周围，并支配导管上皮细胞，在人体内，它只是一个弱激动剂。胰腺中还存在含有 P 物质、内啡肽、降钙素基因相关肽、神经降压素等肽类物质的神经元和神经纤维，这些肽能神经在胰液分泌调节中的作用尚待进一步阐明。

(2) 体液调节：胰液的分泌受多种激素和神经递质的调节，其中包括促进胰液分泌的物质和抑制胰液分泌的物质。

1) 促胰液素 (secretin)：是刺激胰液和碳酸氢盐分泌的最强刺激物。促胰液素是由小肠黏膜 S 细胞释放的一种多肽激素，含 25 个氨基酸残基。十二指肠的 pH 值是促胰液素释放的主要因素，脂肪酸如油酸及某些氨基酸也可增加促胰液素和碳酸氢盐的分泌。近来有研究表明，餐后促胰液素的水平仅能使 $HCO_3^-$ 达到最大分泌量的 10%，由此推测，餐后全部碳酸氢盐的分泌是促胰液素、胆囊收缩素和迷走神经共同作用的结果。

2) 胆囊收缩素 (cholecystokinin，CCK)：是小肠黏膜的 I 细胞分泌的由 33 个氨基酸残基组成的多肽，半衰期为 2 ~ 7 min。空腹时，血浆 CCK 浓度很低，平均 1 pmol/L，摄入富含蛋白质及脂肪的餐食后，0.5 h 内其浓度很快升至 6 ~ 8 pmol/L，3 h 后又缓慢的恢复到基础水平。肠道内蛋白质分解产物、脂肪、$Ca^{2+}$、$H^+$ 均可刺激 I 细胞释放 CCK。CCK 的生理作用包括以下几个方面：①增加胰酶的分泌，可使胰液中各种酶活性增强 4 ~ 5 倍或更高。②促进胰岛素、胰高血糖素和降钙素的分泌和释放。③使胆汁分泌增加，胆囊收缩和胆总管括约肌松弛，同时使幽门括约肌痉挛和胃排空时间延迟。④增加促胰液素拮抗胃泌素的泌酸作用和增强贲门括约肌张力。⑤促进小肠和结肠的动力，使小肠平滑肌收缩。其中，CCK 的促胰液分泌作用可被阿托品阻断，迷走神经切断也可降低小剂量 CCK 刺激胰酶释放的作用。

3) 胃泌素 (gastrin)：可促进胰液中胰蛋白酶、糜蛋白酶和淀粉酶的分泌，而对水与碳酸氢盐的促分泌作用较弱，其作用与迷走神经相似。

4) 其他激素：除了上述激素外，对胰腺分泌具有调节作用的激素还有胰岛素、胰高血糖素、生长抑素等。胰岛素既可直接促进腺泡细胞生长和胰酶的分泌，又可间接增强 CCK 对胰淀粉酶的分泌作用；胰高血糖素能抑制促胰液素对碳酸氢盐分泌的刺激作用，同时竞争性抑制 CCK 对胰酶的分泌作用；生长抑素是抑制胰液分泌激素中作用最强的一种激素，对由 CCK、促胰液素或十二指肠酸化引起的胰液分泌有明显的抑制作用。

## (二) 胰腺的内分泌功能

1. 胰岛结构　1969 年 Paul Langerhans 最早描述胰岛是在胰腺腺泡之间的一种过去未知的细胞，呈小堆或小岛状分布，故胰岛又称为朗格汉斯岛。胰岛是由内分泌细胞组成的细胞团，广泛散在腺泡之间，犹如卵圆形小岛，因而得名。正常成年人胰腺有 100 万 ~ 200 万个胰岛，分布在胰腺各部分，以胰尾最多，胰体次之，胰头最少，甚至缺如。胰岛的大小差别很大，大的可由数百上千个胰岛细胞组成，小的可由数十个细胞组成，平均直径为 200 pm。

2. 胰岛细胞 早在 1889 年，Von Mering 等证实了胰腺具有内分泌的功能，此后较长时期将胰岛内分泌细胞粗分为 P 细胞和非 P 细胞。直至 20 世纪 70 年代后，人们才逐渐认识到胰岛有多种内分泌细胞。现在人们根据细胞形态学和染色特征，应用抗体标记胶体金的现代免疫化学技术，可成功地研究胰岛内各种细胞及其多肽的合成过程。在人类胰岛中已经鉴定出 5 种不同类型的细胞：A 细胞、B 细胞、D 细胞、PP 细胞和 D1 细胞。

(1)A 细胞：约占胰岛细胞总数的 20%，主要分布在胰体和胰尾。细胞体积较大，呈多边形，多位于胰岛的周围。A 细胞主要分泌胰高血糖素，同时还能分泌抑胃多肽、CCK 等。

1) 胰高血糖素 (glucagon)：为 29 肽，血浆浓度为 50 ~ 120 ng/L，半衰期约 5 min，主要在肝内被灭活降解，其次在肾脏。胰高血糖素作用的靶细胞是肝、脂肪和心肌。其主要作用：①迅速使肝内的糖原分解，促进肝糖输出以升高血糖。②胰高血糖素还促进氨基酸转化为葡萄糖等糖异生作用，促进脂肪分解，抑制肝蛋白合成，故对糖类、蛋白质和脂肪均促进其分解代谢。③促进肾上腺皮质激素的分泌，增强心肌收缩力和加快心率，增加钙离子的运输和氧的摄取，舒张血管，增加肾、肝、肺和肠的血流量，因此临床上有时以胰高血糖素作为心脏和肝衰竭治疗的急救药。④对胃肠道的蠕动和分泌均有较强的抑制作用，抑制胃酸、消化酶和胰液的分泌，此外还可减少胃黏膜的血流量，因此，有时可用来治疗急性胰腺炎和胃出血。

2) 抑胃多肽 (gastric inhibitory poly peptide，GIP)：是由 43 个氨基酸残基组成的单链多肽，相对分子量为 5105，由位于十二指肠和空肠黏膜的 K 细胞分泌。其主要生理作用是抑制胃酸分泌。

(2) B 细胞：是胰岛中数量最多的细胞，约占胰岛细胞总数的 75%，多位于胰岛的中央，呈多角形短锥体状。B 细胞分泌胰岛素，胰岛素是调节糖代谢的重要激素。

胰岛素 (insulin) 分子是一种可溶性蛋白质，由 2 条肽链组成，即 A 链和 B 链，并由两个二硫键连接。A 链含有 21 个氨基酸残基，B 链含有 30 个氨基酸残基。人胰岛素相对分子量为 5808，等电点 5.35。正常成年人空腹血清胰岛素浓度为 5 ~ 15 mmol/L，C 肽浓度为 0.8 ~ 4.0 mmol/L，C 肽和胰岛素比值为 6.0 ± 5.08，进食后胰岛素浓度可升高至 50 ~ 150 nU/ml。血中的胰岛素部分以游离的形式存在，部分与血浆蛋白结合，保持动态平衡。胰岛素的半衰期为 5 ~ 6 min，主要由肝和肾灭活。肝、肾中均有降解胰岛素的蛋白酶，血液每经过肝 1 次，可灭活 40% ~ 50% 的胰岛素，每经过肾 1 次灭活约 29% 的胰岛素。

胰岛素主要作用于肝、肌肉和脂肪组织，控制三大营养物质即糖、脂肪和蛋白质的代谢和存储，调节和维持血糖在正常范围内。其生理作用如下所述。

1) 糖代谢：在肝中，胰岛素加速对葡萄糖的摄取并合成糖原，促进葡萄糖转变为脂肪，同时抑制糖异生。在肌肉和脂肪等周围组织，胰岛素促进葡萄糖的摄取以降低血糖水平。

2) 脂肪代谢：通过抑制脂肪细胞中的激素敏感性酯酶活性，进而抑制三酰甘油的水解及游离脂肪酸的释放。同时，胰岛素对酮体的形成也有明显的抑制作用。

3) 蛋白质代谢：抑制蛋白分解和促进蛋白合成，促进生长。

(3) D 细胞：数量较少，约占胰岛细胞总数的 5%。D 细胞为卵圆形或梭形，分散于胰岛周围部。D 细胞分泌生长抑素 (somatostatin)。生长抑素为一种碱性环状肽，由 14 个氨基酸残基组成，相对分子量为 1689，可起到神经调节物、激素、旁分泌调节因子等作用。生长抑素是一种广谱抑制性调节肽，不仅抑制生长素的分泌，还可抑制促甲状腺素、促性腺激素、催乳素、胃泌素、促胰液素、CCK 等胃肠道激素的分泌；在胰岛细胞中，生长抑素能同时抑制胰高血糖素和胰岛素的分泌。此外，生长抑素还能减少内脏的血流量，临床上可用于治疗急性溃疡性出血和某些胰岛肿瘤。

(4) PP 细胞：数量少，体积小，在人体主要分布于钩突的胰岛周围部，也可分布于胰腺的外分泌部，存在于腺泡和导管上皮间。PP 细胞分泌胰多肽 (pancreatic polypeptide)。胰多肽是由 36 个氨基酸残基组成的多肽，能抑制胰酶的分泌，松弛胆囊和胆总管，减少胆汁的排出，对胰高血糖素、胰岛素及生长抑素的分泌不产生任何影响。

(5) D1 细胞：比 D 细胞数量少，体积小，呈卵圆形或蝌蚪状，常有细小的细胞质突起，分布在胰岛周围部分。D1 细胞分泌血管活性肠肽 (vasoactive intestinal peptide，VIP)，是一种肽类激素，由 28 个氨基酸残基组成。正常人空腹血清 VIP 浓度在 100 ng/L 以下，且迅速被破坏，半衰期不到 1 min。VIP 能抑制食管括约肌张力，抑制胃、肠肌张力，抑制 CCK 的促胆囊收缩作用，抑制胃酸及胃蛋白酶的分泌，增加肝胆汁的分泌，抑制小肠吸收，促进肝糖原分解和释放，促进脂肪分解，升高血糖。

(崔　静　周颖珂)

## 参 考 文 献

高英茂, 2005. 组织学与胚胎学 . 北京：人民卫生出版社 .

吕云福, 2003. 现代胰腺外科学 . 北京：人民军医出版社 .

木村理, 2010. 要点与盲点：胰脾外科 . 北京：人民卫生出版社 .

沈魁，钟守先，张圣道, 2000. 胰腺外科 . 北京：人民卫生出版社 .

姚泰, 2001. 人体生理学 . 北京：人民卫生出版社 .

赵玉沛, 2013. 胰腺外科手术学 . 北京：人民军医出版社 .

Japan Pancreas Society, 2017. Classification of Pancreatic Carcinoma. 4th ed. Tokyo, Japan: Kanehara & Co., Ltd.

# 第二章　胰腺外科疾病与术后并发症

## 第一节　胰　腺　癌

　　我国 2017 年发布的统计数据显示，胰腺癌发病率为 90.1/10 万，居所有恶性肿瘤第 10 位；死亡率为 79.4/10 万，居所有恶性肿瘤第 6 位。2018 年最新统计数据显示美国胰腺癌新发估计病例数，男性列第 11 位，女性列第 8 位，居恶性肿瘤死亡率第 4 位。在全球范围内胰腺癌发病率呈快速上升趋势。

　　胰腺癌组织学类型根据组织起源分为胰腺导管上皮的恶性肿瘤和非胰腺导管上皮的恶性肿瘤，本节内容主要涉及前者。具体参照 2010 年第 4 版 WHO 消化系统肿瘤新分类 ( 表 2-1)。

表 2-1　组织学类型 ( 参照 2010 年第 4 版 WHO 消化系统肿瘤新分类 )

| 起源于胰腺导管上皮的恶性肿瘤 | 导管腺癌 |
| --- | --- |
| | 腺鳞癌 |
| | 胶样癌 ( 黏液性非囊性癌 ) |
| | 肝样腺癌 |
| | 髓样癌 |
| | 印戒细胞癌 |
| | 未分化癌 |
| | 未分化癌伴破骨巨细胞样反应 |
| 起源于非胰腺导管上皮的恶性肿瘤 | 腺泡细胞癌 |
| | 腺泡细胞囊腺癌 |
| | 导管内乳头状黏液性肿瘤伴浸润性癌 |
| | 混合性腺泡 - 导管癌 |
| | 混合性腺泡 - 神经内分泌癌 |
| | 混合性腺泡 - 神经内分泌 - 导管癌 |
| | 混合性导管 - 神经内分泌癌 |
| | 黏液性囊性肿瘤伴浸润性癌 |
| | 胰母细胞瘤 |
| | 浆液性囊腺癌 |
| | 实性假乳头状肿瘤 |

# 一、临床表现与诊断

## （一）危险因素

吸烟与胰腺癌明确相关，高脂饮食和体重指数超标是胰腺癌的主要危险因素；糖尿病、过量饮酒及慢性胰腺炎等也与胰腺癌高发有关。另外，*CDKN2A*、*BRCA2*、*PALB2* 等基因突变提示家族性胰腺癌高发。

## （二）临床表现

多数胰腺癌患者起病隐匿，早期症状不典型，可以表现为上腹部不适、隐痛、消化不良或腹泻等，常易与其他消化系统疾病相混淆。多数患者出现下述症状已属晚期。

1.疼痛　常表现为不同程度、不同方式的上腹部或腰背部疼痛，有时以夜间为甚，可以呈束带状分布。

2.黄疸　进行性加重的梗阻性黄疸，多见于胰头部肿瘤。

3.体重下降　多数患者可以出现不明原因的消瘦、近期体重明显减轻。

4.厌食、腹胀、消化不良和腹泻等症状　近期出现不能解释的消化不良症状。

5.其他　体格检查早期一般无明显体征，当疾病处于进展期时，可以出现黄疸、肝大、胆囊肿大、上腹部肿块及腹水等阳性体征。

## （三）实验室检查

1.生化检查　早期无特异性血生化指标改变，胆管阻塞或压迫时可出现血胆红素升高，伴有丙氨酸转氨酶(ALT)、天冬氨酸转氨酶(AST)、γ-谷氨酰转肽酶(GGT)及碱性磷酸酶(AKP)等酶学改变。血糖改变可能与胰腺癌发病或进展相关，但与胰腺癌关系极为复杂。前瞻性研究显示，空腹血糖每升高 0.56mmol/L，胰腺癌发病率增加 14%。对于老龄、低体重指数、无糖尿病家族史而新发糖尿病患者，以及既往患有糖尿病而近期血糖波动较大难以控制的患者，要警惕胰腺癌的发生。

2.血液肿瘤标志物检查　临床上与胰腺癌诊断相关肿瘤标志物有糖类抗原(CA)19-9、CA125、癌胚抗原(CEA)、CA50 和 CA242 等，其中 CA19-9 最为常用。以血清 CA19-9 > 37 U/ml 为标准来诊断胰腺癌，其敏感度和特异度分别为 78.2% 和 82.8%。但对于 CA19-9 升高者，排除胆道梗阻和胆道感染后才具有诊断意义。而对于路易斯抗原阴性的患者，CA19-9 通常不具备诊断意义，需要结合其他肿瘤标志物辅助诊断。

## （四）影像学检查

胰腺癌的医学影像学诊断技术较多，包括 B 超 (B-ultrasonography)、电子计算机断层扫描 (computed tomography，CT)、磁共振成像 (magnetic resonance imaging，MRI)、磁共振胰胆管造影 (magnetic resonance cholaniopancreatography，MRCP)、内镜下逆行胰腺管造影术 (endoscopic retrograde cholangiopancreatography，ERCP)、正电子发射断层现象 /X 线计

算机体层成像仪 (positron emission tomography-computed tomography，PET-CT) 和超声内镜 (endoscopic ultrasonography，EUS) 等，其特点各不相同。根据病情，选择恰当的影像学技术是诊断胰腺癌的前提，同时应遵循 "完整 ( 显示整个胰腺 )、精细 ( 层厚 1 ~ 3 mm 的薄层扫描 )、动态 ( 动态增强、定期随访 )、立体 ( 多轴面重建，全面了解毗邻关系 )" 的基本原则。

1. B 超　简单、方便、实时和无创，可用于胰腺癌的初步诊断和随访。超声造影技术可用于胰腺癌的早期诊断。

2. 动态三维增强薄层 CT 扫描　可显示肿瘤大小、位置、密度，以及判断肿瘤与血管的毗邻关系。目前国际最常用的 Loyer 分型将肿瘤与血管之间的关系分为 6 种类型 ( 表 2-2)。

表 2-2　CT 评价肿瘤与血管的关系 (Loyer 分型 )

| 类型 | 关系 |
| --- | --- |
| A | 肿瘤和 ( 或 ) 正常胰腺与邻近血管之间有脂肪间隔 |
| B | 低密度肿瘤与血管之间有正常的胰腺组织 |
| C | 低密度肿瘤与血管凸面呈点状接触 |
| D | 低密度肿瘤与血管呈凹面接触或部分包绕血管 |
| E | 低密度肿瘤包绕邻近血管，二者之间无脂肪存在 |
| F | 肿瘤阻塞血管 |

3. MRI 或 MRCP

(1) 常规上腹部平扫及增强扫描：主要用于显示胰腺肿瘤、胰腺旁淋巴结和肝脏有无转移。

(2) 中腹部薄层动态增强 / 胰腺薄层动态增强：是显示胰腺肿瘤的最佳 MRI 技术，在显示合并水肿性胰腺炎方面优于 CT。

(3) MRCP：与中腹部 MRI 薄层动态增强联合应用，诊断价值更高。

4. ERCP　可以发现胰管狭窄、梗阻或充盈缺损等异常。

5. PET-CT　主要价值在于辨别 "胰腺占位" 的代谢活性及肿瘤代谢负荷，在发现胰腺外转移方面具有明显优势。

6. EUS　可以判断胰腺病变与周围组织结构的关系，并可引导对病变采取穿刺活检、引流等诊治操作；也可增加对肿瘤分期的判断，如对 T1、T2 期胰腺癌的敏感度和特异度分别为 72% 和 90%；对 T3、T4 期胰腺癌的敏感度和特异度分别为 90% 和 72%。

7. 腹腔镜探查　是一种对肿瘤分期具有潜在价值的诊断工具，能够判断腹膜种植转移或影像学漏诊的肝脏微小转移灶。

根据以上影像学可将胰腺癌初步分为：可切除胰腺癌、临界可切除胰腺癌、局部进展期胰腺癌和转移性胰腺癌。

### (五) 组织病理学与细胞学检查

组织病理学和 ( 或 ) 细胞学检查是诊断胰腺癌的金标准。理论上胰腺癌在制订治疗方案前应获得组织病理学或细胞学检查结果；但考虑到临床实际情况，有时无法获得组织病理学或细胞学依据以明确诊断，则可以结合病史、临床表现、实验室检查和影像学检查，由多学科综合诊疗协作组 (Multiple Disciplinary Team，MDT) 专家讨论后慎重作出临床初步诊断；而讨论后仍无法诊断时必须严密随访，动态观察。目前获得组织病理学或细胞学标本的方法如下所述。

1. 手术　直视下活检是获取病理组织学诊断的可靠方法。

2. 脱落细胞学检查　可以通过胰管细胞刷检、胰液收集检查、腹水脱落细胞学检查等方法获得细胞病理资料。

3. 穿刺活检术　无法手术患者，若无远处转移，推荐在内镜超声引导下，细针穿刺获得组织病理学或细胞学标本；对于转移性胰腺癌，推荐对转移灶进行穿刺活检，明确组织病理学类型。

拟行手术切除的患者通常不需要首先获得病理学诊断支持；但在开展放射治疗 ( 放疗 ) 和化学治疗 ( 化疗 ) 前应明确病理学诊断。

## 二、分期

美国癌症联合委员会 (American Joint Committee on Cancer，AJCC) 癌症分期系统是目前应用最广泛的肿瘤分期系统，能指导恶性肿瘤诊治及判断预后。第 8 版胰腺癌 AJCC 分期系统较第 7 版分期更细，定义更清晰，客观性更强。其在 T 分期中不再使用肿瘤胰腺外侵犯的概念，而依据肿瘤大小界定划分为 T1 ～ T3 期，而在 N1 分期中则根据转移淋巴结数目分层为 N1 期和 N2 期，增加了临床可操作性。2018 年第 8 版 AJCC-TNM 胰腺癌分期被美国国立综合癌症网络 (National Comprehensive Cancer Network，NCCN) 指南采用，然而对 T 分期和 N 分期的进一步改良，如何更好地平衡肿瘤大小与淋巴转移，以及结合生物学因素进行优化仍需要深入探讨。表 2-3 详细描述了上述两版分期系统。

表 2-3　第 7 版与第 8 版胰腺癌 AJCC-TNM 分期

| | | AJCC 第 7 版 | | AJCC 第 8 版 |
| --- | --- | --- | --- | --- |
| 原发肿瘤 (T) | Tx | 原发肿瘤无法评估 | Tx | 原发肿瘤无法评估 |
| | T0 | 无原发肿瘤证据 | T0 | 无原发肿瘤证据 |
| | Tis | 原位癌 ( 包括 PanIN-3) | Tis | 原位癌 |
| | T1 | 肿瘤局限于胰腺内，最大径 ≤ 2 cm | T1 | 肿瘤最大径 ≤ 2 cm |
| | | | T1a | 肿瘤最大径 ≤ 0.5 cm |
| | | | T1b | 肿瘤最大径 > 0.5 cm 且 < 1.0 cm |
| | | | T1c | 肿瘤最大径 ≥ 1.0 cm 且 ≤ 2.0 cm |

续表

| | | AJCC 第 7 版 | | | AJCC 第 8 版 | | |
|---|---|---|---|---|---|---|---|
| 原发肿瘤(T) | T2 | 肿瘤局限于胰腺内,最大径> 2 cm | | T2 | 肿瘤最大径> 2 cm 且 ≤ 4 cm | | |
| | T3 | 肿瘤浸润至胰腺外,但未侵犯腹腔干或肠系膜上动脉 | | T3 | 肿瘤最大径> 4 cm | | |
| | T4 | 肿瘤累及腹腔干或肠系膜上动脉(不可手术切除) | | T4 | 肿瘤不论大小,累及腹腔干、肠系膜上动脉和(或)肝总动脉 | | |
| 区域淋巴(N) | Nx | 区域淋巴结无法评估 | | Nx | 区域淋巴结无法评估 | | |
| | N0 | 无区域淋巴结转移 | | N0 | 无区域淋巴结转移 | | |
| | N1 | 有区域淋巴结转移 | | N1 | 1 ~ 3 枚区域淋巴结转移 | | |
| | | | | N2 | 4 枚及以上区域淋巴结转移 | | |
| 远处转移 (M) | M0 | 无远处转移 | | M0 | 无远处转移 | | |
| | M1 | 有远处转移 | | M1 | 有远处转移 | | |
| 分期 | | | | | | | |
| 0 | Tis | N0 | M0 | Tis | N0 | M0 | |
| ⅠA | T1 | N0 | M0 | T1 | N0 | M0 | |
| ⅠB | T2 | N0 | M0 | T2 | N0 | M0 | |
| ⅡA | T3 | N0 | M0 | T3 | N0 | M0 | |
| ⅡB | T1 ~ T3 | N1 | M0 | T1 ~ T3 | N1 | M0 | |
| Ⅲ | T4 | 任何 N | M0 | T4 | 任何 N | M0 | |
| | | | | 任何 T | N2 | M0 | |
| Ⅳ | 任何 T | 任何 N | M1 | 任何 T | 任何 N | M1 | |

注:推荐临床医师探索 T 分期和 N 分期的平衡与改良优化,增加临床可操作性,精准肿瘤分期,指导治疗。

# 三、治疗

胰腺癌高度恶性肿瘤,5 年生存率不足 5%,根治性切除是唯一可能治愈的手段,但确诊时仅 15% 的患者有手术切除的机会;且胰腺癌转移倾向明显,即使影像学检查无相关提示,但微转移灶通常已经存在,导致根治性切除 ($R_0$) 难以实现,术后复发率在 85% 以上。30 年来,胰腺癌患者术后中位生存期无明显改善。

胰腺癌作为典型的"难治性"肿瘤,近年来一系列先进理念在胰腺癌中尝试推广,取得了较好的临床评价。例如,首先多学科综合诊疗协作组 (MDT) 的兴起,通过肿瘤外科、肿瘤内科、肿瘤放疗科、影像科和病理科等多学科专家共同参与,贯穿胰腺癌诊疗始终,根据肿瘤的分子生物学特征、病理类型和临床分期等,结合患者的体能状况进行全面评估,为胰腺癌患者制订了最合理的治疗方案;其次,基于二代测序和其他高通量技术,联合系统生物学分析准确划分胰腺癌分子分型,同时建立一系列自发成瘤或移植成瘤的临床前模型来探讨药物敏感性,为胰腺癌"个体化诊疗"奠定了基础;最后,大量临床试验的普及和多中心跨区域合作为胰腺癌新药研制和治疗方案的优化提供了高级别的循证医学证据,对于改善患者预后至关重要。

越来越多的证据表明，术前进行新辅助放疗和化疗是改善患者预后的有效方案，并已得到广泛认可，NCCN 指南将新辅助治疗方案列为交界可切除胰腺癌治疗的 Ⅰ 类推荐。目前认为，术前新辅助治疗的优势：①通过新辅助治疗，局部晚期或转移患者可能实现降期或增加切缘阴性率，尤其是肠系膜上动脉切缘。②使微小转移灶在此期间显现 (5% ~ 10% 的患者影像学检查阴性而腹腔镜探查发现转移灶 )。③有利于制订个体化治疗方案。④降低术后胰瘘发生率。⑤降低淋巴结阳性率，减少血管和淋巴管侵犯。⑥局部组织微环境放疗适应性优于术后，且放疗损伤区域可能在手术中被切除，减少体内因放疗残余的粘连和瘢痕等。目前研究结果多支持 FOLFIRINOX 方案是有效的新辅助治疗方案，长期数据仍在积累中。但术前新辅助放疗和化疗也存在争议，如新辅助治疗后手术指征的把握、手术操作的难度增加及手术时机延误等。

## (一) 外科治疗原则

达到根治性切除 ($R_0$) 是外科手术的主要目的。根据综合诊治的原则，术前应该进行 MDT 讨论，根据影像学资料判断胰腺癌可切除状态 ( 表 2-4)。对疑似有远处转移而高质量的 CT 或 MRI 检查仍然无法确诊的患者，应该进行 PET-CT 扫描，必要时行腹腔镜探查。

**表 2-4　胰腺癌可切除状态的评价**

| 可切除状态 | 动脉 | 静脉 |
| --- | --- | --- |
| 可切除胰腺癌 | 肿瘤未侵犯动脉 ( 包括腹腔干、肠系膜上动脉和肝总动脉 ) | 肿瘤未侵犯肠系膜上静脉和门静脉，或侵犯静脉但没有超过 180°，且静脉轮廓规则 |
| 临床可切除胰腺癌 | 胰头和胰颈部肿瘤：<br>肿瘤侵犯肝总动脉，但未累及腹腔干或肝动脉分叉，可以被完全切除并重建；<br>肿瘤侵犯肠系膜上动脉，但没有超过 180°；<br>若存在变异的动脉解剖 ( 如副肝右动脉，替代肝右动脉，替代肝总动脉，以及替代副动脉的起源动脉 )，并出现肿瘤侵犯，应注意侵犯的程度，并予以指出，可能影响手术决策 | 胰头和胰颈部肿瘤：<br>肿瘤侵犯肠系膜上静脉或门静脉超过 180° 或侵犯没有超过 180°，但存在静脉轮廓不规则；<br>存在静脉血栓，但有合适的近端或远端血管可用来进行安全而完整的切除和静脉重建；<br>肿瘤接触下腔静脉 |
| | 胰体 / 胰尾部肿瘤：<br>肿瘤侵犯腹腔干未超过 180°；<br>肿瘤侵犯腹腔干超过 180°，但未侵犯腹主动脉，且胃十二指肠动脉完整不受侵犯，( 部分外科医师将此部分标准放在不可切除的胰腺癌范畴 ) | 胰体 / 胰尾部肿瘤：<br>肿瘤侵犯下腔静脉 |
| 不可切除胰腺癌 | 远处转移 ( 包括非区域淋巴结转移 )<br>胰头和胰颈部肿瘤：<br>肿瘤侵犯肠系膜上动脉超过 180°；<br>肿瘤侵犯腹腔干超过 180°；<br>肿瘤侵犯肠系膜上动脉第一空肠支 | 胰头和胰颈部肿瘤：<br>由于肿瘤侵犯或栓塞 ( 瘤栓或血栓 ) 导致肠系膜上静脉或门静脉不能重建；<br>肿瘤侵犯大部分肠系膜上静脉的近端空肠引流支 |
| | 胰体 / 胰尾部肿瘤：<br>肿瘤侵犯肠系膜上动脉或腹腔干超过 180°；<br>肿瘤侵犯腹腔干和主动脉 | 胰体 / 胰尾部肿瘤：<br>由于肿瘤侵犯或栓塞 ( 可能是瘤栓或血栓 ) 导致肠系膜上静脉或门静脉不能重建 |

注：胰腺癌的可切除性评估，一方面取决于肿瘤与血管之间的解剖学关系，另一方面取决于医师的手术技巧，因此，可切除性评估在不同的临床诊治中心可能会存在差异。此外，我们鼓励临床医师在影像学资料评估的基础上，从肿瘤的生物学特征及机体免疫环境方面探索胰腺癌的生物学可切除性。

1.可根治性切除胰腺癌的手术治疗

(1)针对胰头癌，推荐标准的胰十二指肠切除术，切除完整的钩突系膜、肠系膜上动脉右侧、后方及前方的淋巴脂肪组织。根治性手术应做到胆管、胃(或十二指肠)、胰颈和后腹膜切缘阴性。扩大区域淋巴结清扫(淋巴结清扫范围详见表2-5)、联合动静脉切除或多器官切除等的扩大切除对患者预后的改善存在争论。微创胰十二指肠切除术已在国内外大型胰腺中心开展，但其安全性和有效性需要进一步证实。

**表 2-5　胰腺癌根治术淋巴结清扫范围的鉴定**

| 手术方式 | | 淋巴结 |
| --- | --- | --- |
| 胰十二指肠切除术 | 标准清扫范围 | 第 5、6、8a、12b、12c、13a、13b、14a、14b、17a、17b 组 |
| | 扩大清扫范围 | 上述标准清扫范围 + 第 8p、9、12a、12p、14c、14d、16a2、16b1 组 |
| 胰体尾切除术 | 标准清扫范围 | 第 10、11p、11d、18 组 |
| | 扩大清扫范围 | 上述标准清扫范围 + 第 8a、8p、9、14a、14b、14c、14d、16a2、16b1 组 |

注：关于胰腺癌淋巴廓清范围目前争议较大，尽管 2018 年第 8 版 AJCC-TNM 胰腺癌分期系统采纳根据阳性淋巴结转移个数来评估胰腺癌转移潜能，但"阳性淋巴结个数/总淋巴结个数"比例也常作为一个有效的评价指标被多项研究证实。事实上，无论采用何种转移指标，清扫的总淋巴结个数对胰腺癌 N 分期的评估最为重要。目前推荐在上述淋巴清扫范围下，应获取 15 枚以上的淋巴结。

(2)针对胰体尾癌，推荐行胰体尾联合脾切除术；微创手术治疗胰体尾癌已在欧美、日本，以及国内多数中心普及，但其疗效仍需前瞻性临床试验证实。本指南推荐原发肿瘤较小、胰外无明显侵犯的患者，可考虑微创胰体尾切除术。另外，根治性顺行模块化胰脾切除术(radical antegrade modular pancreatosplenectomy，RAMPS)在欧美及日本等地已成为胰体尾癌的标准手术方式，目前国内不少大中心也已经开展普及，其疗效值得期待。

*031*

(3)部分胰腺颈部癌或肿瘤累及全胰，以及胰腺内多发病灶，可以考虑全胰切除术。

2.临界可切除胰腺癌的手术治疗

(1)临界可切除胰腺癌患者能否从直接手术中获益，目前缺乏足够高级别的循证医学依据，这部分患者首先推荐参加临床试验研究。

(2)治疗前需超声内镜细针穿刺活检明确病理类型，也可腹腔镜探查活检，并行CA19-9 基线检测；若无法明确病理，建议重复活检，仍无法明确者建议大型胰腺中心的MDT 综合评估。

(3)明确诊断的胰腺癌患者，推荐新辅助治疗，新辅助治疗后经 MDT 综合评估，指定后续治疗方案。

(4)部分临界可切除胰腺癌患者可从新辅助治疗中获益；对于新辅助治疗后开展肿瘤切除的患者，联合静脉切除如能达到 $R_0$ 切除，则患者的生存获益与可切除患者相当；联合动脉切除对患者预后的改善存在争议，期待前瞻性大样本的数据来评价其疗效。

(5)姑息性切除即 $R_2$ 切除不被推荐。

3.局部进展期胰腺癌的手术治疗

(1)建议用超声内镜细针穿刺活检来明确病理类型，也可考虑行腹腔镜下探查活检，并行 CA19-9 基线检测，若无法明确病理，建议重复活检，仍无法明确者建议大型胰腺中心的 MDT 综合评估。

(2) 若活检明确病理类型，推荐一线或者二线系统化疗。

(3) 若手术探查时发现肿瘤无法切除，应予以活检取得病理学诊断证据。

(4) 手术探查时若发现肿瘤无法切除，对暂未出现十二指肠梗阻的患者，建议做预防性胃空肠吻合术；肿瘤无法切除但有胆道梗阻，或预期会出现胆道梗阻的患者，建议进行胆总管 / 肝总管空肠吻合术；有十二指肠梗阻的患者，如预期生存期 ≥ 3 个月，应行胃空肠吻合术。

4. 转移性胰腺癌的手术治疗

(1) 减负手术在转移性胰腺癌中不被推荐。

(2) 来自欧美国家的少数回顾性研究显示，部分患者经过一定疗程的系统化疗，若肿瘤状态稳定，预计手术能达到 $R_0$ 切除，可以考虑实施根治性手术。但这一结论需要经前瞻性大样本的数据支持，也需要结合转移灶部位和转移灶数量而定。

(3) 对于出现胆道及消化道梗阻的转移性胰腺癌，推荐行内支架置入解除梗阻，而不建议首选手术。

5. 外科手术治疗的相关问题

(1) 术前减黄及减黄方式的探讨：术前胆道引流缓解梗阻性黄疸，在改善患者肝功能、降低围手术期并发症的发生率和病死率方面，其有效性和必要性存在争议。胆红素水平是决定减黄的重要指标，但减黄标准各中心之间存在争议。多中心研究发现，总胆红素 ≥ 300 μmol/L 可明显增加胰腺癌手术死亡率；如患者合并发热及胆管炎等感染表现，建议术前行胆道引流，控制感染，提高围手术期安全性；如患者拟行新辅助化疗，合并黄疸者治疗前也应先减黄。目前的减黄措施多选择内镜逆行胰胆管造影术 (ERCP) 下置入支架或经皮经肝胆道引流 (percutaneous transhepatic cholangial drainage，PTCD)。首先推荐 ERCP 下支架置入术为主的减黄方式。而目前常用的支架有塑料支架和金属支架。荟萃分析显示金属支架和塑料支架对患者生存无差异，但金属支架再次发生胆道阻塞风险低于塑料支架。若考虑患者减黄后行根治性切除，则置入塑料支架；若估计患者减黄后需要较长时间的术前治疗或切除概率较低，则以金属支架置入为主。如有上消化道狭窄、梗阻、曾行消化道重建手术等不适合行 ERCP 下置入支架减黄，或者 ERCP 下置入支架减黄失败的患者，推荐行 PTCD。

PTCD 或 ERCP 下置入支架均可导致相关并发症，前者可致出血、胆瘘或感染，后者可致急性胰腺炎、胆道感染、消化道出血或十二指肠穿孔等。

(2) 手术标本的描述及手术切缘的判断标准：胰十二指肠切除标本的标准化检测对术后准确的病理分期具有重要意义。推荐在保障标本完整性的前提下，由外科及病理科医师合作完成，对标本的各切缘分别进行标记及描述，以客观准确地反映出切缘状态。例如，联合肠系膜上静脉或门静脉切除，应对静脉受累状况分别取材报告，并依据浸润深度作详细分类 ( 表 2-6)。

**表 2-6　胰腺癌手术切缘描述和静脉浸润深度的鉴定**

| 切缘描述 | 浸润深度 |
|---|---|
| 胰腺前侧（腹侧）切缘 | 静脉壁外膜受累 |
| 胰腺后侧（背侧）切缘 | 累及静脉壁，但内膜未受累 |
| 胰腺肠系膜上静脉沟槽切缘 | 累及静脉壁全层 |
| 胰腺肠系膜上动脉切缘 | |
| 胰腺断端 | |
| 胃切缘近端 | |
| 肠切缘远端 | |
| 胆管切缘 | |

注：切缘的定位及评估，需要临床医师与病理科医师协作，依据统一的评估分析标准，共同完成。

　　既往文献以切缘表面有无显微镜下可见的肿瘤细胞作为判断 $R_0$ 或 $R_1$ 切除的标准。$R_0$ 与 $R_1$ 切除患者在预后方面不存在显著性差异。但临床观察发现，$R_0$ 切除患者仍有较高的局部复发率，因此目前切缘标准存在争议。目前推荐距切缘 1 mm 组织内有无肿瘤浸润作为判断 $R_0$ 或 $R_1$ 切除的标准：距切缘 1 mm 组织内有肿瘤细胞浸润，定为 $R_1$ 切除；如无肿瘤细胞浸润，则为 $R_0$ 切除。以距切缘 1 mm 组织为判断原则，$R_0$ 与 $R_1$ 切除患者预后之间差异有统计学意义。另外手术中肉眼即判断切缘存在肿瘤细胞，则为 $R_2$ 切除。外科手术的目的是 $R_0$ 切除，由于胰腺癌的解剖部位与周围血管存在毗邻关系，以及胰腺癌特殊的生物学行为，大多数胰腺癌手术为 $R_1$ 切除。但目前报道，距切缘 1 mm 组织标准下的 $R_1$ 切除仍可改善患者预后；$R_2$ 切除对改善预后的作用尚待评估。因此除特别开展的临床研究之外，不建议采用 $R_2$ 切除治疗胰腺癌。

　　(3) 手术范围的探讨：扩大切除包括扩大的胰十二指肠切除术、扩大的远侧胰腺切除术和扩大的全胰腺切除术，切除范围详见表 2-7。

　　扩大切除的应用指征目前缺乏高级别循证医学证据支持。文献报道，与标准手术比较，扩大切除增加了手术时间、术中失血及输血量、住院时间及围手术期并发症的发生概率等；但就死亡率而言，两组差异无统计学意义。与行姑息放疗和化疗的患者比较，扩大切除提高了患者预后。目前采用扩大切除的患者多为局部进展期，可根据患者一般状况、临床表现、肿瘤可切除性评估、患者耐受性等综合考量；但扩大切除的要求仍是需要做到肉眼切缘阴性 ($R_0$ 或 $R_1$ 切除)。推荐针对此课题开展多中心前瞻性研究。

**表 2-7　胰腺癌标准根治术及扩大手术范围的比较**

| 手术方式 | | 切除范围 |
|---|---|---|
| 胰十二指肠切除术 | 标准 | 包括钩突系膜，肠系膜上动脉右侧、后方和前方的淋巴脂肪组织，根治性手术应达到胆管、胃（或十二指肠）、胰颈和后腹膜切缘阴性 |
| | 扩大 | 上述标准切除范围 + 以下任一器官的切除：胃切除范围超出胃窦或远侧 1/2，部分结肠系膜及结肠切除，第一段以上范围的空肠切除，部分门静脉、肠系膜上静脉和（或）肠系膜下静脉切除，部分肝动脉、腹腔动脉干和（或）肠系膜上动脉切除，部分下腔静脉切除，右肾上腺切除，右肾及其血管切除，肝部分切除，部分膈肌切除 |

续表

| 手术方式 | | 切除范围 |
| --- | --- | --- |
| 远侧胰腺切除术 | 标准 | 包括胰腺体尾部，脾及脾动静脉，淋巴结清扫，可包括左侧 Gerota 筋膜，部分结肠系膜，但不包括结肠切除 |
| | 扩大 | 上述标准切除范围 + 以下任一器官的切除：任何范围的胃切除，部分结肠系膜及结肠切除，任何范围的小肠切除，部分门静脉、肠系膜上静脉和（或）肠系膜下静脉切除，部分肝动脉、腹腔动脉干和（或）肠系膜上动脉切除，部分下腔静脉切除，左肾上腺切除，左肾及其血管切除，肝部分切除，部分膈肌切除 |
| 全胰腺切除术 | 标准 | 包括胰头部、胰颈部及胰体尾部，十二指肠及第一段空肠，胆囊及胆总管，脾及脾动静脉，淋巴结清扫，可包括胃窦及幽门，包括 Gerota 筋膜，部分结肠系膜，但不包括结肠切除 |
| | 扩大 | 上述标准切除范围 + 以下任一器官的切除：胃切除范围超出胃窦或远侧 1/2，部分结肠系膜及结肠切除，第一段以上范围的空肠切除，部分门静脉、肠系膜上静脉和（或）肠系膜下静脉切除，部分肝动脉、腹腔动脉干和（或）肠系膜上动脉切除，部分下腔静脉切除，右和（或）左肾上腺切除，肾及其血管切除，肝部分切除，部分膈肌切除 |

注：推荐能够达到肉眼切缘阴性（$R_0$ 或 $R_1$ 切除）的患者，在评估一般情况后可考虑行扩大范围的切除。

（4）微创手术和开腹手术的比较及选择：腹腔镜或机器人辅助下的微创手术是胰腺癌外科诊疗中的新兴技术。尽管微创胰十二指肠切除术治疗胰头癌的安全性和有效性尚未得到证实，但针对胰体尾癌的微创手术已经在欧美国家和日本广泛开展，国内多数大型胰腺中心的专业医师也熟练掌握此项技术。从技术而言，微创手术较传统开放手术可明显降低术后并发症，减少患者住院时间，促进患者快速康复，但也有报道显示微创手术并未减少术后辅助治疗的等待时间。另外，从肿瘤学指标而言，微创手术对淋巴结的廓清、$R_0$ 切除率等方面并不劣于传统开放手术，但目前所纳入的数据均为回顾性研究，对患者长期生存的影响仍需要前瞻性大样本的高级别循证医学证据来支持。

（5）在大型胰腺中心开展胰腺手术的必要性及 MDT：传统胰腺癌是在"手术优先"模式下进行，治疗过程中被动性大，随意性强，难以为患者提供全方位的诊疗策略；而 MDT 以患者和疾病为中心，为每例患者制订最合理的治疗方案。原则上每例胰腺癌患者均应进行 MDT 讨论，共同制订诊治方案并贯彻始终；并且推荐在大型胰腺中心开展 MDT 讨论，由有经验的医师完成。

（6）血清学肿瘤标志物对胰腺癌手术切除率的判断和预后的预测：目前在胰腺癌诊断和疗效检测中应用最广泛的血清学肿瘤标志物是 CA19-9。除诊断外，术前 CA19-9 水平与胰腺癌切除率相关：术前血清 CA19-9 水平越高，其肿瘤切除率越低。文献报道，术前 CA19-9 < 37 U/ml 的胰腺癌患者肿瘤切除率为 80%，而 CA19-9 > 4000 U/ml 的患者肿瘤切除率下降到 38%；目前有一系列研究发现，另一个血清学肿瘤标志物 CA125 对胰腺癌可切除性的预测优于 CA19-9。同时也证实，血清 CA19-9 水平与患者术后生存有关；尤其术后 CA19-9 的变化对手术疗效的判断价值超过术前，术后下降至正常水平的 CA19-9 可提示患者预后较好。另外，对于路易斯抗原阴性、CA19-9 不表达的胰腺癌患者，CA125 联合 CEA 可以预测这部分患者预后。

（7）胰腺癌与第 16 组淋巴结的关系：胰腺癌极易发生淋巴结转移。常规的淋巴结分站方法将第 16 组淋巴结归于第 3 站，视为远处转移。目前认为，胰腺癌患者发生第 16 组淋巴结转移即失去了根治性手术的意义。但多中心研究证实，肿瘤位于胰头背侧和钩突时，第 16 组淋巴结阳性并不代表有远处转移，这部分患者仍可从根治手术中获益。中国抗癌协会胰腺癌专业委员会多学科临床研究协作学组 (Chinese Study Group For Pancreatic Cancer, CSPAC) 对于第 16 组淋巴结术中活检或清扫发表共识，推荐不存在下述情况的胰腺癌患者行胰十二指肠切除术联合扩大淋巴结清扫术：临界可切除；腹主动脉旁淋巴结转移范围较大 ( 包括第 16a1 组及第 16b2 组淋巴结 )，手术清扫困难大；术前高血清肿瘤负荷 (CEA 异常升高、CA125 异常升高、CA19-9 ≥ 1000 U/ml) 及因各种原因无法行辅助化疗。

## ( 二 ) 姑息治疗

姑息治疗的目的是缓解胆道及消化道梗阻，改善患者生命质量，延长生存时间。约 2/3 的胰腺癌患者合并有黄疸，对于不可切除、合并梗阻性黄疸的胰腺癌患者，首选内镜下经十二指肠乳头胆道内置入支架缓解黄疸，支架包括金属支架及塑料支架。可依据患者预计生存时间及经济条件选择应用，无病理学诊断的患者可刷取胰液行细胞学诊断。塑料支架堵塞及诱发胆管炎的发生率高于金属支架，需取出后更换。合并有十二指肠梗阻无法行内镜下置入支架的患者，可经皮经肝穿刺置管外引流，也可将引流管经乳头置入十二指肠内，内外引流，也可尝试十二指肠支架置入以缓解消化道梗阻。

对于剖腹探查术或术中诊断为不可切除的患者，可行胆囊切除 + 胆管空肠鲁氏 "Y" 形吻合术 (Roux-en-Y 吻合术 )，不建议行胆囊空肠吻合术，因其黄疸复发的发生率显著高于前者。开腹行短路手术的患者，可视情况行预防性胃空肠吻合术及腹腔神经丛无水乙醇注射阻滞术。

部分胰头癌患者因肿瘤局部浸润合并十二指肠梗阻，如肿瘤不可切除，患者预计生存时间为 3 ~ 6 个月，建议开腹或腹腔镜下行胃空肠吻合术，可同时行空肠造瘘，以行肠内营养。预计生存时间 < 3 个月的患者，可尝试内镜下置入支架。

对于剖腹探查术或术中诊断为肿瘤不可切除的患者，是否行预防性胃空肠吻合术，尚无高级别证据支持。有文献报道，预防性胃空肠吻合术后，后期上消化道梗阻的发生概率可显著降低。

## ( 三 ) 术后辅助治疗

胰腺癌术后辅助化疗在防止或延缓肿瘤复发方面，效果确切。与对照组比较，术后辅助化疗可显著改善患者预后，应予积极开展实施。术后辅助化疗方案推荐氟尿嘧啶或吉西他滨单药治疗，对于体能状态良好的患者，也可考虑联合方案化疗。辅助治疗宜尽早开始，建议化疗 6 个周期。术后辅助放疗对延缓复发、改善预后的作用尚存争议，尚缺乏高级别的循证医学证据支持，提倡开展并参与相关临床研究。

## ( 四 ) 不可切除的局部进展期或转移性胰腺癌的治疗

对于不可切除的局部进展期或转移性胰腺癌，积极的化疗有助于患者缓解症状、延长生存时间及改善生命质量。根据患者体能状态，可选择的方案包括吉西他滨单药、氟尿嘧啶单药、吉西他滨 + 氟尿嘧啶、吉西他滨 + 白蛋白结合型紫杉醇、FOLFIRINOX 方案等，吉西他滨联合分子靶向治疗也为可行之选。肿瘤进展者尚可应用奥沙利铂等替代药物。

对于全身状况良好的不可切除的局部晚期胰腺癌患者，采用以吉西他滨或氟尿嘧啶类药物为基础的同步放疗和化疗或诱导化疗后放疗可有效缓解症状及改善患者预后。同步放疗和化疗中放疗剂量为 50 ~ 54 Gy，每次分割剂量为 1.8 ~ 2.0 Gy。

其他治疗包括射频消融、冷冻、高能聚焦超声、γ 刀、放射性粒子植入等，目前尚没有明确证据显示其能够延长患者生存时间。

对于局部晚期或转移性胰腺癌的综合治疗，方案多有不确定性，提倡开展并参与相关临床研究。

### （五）胰腺癌切除术后患者随访

胰腺癌切除术后的患者，术后 2 年内应每 3 ~ 6 个月随诊 1 次，实验室检查包括肿瘤标志物、血常规及生化检查等，影像学检查包括超声、X 线及腹部 CT 检查等。

（崔　静　刘　涛）

# 第二节　急性胰腺炎

急性胰腺炎 (acute pancreatitis，AP) 是指多种病因引起的胰酶激活，继以胰腺局部炎症反应为主要特征，病情较重者可发生全身炎症反应综合征 (systemic inflammatory response syndrome，SIRS)，并可伴有器官功能障碍的疾病。

## 一、临床表现

AP 的主要症状多为急性发作的持续性上腹部剧烈疼痛，常向背部放射，并常伴有腹胀、恶心及呕吐。临床体征轻者仅表现为轻压痛，重者可出现腹膜刺激征、腹水，偶见腰肋部皮下瘀斑征 (Grey-Turner 征) 和脐周皮下瘀斑征 (Cullen 征)。腹部因液体积聚或假性囊肿形成可触及肿块。AP 可以并发一个或多个器官功能障碍，也可伴有严重的代谢功能紊乱。

增强 CT 为诊断 AP 的有效检查方法，Balthazar CT 评级（表 2-8）、改良的 CT 严重指数 (modified CT severity index，MCTSI) 评分标准（表 2-9）常用于炎症反应及坏死程度的判断。B 超及腹腔穿刺对 AP 诊断有一定帮助。

表 2-8　Balthazar CT 评级

| Balthazar CT 分级 | CT 表现 |
| --- | --- |
| A 级 | 胰腺正常 |
| B 级 | 胰腺局部或弥漫性肿大，但胰周正常 |

续表

| Balthazar CT 分级 | CT 表现 |
|---|---|
| C 级 | 胰腺局部或弥漫性肿大，胰周脂肪结缔组织炎症性改变 |
| D 级 | 胰腺局部或弥漫性肿大，胰周脂肪结缔组织炎症性改变，胰腺实质内或胰周单发性积液 |
| E 级 | 广泛的胰腺内外积液，包括胰腺和脂肪坏死，胰腺脓肿 |

注：MRI 分级同 CT 分级。

**表 2-9 改良的 CT 严重指数 (MCTSI) 评分标准**

| 特征 | 评分（分） |
|---|---|
| 胰腺炎症反应 | |
| 正常胰腺 | 0 |
| 胰腺和（或）胰周炎性改变 | 2 |
| 单发或多个积液区或胰周脂肪坏死 | 4 |
| 胰腺坏死 | |
| 无胰腺坏死 | 0 |
| 坏死范围 ≤ 30% | 2 |
| 坏死范围 > 30% | 4 |
| 胰外并发症包括胸腔积液、腹水、血管或胃肠道受累等 | 2 |

注：MCTSI 评分为炎症反应与坏死评分之和。

037

# 二、诊断与分级

## （一）诊断标准

临床上符合以下 3 项特征中的 2 项即可诊断为 AP。①与 AP 相符合的腹痛；②血清淀粉酶和（或）脂肪酶活性至少高于正常上限值 3 倍；③腹部影像学检查符合 AP 影像学改变。

## （二）病理分型

1. 间质水肿型胰腺炎 (interstitial edematous pancreatitis) 多数 AP 患者由于炎性水肿引起弥漫性或局限性胰腺肿大，CT 表现为胰腺实质均匀强化，但胰周脂肪间隙模糊，可伴有胰周积液。

2. 坏死型胰腺炎 (necrotizing pancreatitis) 部分 AP 患者伴有胰腺实质和（或）胰周组织坏死。胰腺灌注损伤和胰周坏死的演变需要数天，早期增强 CT 有可能低估胰腺及胰周坏死的程度，而起病 1 周后的增强 CT 更有价值。

## （三）严重程度分级

1. 轻症急性胰腺炎 (mild acute pancreatitis，MAP) 占 AP 的多数，不伴有器官功能衰

竭及局部或全身并发症，通常在 1 ~ 2 周内恢复，病死率极低。

2. 中重症急性胰腺炎 (moderately severe acute pancreatitis, MSAP)  伴有一过性 ( ≤ 48 h) 的器官功能障碍。早期病死率低，后期如坏死组织合并感染，病死率增高。

3. 重症急性胰腺炎 (severe acute pancreatitis，SAP)  占 AP 的 5% ~ 10%，伴有持续 ( > 48h) 的器官功能衰竭。SAP 早期病死率高，如后期合并感染则病死率更高。器官功能衰竭的诊断标准依据改良 Marshall 评分系统，任何器官评分 ≥ 2 分可定义存在器官功能衰竭 ( 表 2-10)。

表 2-10　改良 Marshall 评分系统

| 器官或系统 | 评分（分） | | | | |
|---|---|---|---|---|---|
| | 0 | 1 | 2 | 3 | 4 |
| 呼吸 [ 氧合指数 ($PaO_2/FiO_2$)，mmHg] | > 400 | 301 ~ 400 | 201 ~ 300 | 101 ~ 200 | ≤ 101 |
| 肾脏 * | | | | | |
| 血肌酐 (μmol/L) | ≤ 134 | 134 ~ 169 | 170 ~ 310 | 311 ~ 439 | > 439 |
| 血肌酐 (mg/dl) | ≤ 1.4 | 1.4 ~ 1.8 | 1.9 ~ 3.6 | 3.6 ~ 4.9 | > 4.9 |
| 心血管 ( 收缩压，mmHg)** | > 90 | < 90，输液有应答 | < 90，输液无应答 | < 90，pH 值 < 7.3 | < 90，pH 值 < 7.2 |

非机械通气的患者，$FiO_2$ 可按以下估算：

| 吸氧 (L/min) | $FiO_2$(%) |
|---|---|
| 室内空气 | 21 |
| 2 | 25 |
| 4 | 30 |
| 6 ~ 8 | 40 |
| 9 ~ 10 | 50 |

* 既往有慢性肾衰竭患者的评分依据基线肾功能进一步恶化的程度而定，对于基线血肌酐 134 μmol/L 或 1.4 mg/dl 者尚无正式的修订方案；** 未使用正性肌力药物。

## 三、病程分期

我国最新急性胰腺炎诊治指南依照其临床特征及治疗重点的不同，将急性胰腺炎分为 3 期，如表 2-11 所示。

表 2-11　急性胰腺炎的临床分期

| 分期 | 时间 | 临床特征 | 治疗重点 |
|---|---|---|---|
| 早期 ( 急性期 ) | 发病至 2 周 | 以 SIRS 和器官功能衰竭为主要表现，构成第一个死亡高峰 | 加强重症监护、稳定内环境及器官功能保护治疗 |
| 中期 ( 演进期 ) | 2 ~ 4 周 | 胰周液体积聚或坏死性液体积聚为主要表现，此期坏死灶多为无菌性，也可能合并感染 | 感染的综合防治 |
| 后期 ( 感染期 ) | 4 周以后 | 可发生胰腺及胰周坏死组织合并感染、全身细菌感染、深部真菌感染等，继而可引起感染性出血、消化道瘘等并发症。此期构成重症患者的第二个死亡高峰 | 感染的控制及并发症的外科处理 |

## 四、全身及局部并发症

### (一) 全身并发症

AP 病程进展过程中可引发全身性并发症，包括 SIRS、脓毒症 (sepsis)、多器官功能障碍综合征 (multiple organ dysfunction syndrome，MODS)、多器官功能衰竭 (multiple organ failure，MOF) 及腹腔间隔室综合征 (abdominal compartment syndrome，ACS) 等。

### (二) 局部并发症

1. 急性胰周液体积聚 (acute peripancreatic fluid collection，APFC)　发生于病程早期，表现为胰周或胰腺远隔间隙液体积聚，并缺乏完整包膜，可以单发或多发。

2. 急性坏死物积聚 (acute necrotic collection，ANC)　发生于病程早期，表现为混合有液体和坏死组织的积聚，坏死物包括胰腺实质或胰周组织的坏死。

3. 包裹性坏死 (walled-off necrosis，WON)　是一种包含胰腺和 ( 或 ) 胰周坏死组织且具有界线清晰炎性包膜的囊实性结构，多发生于 AP 起病 4 周后。

4. 胰腺假性囊肿 (pancreatic pseudocyst)　有完整非上皮性包膜包裹的液体积聚，起病 4 周后假性囊肿的包膜逐渐形成。

以上每种局部并发症存在无菌性及感染性两种情况。其中 ANC 和 WON 继发感染称为感染性坏死 (infected necrosis)。

## 五、治疗

### (一) 针对病因的治疗

1. 胆源性急性胰腺炎　胆石症是目前国内 AP 的主要致病因素，凡有胆道结石梗阻者需要及时解除梗阻，治疗方式包括经内镜或手术治疗。有胆囊结石的轻症急性胰腺炎患者，应在病情控制后尽早行胆囊切除术；而坏死型胰腺炎患者可在后期行坏死组织清除术时一并处理或病情控制后择期处理。

2. 高脂血症性急性胰腺炎　AP 并存静脉乳糜状血或血三酰甘油 > 11.3 mmol/L 可明确诊断，需要短时间降低三酰甘油水平，尽量降至 5.65 mmol/L 以下。这类患者要限用脂肪乳剂，避免应用可能升高血脂的药物。治疗上可以采用小剂量低分子量肝素和胰岛素，或血脂吸附和血浆置换快速降脂。

3. 其他病因　高血钙性胰腺炎多与甲状旁腺功能亢进有关，需要行降钙治疗。胰腺解剖和生理异常、药物、胰腺肿瘤等原因引起者予以对应处理。

### (二) 非手术治疗

1. 一般治疗　包括禁食、胃肠减压，药物治疗包括解痉、镇痛、蛋白酶抑制剂和胰酶抑制治疗，如生长抑素及其类似物。

2. 液体复苏及重症监护治疗　液体复苏、维持水电解质平衡和加强监护治疗是早期治疗的重点，由于 SIRS 引起毛细血管渗漏综合征 (capillary leak syndrome，CLS)，导致血液成分大量渗出，造成血容量丢失与血液浓缩。复苏液首选乳酸林格液，对于需要快速复苏的患者可适量选用代血浆制剂。扩容治疗需避免液体复苏不足或过度，可通过动态监测中心静脉压 (CVP) 或肺动脉楔压 (PAWP)、心率、血压、尿量、红细胞比容 (HCT) 及混合静脉血氧饱和度 ($SvO_2$) 等作为指导。

3. 器官功能的维护治疗

(1) 针对呼吸衰竭的治疗：给予患者鼻导管或面罩吸氧，维持血氧饱和度在 95% 以上，动态监测血气分析结果，必要时应用机械通气。

(2) 针对急性肾衰竭的治疗：早期预防急性肾衰竭主要是容量复苏等支持治疗，稳定血流动力学；而治疗急性肾衰竭主要采用连续肾脏替代疗法 (continuous renal replacement therapy，CRRT)。

(3) 其他器官功能的支持：如出现肝功能异常可予以保肝药物，急性胃黏膜损伤需应用质子泵抑制剂或 $H_2$ 受体拮抗剂。

4. 营养支持　肠功能恢复前，可酌情选用肠外营养；一旦肠功能恢复，就要尽早进行肠内营养。采用鼻空肠管或鼻胃管输注法，注意营养制剂的配方、温度、浓度和输注速度，并依据耐受情况进行调整。

5. 抗生素应用　AP 患者不推荐静脉使用抗生素预防感染。针对部分易感人群 ( 如胆道梗阻、高龄、免疫低下等 ) 可能发生的肠源性细菌移位，可选择喹诺酮类、头孢菌素类等预防感染。

6. 中药治疗　可以使用中医中药治疗促进胃肠功能恢复及胰腺炎症的吸收，包括理气攻下的中药内服、外敷或灌肠等。

## ( 三 ) ACS 的治疗

MSAP 或 SAP 患者可合并 ACS，当腹内压 (intra-abdominal pressure，IAP) > 20 mmHg (1 mmHg = 0.133 kPa) 时常伴有新发器官功能衰竭，因而成为 MSAP 或 SAP 死亡的重要原因之一。测定 IAP 简便、实用的方法是经导尿管膀胱测压法。患者取平卧位，以耻骨联合作为 0 点，排空膀胱后，通过导尿管向膀胱内滴入 50 ml 生理盐水，测得平衡时水柱的高度即为 IAP。ACS 的治疗原则是及时采用有效的措施缓解 IAP，包括胃肠道减压及导泻、镇痛、镇静、使用肌松药、床边血滤减轻组织水肿、B 超或 CT 引导下腹腔内与腹膜后引流减轻腹腔压力等。不建议在 AP 早期将 ACS 作为开腹手术的指征。

## ( 四 ) 手术治疗

外科治疗主要针对胰腺局部并发症继发感染或产生压迫症状，如消化道梗阻、胆道梗阻等，以及胰瘘、消化道瘘、假性动脉瘤破裂出血等其他并发症。胰腺及胰周无菌性坏死积液无症状者无需手术治疗。

1. 胰腺和胰周感染性坏死的手术指征及时机　临床上出现脓毒血症，CT 检查出现气泡征，细针穿刺抽吸物涂片或培养找到细菌或真菌者，可诊断为感染性坏死，需考虑手术治疗。手术治疗应遵循延期原则，一旦判断坏死感染可立即行针对性抗生素治疗，严密观察抗感染的疗效，稳定者可延缓手术。B 超或 CT 引导下经皮穿刺引流 (percutaneous catheter drainage，PCD) 胰腺或胰周感染的脓液，缓解中毒症状，可作为手术前的过渡治疗。有研究表明，早期手术治疗会显著增加手术次数、术后并发症发生率及病死率。

2. 胰腺和胰周感染性坏死的手术方式　胰腺感染性坏死的手术方式可分为 PCD、内镜、微创手术和开放手术。微创手术主要包括小切口手术和视频辅助手术 ( 如腹腔镜、肾镜等 )。开放手术包括经腹或经腹膜后途径的胰腺坏死组织清除并置管引流术。对于有胆道结石患者，可考虑加做胆囊切除或胆总管切开取石，建议术中放置空肠营养管。胰腺感染性坏死病情复杂多样，各种手术方式必须遵循个体化原则单独或联合应用。

3. 局部并发症的治疗原则

(1) APFC 和 ANC：无症状者无需手术治疗；症状明显，出现胃肠道压迫症状，影响肠内营养或进食者，或继发感染者，可在 B 超或 CT 引导下行 PCD 治疗，感染或压迫症状不缓解需进一步手术处理。

(2) WON：无菌性 WON，原则上不手术治疗，随访观察；发生感染时，可行 PCD 或手术治疗。

(3) 胰腺假性囊肿：继发感染者治疗与 WON 相同，无症状，不做处理，随访观察；若体积增大出现压迫症状则需外科治疗。外科治疗方法以内引流手术为主，内引流手术可在腹腔镜下手术或开腹手术。

4. 其他并发症的治疗　胰瘘多由胰腺炎症、坏死、感染导致胰管破裂引起。胰瘘的治疗包括通畅引流、抑制胰腺分泌及内镜和外科手术治疗。

腹腔大出血时，条件具备的首选血管造影检查明确出血部位，如为动脉性 ( 假性动脉瘤 ) 出血则行栓塞术，未明确出血部位或栓塞失败者可考虑积极手术止血或填塞止血，同时做好凝血功能的监测和纠正。

消化道瘘可来源于 AP 本身，但也可能与手术操作有关，以结肠瘘最为常见。消化道瘘的治疗与肠瘘治疗原则相同，包括通畅引流及造口转流手术。

041

（崔　静　彭　涛）

# 第三节　慢性胰腺炎

慢性胰腺炎 (chronic pancreatitis，CP) 是各种病因引起胰腺组织和功能不可逆改变的慢性炎症性疾病。其基本病理特征包括胰腺实质慢性炎症损害和间质纤维化、胰腺实质钙化、胰管扩张及胰管结石等改变。临床主要表现为反复发作的上腹部疼痛和胰腺内分泌与外分泌功能不全。近 10 年来，慢性胰腺炎的发病率增加了近 4 倍，其原因可能是慢性胰腺炎定

**表 2-12 慢性胰腺炎的危险因素**

| 中毒 / 代谢性 |
| --- |
| 乙醇 |
| 烟草 |
| 高钙血症 ( 甲状旁腺功能减退 ) |
| 饮食 / 营养方面 ( 热带性 ) |
| 高脂血症 |
| 慢性肾衰竭 ( 尿毒症 ) |
| 特发性 |
| 遗传性 |
| *PRSS1、PRSS2* |
| *SPINK1* |
| *CFTR* |
| 糜蛋白酶 C |
| 自身免疫性 |
| 复发性急性胰腺炎 |
| 梗阻性 / 机械性 |
| 胰腺分裂 |
| Oddi 括约肌功能不全 |
| 环状胰腺 |
| 胰管的恶性梗阻 |
| 原发性胰管结石 |
| 胆总管囊肿 |

义的延展，以及较早期患者的纳入。

# 一、致病因素

CP 致病因素较多，酗酒是主要因素，其他病因包括胆道疾病、高脂血症、高钙血症、胰腺先天性异常、胰腺外伤或手术、急性胰腺炎导致胰管狭窄、自身免疫性疾病等；遗传性胰腺炎中 *PRSS*( 阳离子胰蛋白酶原 ) 基因突变多见，散发性胰腺炎中 *SPINK1* 基因和 *CFTR* 基因为常见突变基因；吸烟能显著增加 CP 发病的危险性。其他致病因素不明确者称为特发性慢性胰腺炎 ( 表 2-12)。

# 二、临床表现与检查

CP 的诊断主要依据临床表现和影像学检查，胰腺内分泌和外分泌功能检测可以作为诊断的补充。病理学诊断是 CP 诊断的确定标准。

## ( 一 ) 临床表现

腹痛是主要临床症状，典型表现为发作性上腹部疼痛，常因高脂饮食或饮酒诱发，随着胰腺外分泌功能不断下降，疼痛程度会减轻，甚至消失。外分泌功能不全早期无特殊症状，后期可出现脂肪泻、消瘦及营养不良等表现。内分泌功能不全早期可出现糖耐量异常，后期表现为糖尿病症状。CP 合并胆道梗阻、十二指肠梗阻、胰腺假性囊肿、胰源性门静脉高压、胰源性胸腔积液和胰源性腹水等并发症时有相应的临床表现。

## ( 二 ) 影像学检查

1. X 线　胰腺区域可见钙化灶或结石影。

2. 超声与内镜超声 (EUS)　超声检查通常作为 CP 的初筛检查，可显示胰腺形态改变，以及胰管狭窄、扩张、结石或钙化及囊肿等征象，但敏感度和特异度较差。EUS 除显示形态特征外，还可以辅助穿刺活检组织学诊断。

3. CT　是 CP 诊断首选检查方法。对中晚期病变诊断准确性较高，而对早期病变诊断价值有限。CT 可见胰腺实质增大或萎缩、胰腺钙化、结石形成、主胰管扩张及假性囊肿形成等征象。

4. 磁共振成像 (MRI) 和磁共振胆胰管成像 (MRCP)　MRI 诊断价值与 CT 相似。MRCP

可以清晰显示胰管病变的部位、程度和范围。胰泌素增强MRCP(secretin-enhanced MRCP)可间接反映胰腺的外分泌功能，有助于CP的早期诊断。

5. 内镜逆行胰胆管造影(ERCP)　主要显示胰管形态改变，以往是诊断CP的重要依据，但作为有创性检查，目前多被MRCP和EUS所替代，仅在诊断困难或需要治疗操作时选用。

6. 胰管镜　不仅能直接观察胰管内病变，而且同时能收集胰液、细胞刷片，进行组织活检等检查，对CP早期诊断及与胰腺癌鉴别诊断有意义，有条件的单位可开展。

### (三)胰腺功能检查

1. 胰腺外分泌功能检查　分为直接外分泌功能和间接外分泌功能试验，包括胰泌素试验、Lundh试验、血/尿苯甲酸-酪氨酸-对氨基苯甲酸(BT-PABA)试验、粪便弹性蛋白酶Ⅰ测定及$^{13}$C-三酰甘油呼吸实验等。该检查的敏感度和特异度较低，仅在胰腺功能严重受损时才有阳性结果，临床应用和诊断价值有限，不常规开展。

2. 胰腺内分泌功能检查　继发于CP的糖尿病现归类为ⅢC型，诊断标准为糖化血红蛋白(HbA1c)≥6.5%，空腹血糖(FBG)≥7 mmol/L，其他指标包括血清胰岛素及C肽等。这些指标通常在胰腺内分泌功能损失90%以上才出现变化，敏感度低。

### (四)其他实验室检查

急性发作时血清淀粉酶、脂肪酶可升高；胰源性胸腹水中淀粉酶明显升高。血清CA19-9可以增高，通常升幅较小，如明显升高应警惕合并胰腺癌可能。其他指标如IgG4、血钙、血脂、甲状旁腺激素的检测均有助于CP的病因诊断。

### (五)胰腺活组织检查

胰腺活组织检查是CP诊断的确定性标准，但其操作和临床开展受技术条件限制，不推荐常规使用。其主要用于临床上与胰腺癌的鉴别诊断。胰腺活组织检查方法有CT或超声引导下经皮胰腺穿刺活检；EUS引导下胰腺活检，包括细针穿刺抽吸(EUS-FNA)及细针活检(EUS-FNB)，较经皮穿刺安全，但取材组织量较少；手术或腹腔镜下胰腺活检，其中胰头部病变建议经十二指肠组织芯穿刺活检(core biopsy)。

## 三、诊断

### (一)诊断标准

CP的诊断标准：①1种及以上影像学检查显示CP特征性形态改变；②组织病理学检查显示CP特征性改变；③患者有典型上腹部疼痛，或其他疾病不能解释的腹痛，伴或不伴体重减轻；④血清或尿胰酶水平异常；⑤胰腺外分泌功能异常。①或②任何一项典型表现，或者①或②疑似表现加③、④和⑤中任何两项表现均可以确诊。①或②任何一项疑似表现考虑为可疑患者，需要进一步临床观察和评估。

043

## (二) 诊断流程及诊断条件

CP 的推荐诊断流程 ( 图 2-1) 及诊断条件 ( 表 2-13)。

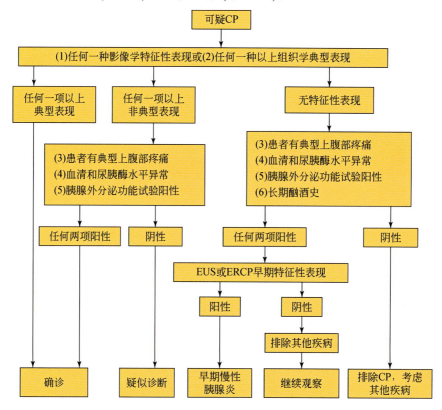

图 2-1　CP 的诊断流程图

### 表 2-13　CP 的诊断条件

(1) 影像学特征性表现

　1) 典型表现 ( 下列任何一项 )

　　a. 胰管结石

　　b. 分布于整个胰腺的多发性钙化

　　c. ERCP 显示主胰管不规则扩张和全胰腺散在的不同程度分支胰管不规则扩张

　　d. ERCP 显示近侧主胰管完全或部分狭窄 ( 胰管结石、蛋白栓或炎性狭窄 )，伴远端主胰管和分支胰管不规则扩张

　2) 不典型表现 ( 下列任何一项 )

　　a. MRCP 显示主胰管不规则扩张和全胰腺散在的不同程度分支胰管不规则扩张

　　b. ERCP 显示全胰腺散在不同程度分支胰管扩张，或单纯主胰管不规则扩张，或伴有蛋白栓

　　c. CT 显示主胰管全程不规则扩张伴胰腺形态不规则改变

　　d. 超声或 EUS 显示胰腺内高回声病变 ( 结石或蛋白拴 )，或胰管不规则扩张伴胰腺形态不规则改变

续表

> (2) 组织学特征性表现
>
> 　　1) 典型表现：胰腺外分泌实质减少伴不规则纤维化；纤维化主要分布于小叶间隙形成"硬化"样小叶结节改变
>
> 　　2) 不典型表现：胰腺外分泌实质减少伴小叶间纤维化或小叶内和小叶间纤维化
>
> (3) 典型上腹部疼痛或用其他疾病不能解释的上腹部疼痛，伴或不伴体重减轻
>
> (4) 血清和尿胰酶水平异常（下列任何一项）
>
> 　　a. 连续多点观察血清胰酶高于或低于正常值
>
> 　　b. 连续多点观察尿胰酶高于正常值
>
> (5) 胰腺外分泌功能试验异常
>
> 　　任何胰腺外分泌功能试验在 6 个月内有两次以上检测结果异常

## 四、分类

CP 分类见表 2-14。

### 表 2-14　CP 分类

| 类型 | 致病因素 |
| --- | --- |
| 慢性钙化性胰腺炎 | 酒精性、遗传性、高脂血症性、高钙血症性、特发性、药物性等 |
| 慢性阻塞性胰腺炎 | 狭窄性十二指肠乳头炎、胰腺分裂症、损伤等 |
| 慢性炎症性胰腺炎 [a] | 血管性、糖尿病等 |
| 自身免疫性胰腺炎 [b] | 硬化性胆管炎、原发性胆汁性肝硬化、干燥综合征等 |

注：该分类方法以组织学为基础。
　　a. 慢性炎症性胰腺炎，临床罕见，特征是胰腺实质减少和单核细胞浸润。定义致病因素不明确，影像学上很难与胰腺癌区分，CA19-9 通常不高，临床多见与糖尿病和血管因素有关。
　　b. 自身免疫性胰腺炎的病理改变除胰腺纤维化、淋巴细胞、浆细胞浸润外，常见胰腺实质纤维性增生和导管上皮增生；胰管扩张、钙化及结石少见，激素治疗有效。

## 五、分期

根据临床表现、形态学改变和胰腺内分泌和外分泌功能受损程度分为下述 4 期。

1. 早期　出现腹痛、血清或尿淀粉酶升高等表现，CT、超声检查多无特征性改变，EUS、ERCP 或组织学检查可有轻微改变。

2. 进展期　主要表现为反复腹痛或急性胰腺炎发作，胰腺实质或导管出现特征性改变，胰腺内分泌和外分泌功能无显著异常，病程可持续数年。

3. 并发症期　临床症状加重，胰腺及导管形态明显异常，胰腺实质明显纤维化或炎性

增生改变，可出现假性囊肿、胆道梗阻、十二指肠梗阻、胰源性门静脉高压、胰源性胸腹水等并发症。胰腺内分泌和外分泌功能异常，但无显著临床表现。

4. 终末期　腹痛发作频率和严重程度可降低，甚至疼痛症状消失；胰腺内分泌和外分泌功能显著异常，临床出现腹泻、脂肪泻、体重下降和糖尿病。

## 六、治疗

### (一) 治疗原则

去除病因，控制症状，纠正改善胰腺内分泌和外分泌功能不全及防治并发症。

### (二) 非手术治疗

1. 一般治疗　戒烟戒酒，调整饮食结构，避免高脂饮食，可补充脂溶性维生素及微量元素，营养不良可给予肠内或肠外营养支持。

2. 胰腺外分泌功能不全治疗　患者出现脂肪泻、体重下降及营养不良表现时，需要补充外源性胰酶制剂改善消化吸收功能障碍。首选含高活性脂肪酶的微粒胰酶胶囊，建议进餐时服用，正餐给予含 3 万～4 万 U 脂肪酶的胰酶，辅餐给予含 1 万～2 万 U 脂肪酶的胰酶。效果不佳可增加剂量或联合服用质子泵抑制剂。

3. 胰腺内分泌功能不全治疗　根据糖尿病进展程度及并发症情况，一般首选二甲双胍控制血糖，必要时加用促胰岛素分泌药物，对于症状性高血糖、口服降糖药物疗效不佳者选择胰岛素治疗。CP 合并糖尿病患者对胰岛素敏感，需特别注意预防低血糖发作。

4. 疼痛治疗　非镇痛药物包括胰酶制剂、抗氧化剂等对缓解疼痛可有一定效果；疼痛治疗主要依靠选择合适的镇痛药物，初始宜选择非甾体类抗炎药物，效果不佳可选择弱阿片类药物，仍不能缓解甚至加重时选用强阿片类镇痛药物。内镜治疗或 CT、EUS 引导下腹腔神经丛阻滞可以短期缓解疼痛；如存在胰头肿块、胰管梗阻等因素，应选择手术治疗。

5. 其他治疗　自身免疫性胰腺炎是一种特殊类型的 CP，首选糖皮质激素治疗，初始剂量通常为 30～40 mg/d，2～4 周后减量至 2.5～5 mg/d，维持 6～12 个月。治疗期间通过监测血清 IgG4 及影像学复查评估疗效。

### (三) 内镜治疗

主要适用于 Oddi 括约肌狭窄、胆总管下段狭窄、胰管狭窄、胰管结石及胰腺假性囊肿等。治疗方法包括 Oddi 括约肌切开成形 (EST)、鼻胆管和鼻胰管引流、胰管胆管支架置入、假性囊肿引流及 EST 联合体外震波碎石 (ESWL) 等，其远期效果较手术治疗差。

### (四) 外科治疗

1. 手术指征

(1) 保守治疗不能缓解的顽固性疼痛。

(2) 胰管狭窄、胰管结石伴胰管梗阻。

(3) 并发胆道梗阻、十二指肠梗阻、胰源性门静脉高压、胰源性胸腹水及假性囊肿等。

(4) 不能排除恶性病变。

2. 术式选择　手术治疗能否改善胰腺功能、延缓胰腺炎症进展及手术时机的选择，目前尚缺乏充分的证据支持。应遵循个体化治疗原则，根据病因，胰腺、胰周脏器病变特点（炎性肿块、胰管扩张或结石、胆管或十二指肠梗阻）及手术者经验等因素，主要针对各种外科并发症，选择制订合适的手术方案。

3. 神经切断手术　单纯以缓解疼痛为目的的神经切断手术目前开展较少，主要方法包括化学性内脏神经毁损术、胸腔镜下内脏神经切断术及 EUS 或经皮穿刺腹腔神经丛阻滞。短期效果较好，但远期镇痛效果不理想。

4. 针对 CP 的结石、梗阻及肿块型病变的手术方式分为胰管引流术、胰腺切除术、切除结合引流的联合手术，其具体术式名称及特征见表 2-15。各术式适应证见表 2-16。

**表 2-15　慢性胰腺炎手术方式及其特征**

| 术式类别 | 术式名称 | 术式特征 | 图示 |
|---|---|---|---|
| 引流手术 | Partington 术 | 主胰管纵行切开 | 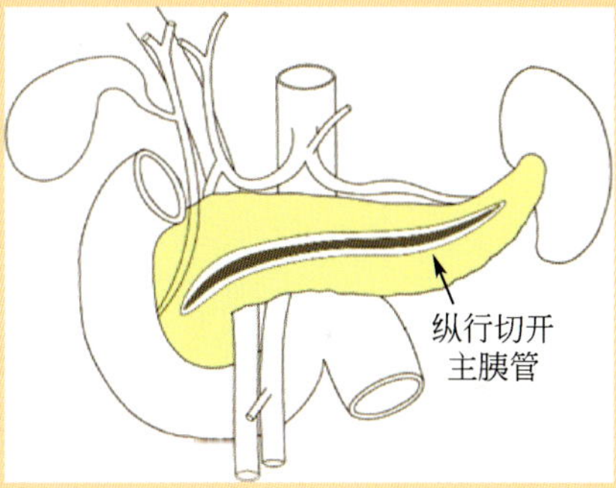 纵行切开主胰管 |
| | | 胰管空肠侧侧吻合 | 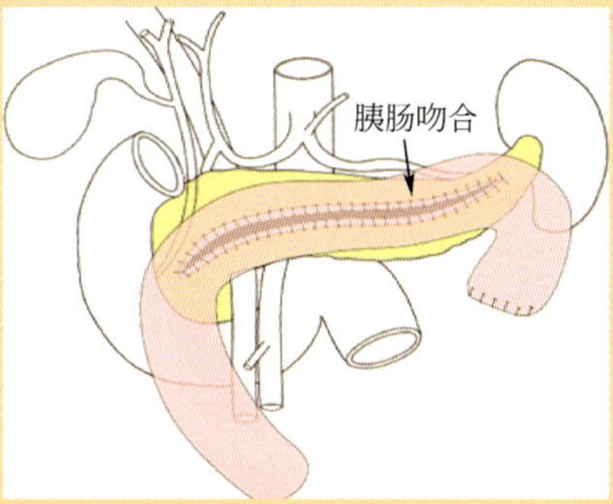 胰肠吻合 |
| 切除手术 | 胰十二指肠切除术 | 标准术式或保留幽门 | 略 |
| | 胰体尾切除术 | 不保留脾脏或保留脾脏 | 略 |
| | 全胰切除术 | 胃肠吻合＋胆肠吻合，无胰肠吻合 | 略 |

| 术式类别 | 术式名称 | 术式特征 | 图示 |
|---|---|---|---|
| 切除手术 | 中段胰腺切除术 | 中段胰腺切除 | 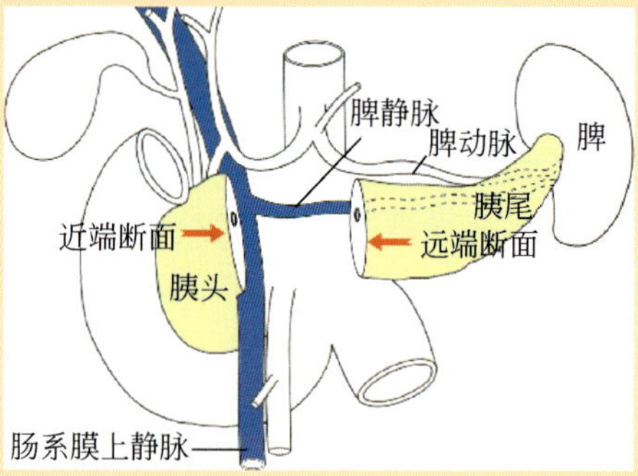 |
|  |  | 近端断面缝闭<br>远端断面胰肠吻合<br>（单吻合） | 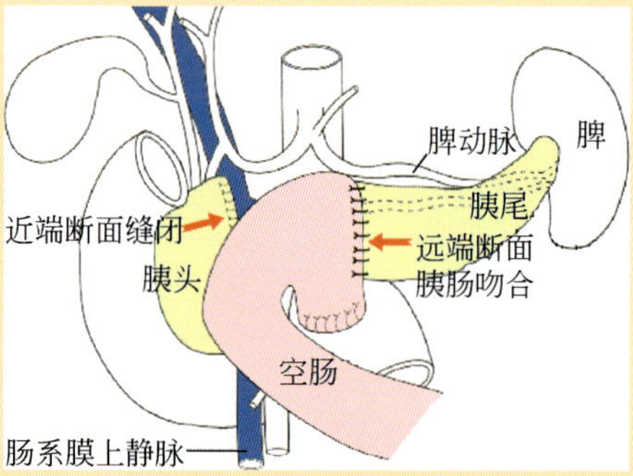 |
|  |  | 远端断面胰肠吻合<br>近端断面胰肠吻合<br>（双吻合） | 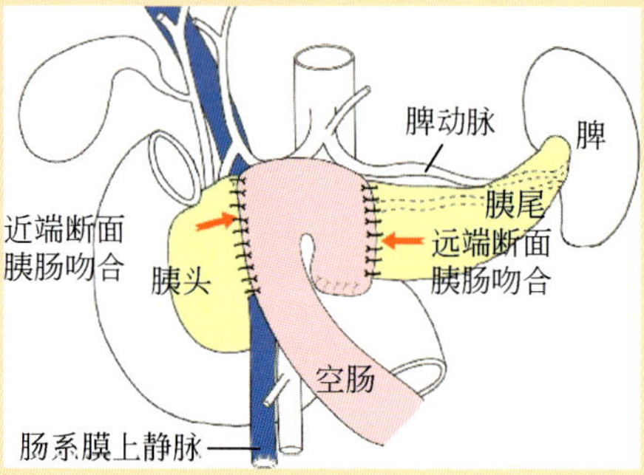 |
| 联合术式 | Beger 术 | 胰颈部离断，胰头大部切除 | 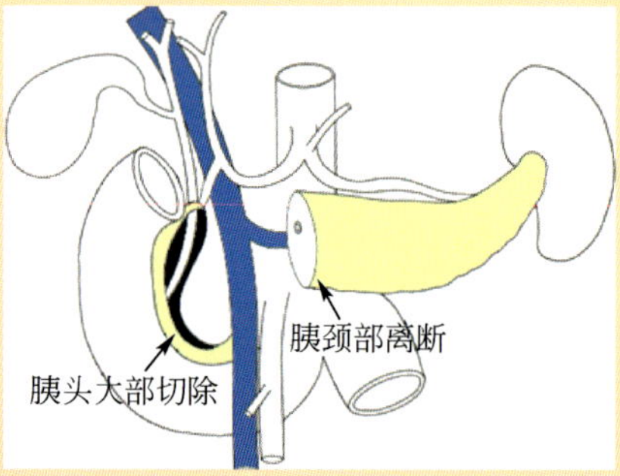 |

续表

| 术式类别 | 术式名称 | 术式特征 | 图示 |
|---|---|---|---|
| 联合术式 | Beger 术 | 胰颈与空肠吻合<br>胰头创面与空肠吻合<br>（双吻合） | 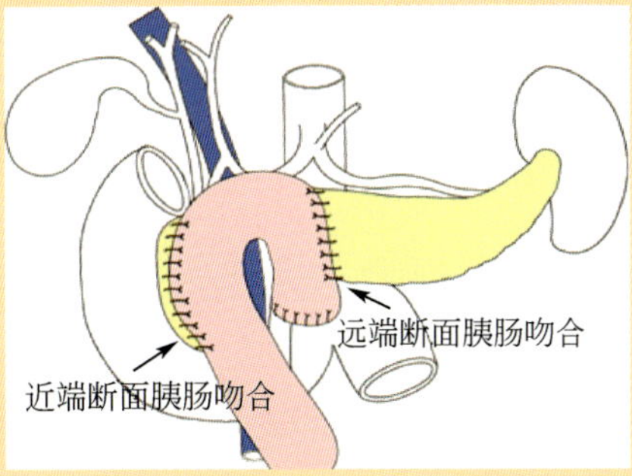 <br>近端断面胰肠吻合　远端断面胰肠吻合 |
| | 改良 Beger 术 | 胰颈部离断，胰头次全切除 | 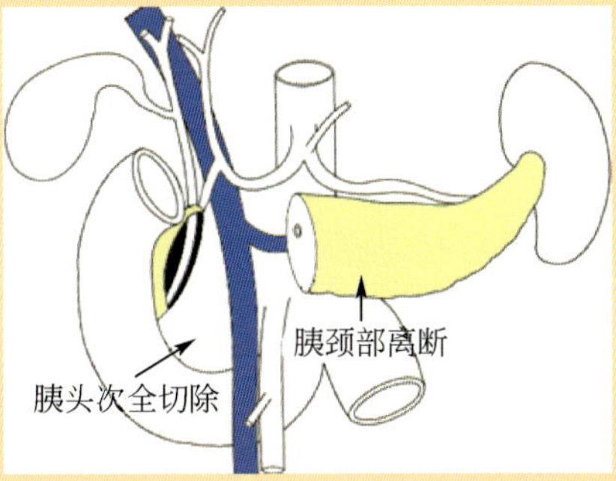 <br>胰头次全切除　胰颈部离断 |
| | | 近端创面缝扎止血，<br>胰颈与空肠吻合<br>（单吻合） | 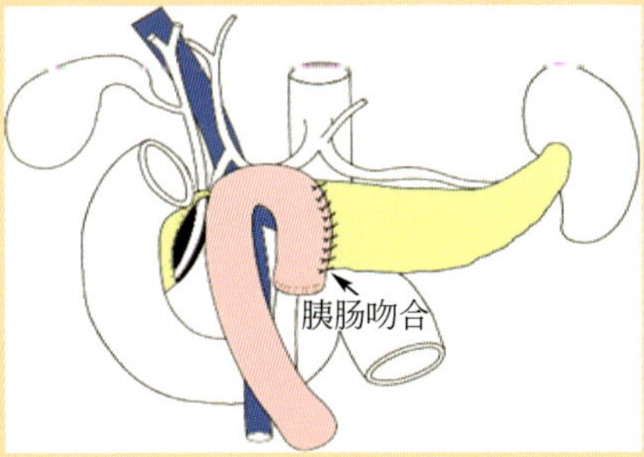 <br>胰肠吻合 |
| | Frey 术 | 不断胰颈，切除胰头腹侧部分胰腺组织；纵行切开主胰管至胰体尾 | 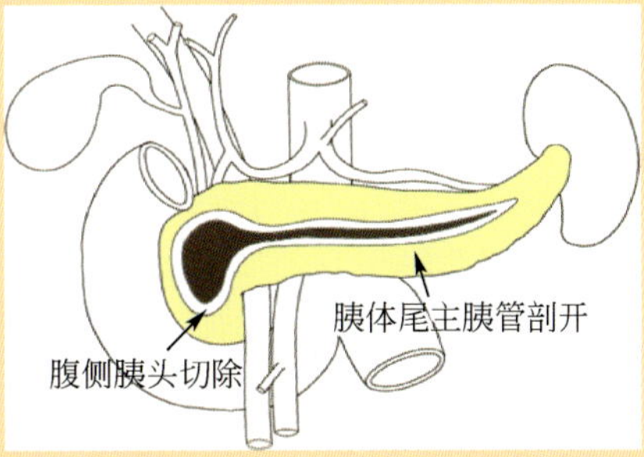 <br>腹侧胰头切除　胰体尾主胰管剖开 |

| 术式类别 | 术式名称 | 术式特征 | 图示 |
|---|---|---|---|
| 联合术式 | Frey 术 | 胰腺创面及胰管与空肠吻合（单吻合） | 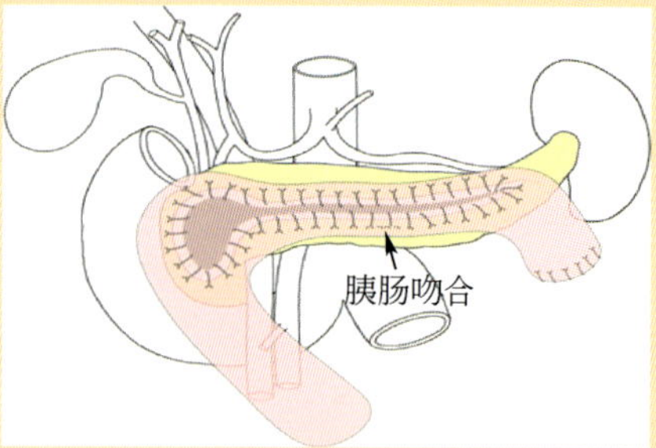 |
| | Izbicki 术（改良 Frey 术） | 胰头切除范围扩大，包含钩突中央部分，沿胰管长轴"V"形切除部分腹侧胰腺组织 | 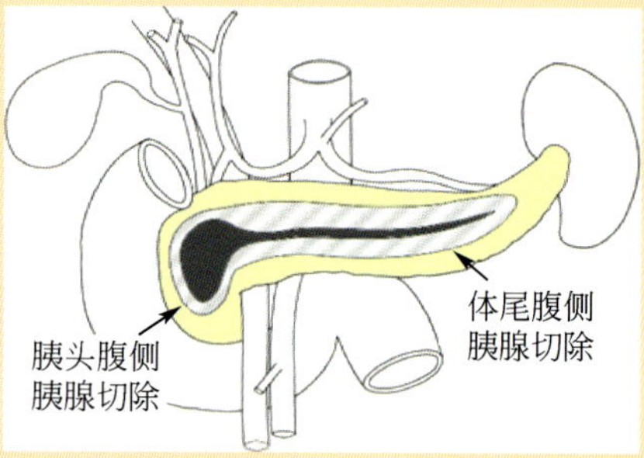 |
| | | 创面与空肠吻合 | 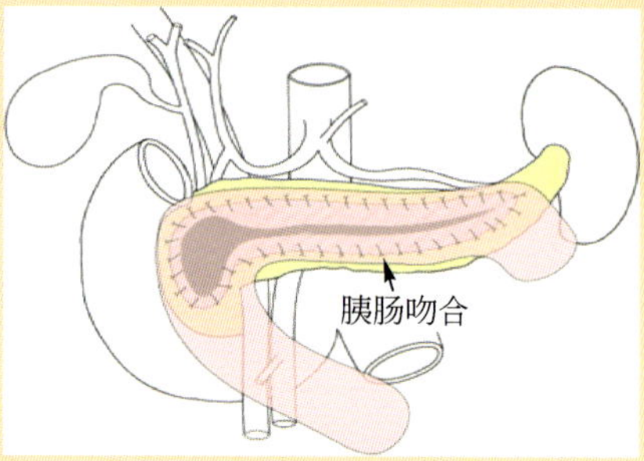 |
| | Berne 术 | 不断胰颈，切除胰头腹侧部分胰腺组织；如合并黄疸可切开胰腺段胆总管前壁，与周围胰腺组织直接缝合 | 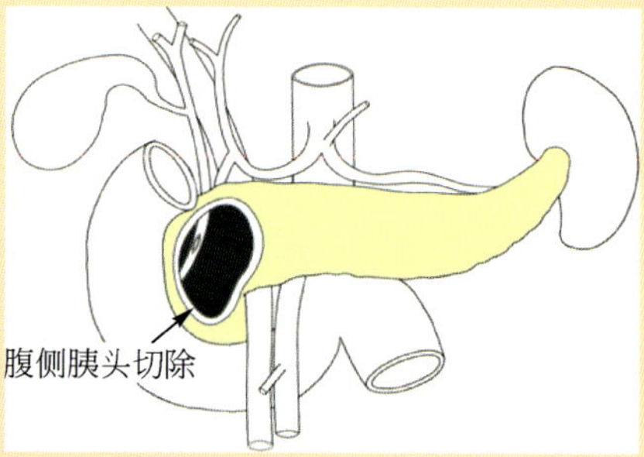 |

续表

| 术式类别 | 术式名称 | 术式特征 | 图示 |
|---|---|---|---|
| 联合术式 | Berne 术 | 胰头创面与空肠吻合（单吻合） | 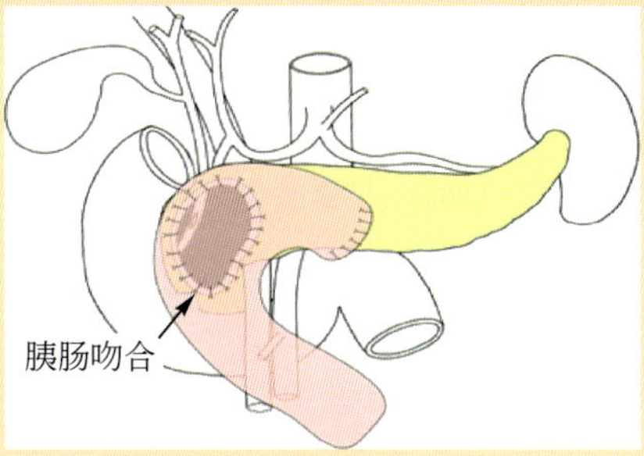 <br>胰肠吻合 |

**表 2-16　慢性胰腺炎各类手术方式的适应证**

| 术式 | 适应证 |
|---|---|
| Partington 术 | 主胰管结石伴扩张、胰头部无炎性肿块者 |
| 胰十二指肠切除术 | (1) 胰头部炎性肿块伴胰管、胆管及十二指肠梗阻<br>(2) 不能排除恶性病变<br>(3) 胰头分支胰管多发性结石<br>(4) 不能纠正的 Oddi 括约肌狭窄者 |
| 胰体尾切除术 | 炎性病变、主胰管狭窄或胰管结石集中于胰体尾部 |
| 中段胰腺切除术 | 胰颈体部局限性炎性包块，胰头组织基本正常，胰尾部病变是胰体部炎性病变导致的梗阻性改变 |
| 全胰腺切除术 | (1) 全胰腺炎性改变、胰管扩张不明显或多发分支胰管结石<br>(2) 其他切除术式不能缓解症状者<br>(3) 遗传性慢性胰腺炎，因恶变发生率高，宜行全胰腺切除术 |
| Beger 术 | 胰头肿块型慢性胰腺炎，合并胰头颈部胰管结石及梗阻，胆总管胰腺段狭窄梗阻或十二指肠梗阻者 |
| 改良 Beger 术 | 同 "Beger 术" |
| Frey 术 | 胰头炎性肿块较小，合并胰体尾部胰管扩张伴结石，胰腺段胆总管狭窄梗阻者 |
| Izbicki 术（改良 Frey 术） | 胰管、胆管无明显扩张，合并胰管结石和胰腺组织广泛纤维化、钙化，长期严重腹痛者 |
| Berne 术 | (1) 胰头炎性包块或增生伴有或不伴有胆总管压迫性梗阻<br>(2) 胰头多发结石、特别是胰头分支胰管多发结石和狭窄<br>(3) 合并胰头潴留性导管扩张和囊肿 |

*051*

5. CP 并发症的手术治疗

(1) 胰腺囊肿的手术治疗：分为潴留性囊肿和假性囊肿，但实际处理中很难严格区分。主要选择囊肿引流手术，保证胰管通畅并取尽结石。根据囊肿部位选择囊肿 - 空肠、囊肿 - 胃或囊肿 - 十二指肠引流手术。术中囊壁组织常规送快速病理学检查排除囊性肿瘤或恶性病变。若胰头囊肿旁小胰管内存在结石，可行包括囊肿在内的胰头部分切除术；部分胰体尾部的囊肿可以考虑胰体尾切除术。如果伴有胆道梗阻，同时需行胆肠吻合或于胰头残留组织后壁切开胆总管，保证胆道引流通畅。

(2) 胆道和十二指肠梗阻的手术治疗：单纯因肿块压迫引起胆道梗阻者，绝大多数病例在行各种胰头切除术后可以缓解；若伴有波动性的梗阻性黄疸或胆道感染，胰头切除后应行胆肠吻合或在胰头残留后壁切开胆总管引流。十二指肠梗阻相对少见，伴胰头肿块者应与胰腺病变一起处理；无胰头肿块者宜选择胃 ( 或十二指肠 )- 空肠吻合手术。

(3) 胰源性腹水和胸腔积液的手术治疗：通常为胰管或假性囊肿破裂所致，多需要手术处理。ERCP 或 MRCP 有助于确定胰管破裂部位。胰管破裂处形成的瘘管与空肠吻合是处理胰源性腹水或长期不愈胰瘘的最常见方法。胰源性胸腔积液的处理通常需要切断胰管破裂处与胸腔之间形成的瘘管，胸腔侧瘘管结扎，腹腔内瘘管与空肠吻合。

(4) 胰源性门静脉高压的手术治疗：多由于 CP 引起脾静脉受压或血栓形成引起区域性门静脉高压。主要临床表现为上消化道出血和腹痛。胰源性门静脉高压手术治疗可以治愈，通常行脾切除术，必要时联合部分胰腺切除。

## 七、随访

CP 确诊并经治疗后，部分患者病情可相对稳定，如病变持续进展可导致胰腺内分泌和外分泌功能不全，以及恶变等情况，建议定期随访。随访内容应包括病史询问、体格检查、影像学检查 ( 超声、CT 等 ) 和相关实验室检查 ( 包括 HbA1c、胰酶及肿瘤标志物等 )。

( 杨　明 )

# 第四节　胰腺囊性肿瘤

## 一、胰腺囊性疾病的定义和分类

胰腺囊性疾病指由胰腺上皮和 ( 或 ) 间质组织形成的肿瘤或非肿瘤性 ( 单发或多发的肿瘤样 ) 含囊腔的病变，主要包括胰腺假性囊肿和胰腺囊性肿瘤 (pancreatic cystic neoplasm，PCN)。

胰腺囊性疾病一般分为非肿瘤性和肿瘤性两类。非肿瘤性主要为胰腺假性囊肿，而肿瘤性即 PCN，以胰管或腺泡上皮细胞增生、分泌物潴留形成囊肿为主要特征。按照目前已被广为接受的 2010 年 WHO 胰腺肿瘤的分类规则，依据其是否为真性肿瘤，以及组成成分源自胰腺上皮还是间质组织，将胰腺囊性疾病分为下述几类 ( 表 2-17)。

表 2-17　胰腺囊性疾病的分类

| 类别 | 疾病名称 |
| --- | --- |
| 上皮源性肿瘤 | 导管内乳头状黏液性肿瘤 |
| | 黏液性囊性肿瘤 |
| | 浆液性囊腺瘤 |
| | VHL 综合征相关的浆液性囊腺瘤 |
| | 浆液性囊腺癌 |
| | 囊性神经内分泌肿瘤 ($G_1$、$G_2$) |
| | 腺细胞囊腺癌 |
| | 囊性腺细胞癌 |
| | 实性假乳头状肿瘤 |
| | 副脾上皮样囊肿 |
| | 囊性错构瘤 |
| | 囊性畸胎瘤 ( 上皮样囊肿 ) |
| | 囊性导管腺癌 |
| | 囊性胰母细胞瘤 |
| | 囊性转移性上皮性肿瘤 |
| | 其他 |
| 非上皮源性肿瘤 | 良性非上皮性肿瘤 |
| | 恶性非上皮性肿瘤 |
| 上皮源性非肿瘤性疾病 | 淋巴上皮囊肿 |
| | 黏液性非肿瘤性囊肿 |
| | 肠源性囊肿 |
| | 壶腹旁十二指肠壁囊肿 |
| | 潴留性囊肿 |
| | 子宫内膜异位性囊肿 |
| | 先天性囊肿 |
| 非上皮源性、非肿瘤性疾病 | 胰腺炎相关的假性囊肿 |
| | 寄生虫性囊肿 |

## 二、临床表现

胰腺囊性病变主要以中老年女性多见，肿瘤生长缓慢，多数无症状，在体检时发现。随着肿瘤逐渐增大，压迫邻近器官或肿瘤囊内压力增高，出现上腹部疼痛不适或腹部肿物，少数病例可有梗阻性黄疸、消化道出血、急性胰腺炎等表现。此外，胰腺导管内乳头状黏液性肿瘤 (intraductal papillary mucinous neoplasm，IPMN) 患者可反复发作胰腺炎，病程长者可表现为脂肪泻、糖尿病和体重下降等胰腺内分泌和外分泌功能不全的症状。

各类 PCN 性质不同，预后不同，癌变率也存在较大差异。因此，准确的定性诊断对选择治疗策略意义极大。不同的 PCN 虽有各自好发年龄及影像学特点，但对于不典型患者的鉴别诊断通常非常困难。临床上主要的 PCN 包括浆液性囊性肿瘤 (serous cystic neoplasm，SCN)、黏液性囊性肿瘤 (mucinous cystic neoplasm，MCN)、胰腺导管内乳头状黏液性肿瘤和实性假乳头状肿瘤 (solid pesudopapillary neoplasm，SPN)，主要特点见表 2-18。

表 2-18　胰腺囊性肿瘤的主要特点

| 肿瘤类型 | 年龄段 | 发病率 | 好发部位 | 囊液特征 | 影像学特征 | 恶变倾向 |
|---|---|---|---|---|---|---|
| SCN | 老年 | 女性＞男性 | 约 50% 在胰体尾部 | 清亮、稀薄，癌胚抗原和淀粉酶水平低 | 多微囊，蜂窝状，囊壁较薄，中心可见星状瘢痕及钙化 | 很低 |
| MCN | 中年 | 女性＞男性 | 80% ～ 90% 在胰体尾部 | 黏液，常黏稠，癌胚抗原水平高，淀粉酶水平低 | 多单发，囊壁较厚，可见壁结节、蛋壳样钙化及分隔 | 中等至高等 |
| IPMN | 老年 | 男女相当 | 胰头、钩突 | 黏液，常黏稠，癌胚抗原水平中等或高等，淀粉酶水平高 | 胰管扩张，囊实性混合，边界清晰 | 主胰管受累则为高等，分支胰管受累则为中等 |
| SPN | 青年 | 女性＞男性 | 胰头、胰体、胰尾部比例相当 | 血性，癌胚抗原水平低 | 囊实性占位 | 低度恶性，常局部侵犯 |

## 三、诊断方法

腹部超声可以检测胰腺囊性占位，并与实性占位相鉴别，可作为初步筛查手段。增强型 CT、磁共振成像 (magnetic resonance imaging，MRI) 及磁共振胰胆管造影 (magnetic resonance cholangiopancreatography，MRCP) 等可以提高诊断的准确性。

超声内镜 (EUS) 可以避免肠气的干扰，成像更精确，也可在 EUS 下针吸囊液进行病理学、肿瘤标志物、分子生物学检测。内镜诊断技术还有内镜下逆行胰胆管造影 (ERCP)、胰管镜检查及胰腺导管内超声等。

## 四、胰腺囊性肿瘤的治疗原则

### (一) 手术指征

胰腺囊性肿瘤的手术指征见表 2-19。

表 2-19　四种常见胰腺囊性肿瘤的手术指征

| 囊性肿瘤 | 手术指征 | 非手术 |
| --- | --- | --- |
| SCN | (1) 直径＞ 6 cm | 直径＜ 6 cm |
| | (2) 直径＜ 6 cm 并有下列情况者<br>①相关症状（如腹痛、肿块压迫、黄疸、呕吐等）<br>②肿瘤位于胰头部<br>③无法完全排除恶变<br>④出现侵袭性表现，如肿瘤侵犯周围组织（血管、胰周淋巴结等） | |
| MCN | 明确诊断者均建议手术，尤其有下列情况之一时<br>(1) 引起相关症状<br>(2) 存在壁结节、实性成分或囊壁蛋壳样钙化者<br>(3) 肿块最大径＞ 3 cm<br>(4) 囊液细胞学检查证明或提示恶性可能 | 最大径＜ 3 cm，有下列情况者可先随访<br>(1) 影像学难以与 SCN 或分支胰管型 IPMN 相区分<br>(2) 存在严重合并症的高危、高龄患者 |
| IPMN | | |
| 主胰管型 | 均手术 | |
| 混合型 | 均手术 | |
| 分支胰管型 | (1) 肿瘤最大径＞ 3 cm<br>(2) 有壁结节<br>(3) 主胰管扩张＞ 10 mm<br>(4) 胰液细胞学检查发现高度异型细胞<br>(5) 引起相关症状<br>(6) 肿瘤快速生长每年≥ 2 mm<br>(7)CA19-9 水平高于正常值<br>(8) 主胰管扩张 5～9 mm，如合并其他危险因素，根据情况也可积极手术 | (1) 肿瘤最大径＜ 3 cm<br>(2) 存在严重合并症的高危、高龄患者，若仅有肿瘤最大径＞ 3 cm 一项高危因素 |
| SPN | 均手术 | |

## （二）手术方式的选择

根据手术理念及术者操作水平，可选择开腹手术、腹腔镜手术、机器人手术。依据肿瘤部位不同，常见术式包括胰十二指肠切除术（Whipple 术）、保留或不保留脾脏的胰体尾切除术、胰腺节段切除、单纯胰腺肿瘤剜除术及全胰腺切除术等。

1. 胰头部肿瘤　可行胰十二指肠切除术、保留幽门的胰十二指肠切除术、Beger 手术或钩突部肿物局部切除术。

2. 胰体尾部肿瘤　可行远端胰腺切除术。其中肿瘤距离脾血管有间隙或易于分离者可行保留脾脏的胰体尾切除术，肿瘤较大或有壁结节和（或）蛋壳样钙化及高度怀疑恶变者，应行胰体尾联合脾脏切除术，同时需清扫周围淋巴结。在保留脾脏的胰体尾切除术中，根据肿瘤与脾血管的关系及血管受累情况，若胰体尾部的病变与脾血管粘连，难以从脾血管上将其分离，则可以采用切除脾血管的保脾胰体尾切除术（Warshaw 法）治疗。对于保留脾血管的保脾胰体尾切除术（Kimura 法），应把握好适应证。

3. 胰体中段肿瘤　推荐行胰腺中段部分切除术。此类手术虽能最大限度地保留胰腺内分泌和外分泌功能，但术后并发症发生率尤其是胰瘘发生率高于胰十二指肠切除术及胰体尾切除术。

4. 胰腺边缘性肿瘤 可行单纯肿瘤剜除术。沿被膜局部切除肿瘤，尽可能少地破坏正常胰腺组织。但应注意该术式只适用于病变为良性、肿瘤较小、位置表浅、距主胰管有一定距离时。

5. 胰腺多灶性肿瘤 多病灶性 IPMN 或 MCN 常见，可行全胰腺切除术。因其手术风险大、并发症多、术后生活质量严重下降，需谨慎选择。若病灶仅限于胰头和胰尾，而胰腺中段组织正常，也可行保留胰腺中段的胰头胰尾切除术。但对于有胰腺癌家族史的多灶性 IPMN，应积极行全胰腺切除术。

### （三）四种常见胰腺囊性肿瘤的治疗策略 ( 图 2-2)

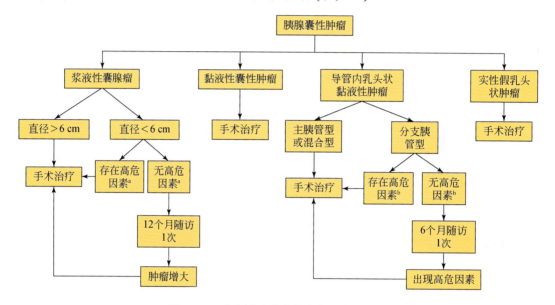

图 2-2 四种常见胰腺囊性肿瘤的治疗策略

a. 高危因素：①出现相关症状 ( 如腹痛、肿块压迫、黄疸、呕吐等 )；②肿瘤位于胰头部；③无法完全排除恶变；④出现侵袭表现，如肿瘤侵犯周围组织等。b. 高危因素：①肿瘤最大径＞ 3 cm；②有壁结节；③主胰管扩张＞ 10 mm；④胰液细胞学检查结果发现高度异形细胞；⑤引起相关症状；⑥肿瘤快速生长，每年≥ 2 mm；⑦ CA19-9 水平高于正常值

（崔 静）

# 第五节 胰腺神经内分泌肿瘤

## 一、概述

1808 年 Merling 首次描述了一些发生于胃肠道类似于癌的上皮性肿瘤，结构单一，侵袭性低于胃肠癌，1907 年 Obemdorfer 正式将其命名为"类癌 (carcinoid)"且沿用至今。现已明确，类癌应归属于神经内分泌肿瘤 (neuroendocrine neoplasms，NENs)。NENs 是一类起源于干细胞且具有神经内分泌标志物、能够产生生物活性胺和 ( 或 ) 多肽激素的肿瘤。

其中，胃肠胰神经内分泌肿瘤 (gastroenteropancreatic neuroendocrine neoplasms，GEP-NENs) 主要发生在消化道或胰腺，能产生 5- 羟色胺代谢产物或多肽激素，如胰高血糖素、胰岛素、胃泌素或促肾上腺皮质激素等。肿瘤分泌的激素如能引起相应的临床症状，则归为功能性 NENs；如果血液和尿液中可以检测到胰多肽 (pancreatic polypeptide，PP) 等激素水平升高，却无相关症状 ( 即使存在肿瘤压迫的表现 )，通常归为无功能性 NENs。长期以来，由于临床医师对 NENs 的认识不足，导致此类疾病常成为"疑难杂症"。过去的许多年里，NENs 患者的生存状况几乎无改观。但是近年来，随着重视程度的提高、有关研究的深入和分子靶向治疗的进步，NENs 的诊疗现状业已获得显著改变。

胰腺神经内分泌肿瘤 (pancreatic neuroendocrine neoplasm，pNENs)，原称为胰岛细胞瘤，约占原发性胰腺肿瘤的 3%。其中，无功能性 pNENs 占 75% ~ 85%，功能性 pNENs 约占 20%。常见的功能性 pNENs 有胰岛素瘤和胃泌素瘤，胰岛素瘤一般位于胰腺，而胃泌素瘤多见于十二指肠或胰腺；其余的功能性 pNENs 均少见，统称为罕见功能性胰腺神经内分泌肿瘤，包括生长抑素瘤、胰高血糖素瘤、生长激素瘤等。

大部分 pNENs 是散发和无功能的，多因肿瘤局部压迫症状或体检时发现，部分因肝脏及其他部位的转移，进一步检查发现原发 pNENs 病灶。功能性 pNENs 常表现为激素相关的症状，如低血糖、多发性消化性溃疡、腹泻等，临床上通常较早发现。少部分 pNENs 是遗传性神经内分泌肿瘤综合征的表现之一，如多发性神经内分泌肿瘤 I 型 (multiple neuroendocrine neoplasia I，MEN-I) 和 von Hippel-Lindau 综合征，这类患者一般较年轻，家族成员或本人也有其他神经内分泌肿瘤的病史。

pNENs 临床表现多样，诊疗措施较复杂且周期较长，建议在多学科协作模式下进行，由胰腺外科、内分泌科、影像诊断科、内镜科、肿瘤内科、介入科、病理科和护理等专业人员共同参与，并贯穿患者诊治的全部过程。根据患者的基础健康状况、激素分泌相关临床症状、肿瘤分期、分级等信息，以循证医学为基础，个体化地应用多学科及多种治疗手段，以使患者获得最佳的治疗效果。

## 二、临床表现

胃肠道、胰腺和肺支气管组织中普遍存在神经内分泌细胞，由于其类型和分化程度各异，导致 NENs 的症状和体征不典型，临床表现多种多样，这也是医师和患者容易忽略、延误诊断的重要原因。所以，多数的 NENs 患者发现较晚，确诊时常已达到局部扩散和 ( 或 ) 远处转移，失去了根治手术的机会。pNENs 常见类型的临床表现见表 2-20。

## 三、分级和分期

### ( 一 ) pNENs 的分级

按组织分化程度和细胞增殖活性进行分级。增殖活性分级推荐采用每高倍镜下核分裂

象数和 ( 或 )Ki-67 指数两项指标,分级标准见表 2-21。

**表 2-20　pNENs 概况和常见类型的临床表现**

| 肿瘤类型 | 所占比例 (%) | 分泌激素 | 恶性所占比例 (%) | 主要症状 |
|---|---|---|---|---|
| 功能性 pNETs | | | | |
| 　常见类型 | | | | |
| 　　胰岛素瘤 | 20 ~ 30 | 胰岛素 | < 10 | 低血糖,中枢神经系统症状 |
| 　　胃泌素瘤 | 15 ~ 20 | 胃泌素 | 60 ~ 90 | 难治性消化性溃疡、上腹部疼痛、腹泻等卓 - 艾综合征表现 |
| 　罕见类型 | | | | |
| 　　胰高糖素瘤 | 1 ~ 3 | 胰高血糖素 | 50 ~ 80 | 游走性坏死性红斑、糖耐量受损、体重下降 |
| 　　生长抑素瘤 | 0 ~ 1 | 生长抑素 | > 70 | 糖尿病、胆石症、腹泻 ( 症状可能不典型 ) |
| 　　ACTH 瘤 | 少见 | ACTH | > 95 | 库欣综合征 |
| 　　VIP 瘤 | 2 ~ 4 | VIP | 40 ~ 70 | 腹泻、低钾血症、脱水 |
| 无功能性 pNENs | 10 ~ 50 | | 40 ~ 70 | 可有肿块压迫引起的相关症状 |

　　注:ACTH. 促肾上腺皮质激素 (adrenocorticotropic hormone);VIP. 血管活性肠肽 (vasoactive intestinal peptide);卓 - 艾综合征,(Zollinger-Ellison syndrome,ZES)。

**表 2-21　2010 年世界卫生组织神经内分泌肿瘤分级**

| 分级 | 核分裂象数 (/10HPF)[a] | Ki-67 标记率 (%)[b] |
|---|---|---|
| 低级别 (G$_1$) | 1 | ≤ 2 |
| 中级别 (G$_2$) | 2 ~ 20 | 3 ~ 20 |
| 高级别 (G$_3$) | > 20 | > 20 |

　　a. 核分裂活跃区至少计数 10 个高倍视野 (HPF);b. 用 MIBI 抗体,在核标记最强的区域计数 500 ~ 2000 个细胞的阳性百分比;核分裂象数和 Ki-67 指数分级不一致时,采用分级高的参数;鉴于 Ki-67 区分 G$_1$ 和 G$_2$ 的标准存在争议,建议在病理报告中注明 Ki-67 的标记率。

## ( 二 ) pNENs 的分期

推荐采用 AJCC 2010 年发布的第 7 版 pNENs 的 TNM 分期和病理分期系统 ( 表 2-22、表 2-23)。

**表 2-22　胰腺神经内分泌肿瘤 TNM 分期系统 (AJCC 第 7 版 )**

| 缩写 | 中文含义 |
|---|---|
| Tx | 原发灶无法评估 |
| T0 | 无原发灶证据 |
| Tis | 原位肿瘤 |

续表

| 缩写 | 中文含义 |
|---|---|
| T1 | 肿瘤位于胰腺内，最大径 ≤ 2 cm |
| T2 | 肿瘤位于胰腺内，最大径 > 2 cm |
| T3 | 肿瘤超出胰腺，但未侵犯腹腔干或肠系膜上动脉 |
| T4 | 肿瘤侵犯腹腔干或肠系膜上动脉 |
| Nx | 区域淋巴结无法评估 |
| N0 | 无区域淋巴结转移 |
| N1 | 区域淋巴结转移 |
| M0 | 无远处转移 |
| M1 | 远处转移 |

**表 2-23　胰腺神经内分泌肿瘤病理分期系统 (AJCC 第 7 版 )**

| 分期名称 | 分期特征 | | |
|---|---|---|---|
| | T 分期 | N 分期 | M 分期 |
| 0 期 | Tis | N0 | M0 |
| ⅠA 期 | T1 | N0 | M0 |
| ⅠB 期 | T2 | N0 | M0 |
| ⅡA 期 | T3 | N0 | M0 |
| ⅡB 期 | T1、T2、T3 | N1 | M0 |
| Ⅲ 期 | T4 | 任何 N | M0 |
| Ⅳ 期 | 任何 T | 任何 N | M1 |

## 四、诊断

pNENs 的术前诊断包括定性诊断和定位诊断。定性诊断即明确病变的性质，常用手段为穿刺活检，但对于可切除胰腺肿瘤，不要求术前一定取得病理学证据。pNENs 常用的血清学指标有嗜铬粒蛋白 A(chromogranin A，CgA) 和神经元特异性烯醇化酶 (neuron-specific enolase，NSE)，异常升高提示有神经内分泌肿瘤的可能。依据激素分泌的相关症状和血清激素水平，可判断功能性 pNENs 的功能状态，并指导对激素相关症状的对症治疗。影像学检查如增强 CT 和 MRI 对 pNENs 有重要的诊断价值，多表现为动脉相早期强化的富血供病灶。对 pNENs 的手术治疗来说，定位诊断是关键步骤，除可明确原发肿瘤的部位外，还可评估肿瘤周围淋巴结的状态及是否有远处转移。定位检查的常见手段：①胰腺增强 CT 和 ( 或 )MRI；②内镜超声检查；③生长抑素受体显像和 [68]Ga-PET-CT；④经皮经肝穿刺脾静脉分段取血；⑤动脉造影；⑥术中超声。

对于功能性 pNENs 的临床诊断，应该包括临床症状，与该疾病相关的特殊生化指标如胰岛素瘤、胰高血糖素瘤患者的血糖水平，以及相应激素分泌过多的证据，然后通过医学影像学和病理学等检查最终明确诊断。具体诊断流程如图 2-3 所示。

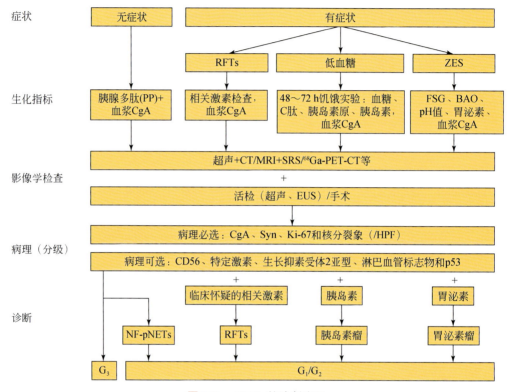

图 2-3　pNENs 的诊断流程

RFTs. 罕见的功能性 pNETs(rare functional pNETs)；ZES. 卓 - 艾综合征 (Zollinger-Ellison syndrome)；CgA. 嗜铬粒蛋白 A (chromogranin A)；FSG. 空腹血清胃泌素 (fast serum gastrin)；BAO. 基础胃酸排量 (basic acid output)；SRS. 生长抑素受体显像 (somatostatin-receptor scintigraphy)；EUS. 超声内镜 (endoscopic ultrasound)；Syn. 突触素 (synaptophysin)；NF-pNENs. 无功能性 pNENs(non-function pNENs)

# 五、治疗

## （一）手术治疗

1. 术前评估　需排除遗传性综合征如 MEN-Ⅰ、von Hippel-Lindau 综合征，这些遗传性疾病需要特殊的术前准备、治疗和随访策略。术前应仔细评估原发灶，如肿瘤局部侵犯的范围、与周围脏器的关系、淋巴结转移情况、是否存在远处转移和激素的分泌状态等。重要的是评估患者接受手术的风险获益比，制订个体化的手术计划。依据神经内分泌肿瘤的自然病程及生长相对缓慢的生物学行为，如果手术的风险超过获益，应放弃手术切除。术前应检查血浆 CgA 和 NSE，血浆 CgA 水平的变化可反映肿瘤的转移和复发，对预后也有重要的预测价值；NSE 对 T3 级肿瘤的随访有重要价值。

2. 术前准备　pNENs 手术除常规的术前准备外，还有不同于其他胰腺手术之处：对功能性 pNENs 患者，术前应检测血清激素水平，并控制激素过量分泌引起的症状，如采用葡萄糖滴注控制胰岛素瘤患者的低血糖，使用质子泵抑制剂控制胃泌素瘤患者的腹泻和溃疡出血，生长抑素控制血管活性肠肽瘤患者的腹泻和水电解质失衡，胰高血糖素瘤患者容易形成血栓，可采用小分子量肝素抗凝。合并类癌综合征的患者在麻醉前，需静脉滴注短效生长抑素，防止出现类癌危象。

3. 手术指征与手术方式　手术是 pNENs 的主要治疗手段，也是目前唯一可能治愈 pNENs 的方法，手术的目的是争取 $R_0$ 切除。

(1) 局部可切除 pNENs 的手术治疗

1) 胰岛素瘤和最大径 ≤ 2 cm 的无功能性 pNENs：可考虑行肿瘤摘除术或局部切除术。最大径 > 2 cm 或有恶性倾向的 pNENs，无论是否有功能，均建议手术切除，必要时还可切除相邻器官，并清扫区域淋巴结。胰头部的 pNENs 建议行胰十二指肠切除术，也可根据病灶大小、局部浸润范围等行保留器官的各种胰头切除术；胰体尾部的 pNENs 应行远端胰腺切除术，可保留或联合脾切除；位于胰体的肿瘤可行节段性胰腺切除术。

2) 可切除的局部复发病灶、孤立的远处转移灶或初始不可切除的 pNENs：经综合治疗转化为可切除的病灶后，若患者身体状况允许，应考虑手术切除。

3) 偶然发现的最大径 ≤ 2 cm 的无功能性 pNENs：是否需手术切除尚有争议。应根据肿瘤的位置、手术创伤的程度、患者年龄、身体状况和患者获益，衡量利弊作出选择。

(2) 局部进展期和转移性 pNENs 的手术治疗：局部不可切除 pNENs 的影像学评估和标准参照中华医学会外科学分会胰腺外科学组制订的《胰腺癌诊治指南 (2014)》。目前认为，减瘤术或姑息性原发灶切除术不能延长患者的生存时间，但在下列情况下可考虑实施。

1) 局部晚期或转移性 $G_1/G_2$ 级无功能性 pNENs 患者：预防或治疗出血、急性胰腺炎、黄疸、消化道梗阻等严重危及患者生命和生活质量的并发症，可行姑息性原发灶切除术。

2) 功能性 pNENs 的减瘤术：对于功能性 pNENs 患者，减瘤手术 ( 切除 > 90% 的病灶，含转移灶 ) 有助于控制激素分泌，缓解激素过量分泌的相关症状。减瘤术时应尽可能保留正常的组织和脏器。

3) 无功能性 pNENs 的减瘤术：对无功能转移性 pNENs，如仅存在不可切除的肝转移灶，原发灶切除可能有利于对肝转移灶的处理，可考虑切除原发灶。

(3) 家族性神经内分泌肿瘤综合征患者胰腺病灶的处理：对于合并 MEN- Ⅰ 和 von Hippel-Lindau 综合征的患者，因其胰腺内常存在多个病灶，术前需仔细判断手术时机及手术方式。术中需结合超声检查，尽可能发现所有病灶。推荐施行远端胰腺切除 + 胰头部的病灶剜除术，以尽量保留一部分胰腺功能。

(4) 胆囊切除术：进展期 pNENs 患者手术后，若需要长期接受长效生长抑素治疗，建议在手术同时切除胆囊，以减少患者胆汁淤积和胆囊炎的风险，尤其是原来已经合并胆囊结石的患者。

(5) 术后随访：所有 pNENs 均有恶性潜能，应进行长期随访。建议对根治性切除术后的 pNENs 患者每 6 ~ 12 个月随访 1 次，随访 10 年，若出现症状随时复查。对于未手术切除的低危患者，第 1 年应每 3 个月随访 1 次，之后每半年随访 1 次，至少 3 年，之后每年 1 次。有远处转移的 pNENs 患者，应每 3 ~ 6 个月随访 1 次，接受治疗的患者随访时间应相应缩短。应按照导管腺癌的随访要求对 pNEC 患者进行随访。随访内容至少应包括血浆 CgA 和 NSE、CT 或 MRI 检查，对于表达生长抑素受体 2 的 pNENs 患者，也可联合生长抑素显像进行随访。

(6) 术后辅助治疗：目前尚无高质量的循证医学证据支持长效生长抑素、化疗或分子靶向药物等辅助治疗能使 $R_0$ 或 $R_1$ 切除术后的 pNENs 患者获益，故不推荐对根治术后的 $G_1$ 级和 $G_2$ 级患者常规给予辅助性药物治疗；对有肿瘤复发高危因素的患者，如淋巴结转移、血管内癌栓、切缘阳性，可考虑进行辅助治疗。对根治术后病理报告为 $G_3$ 级的患者，可按照导管腺癌的治疗原则给予全身辅助治疗和 ( 或 ) 局部治疗。

## ( 二 ) 晚期 pNENs 的综合治疗

1. pNENs 肝转移的治疗

(1) 肝脏是 pNENs 最容易远处转移的部位，如果手术能切除绝大部分转移灶 ( > 90% 的病灶 )，可考虑原发灶和肝转移灶同期或分期切除。如肿瘤位于胰头部，建议先做肝转移灶切除，然后二次手术切除胰十二指肠。拟行肝转移灶切除时，应满足以下条件：①分化好的 $G_1$ 级和 $G_2$ 级肿瘤；②无远处淋巴结转移和肝外转移、无弥漫性腹膜转移；③无右心功能不全。肝转移灶切除患者的 5 年生存率为 47% ~ 76%，高于未切除者的 30% ~ 40%，但切除后的复发率可达 76%，且多于 2 年内复发。

(2) 射频消融、动脉栓塞化疗、选择性内放射治疗等局部治疗手段可用于控制肝转移灶，有效减轻肿瘤负荷，减少激素分泌，从而改善患者生活质量。目前尚无前瞻性临床研究证明针对肝脏的局部治疗可改善患者预后，但在临床实践中，这些局部治疗通常会与全身治疗联合应用。

(3) 肝移植：是治疗 pNENs 肝转移的手段之一，但指征需严格掌握。肝移植的指征是 pNENs 伴不可切除的肝脏多发转移灶，无肝外转移和区域淋巴结转移；原发灶可完整切除，活检肿瘤 Ki-67 < 10%(Ki-67 < 5% 预后更好 )；存在药物无法控制的、影响患者生活质量的症状；无肝移植禁忌证。

2. 转移性 pNENs 的药物治疗

(1) 生长抑素类药物：治疗 pNENs 的客观有效率不足 10%，但疾病控制率可达 50% ~ 60%。大量回顾性研究及前瞻性随机研究结果表明，生长抑素类药物可用于进展缓慢的 pNENs($G_1$ 级和 $G_2$ 级 ) 和生长抑素受体阳性的胰腺神经内分泌癌 ($G_3$ 级 ) 的治疗，且不良反应较小。

(2) 分子靶向药物：前瞻性临床研究结果表明，舒尼替尼和依维莫司对晚期和转移性 pNENs 具有较好的疗效及耐受性。舒尼替尼是多靶点酪氨酸激酶抑制剂，依维莫司是口服的 mTOR 抑制剂，两药均可延长 pNENs 患者的无肿瘤进展生存期。

(3) 化疗：链脲霉素联合氟尿嘧啶和 ( 或 ) 表柔比星治疗 $G_1$ 级和 $G_2$ 级 pNENs 的证据最为充分，客观有效率为 35% ~ 40%。近期的小样本、回顾性研究结果提示，替莫唑胺单药或联合卡培他滨对转移性 pNENs 也有一定疗效。氟尿嘧啶或卡培他滨联合奥沙利铂或伊立替康等方案也可以作为 pNENs 二线治疗的选择。

依照 2016 年中国临床肿瘤学会神经内分泌肿瘤专家委员会推荐指南，pNENs 的治疗流程如图 2-4 所示。

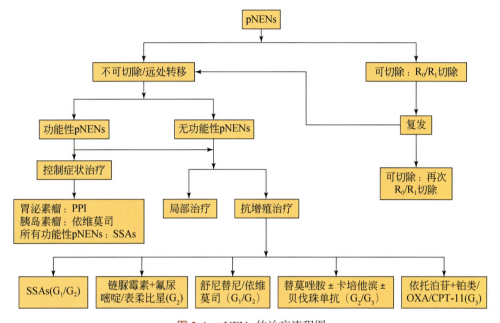

**图 2-4**　pNENs 的治疗流程图

PPI. 质子泵抑制剂；SSAs. 生长抑素类似物

（崔　静）　*063*

# 第六节　胰腺损伤

胰腺位于上腹部深处，属腹膜后位器官。前方有胃及双侧肋弓保护，后方有脊柱及其两侧强大肌肉保护，故胰腺外伤的发生率较低，仅占腹部外伤的 1% ~ 2%。

## 一、病因

1. 腹部钝性损伤　1/3 的胰腺损伤是钝性腹部外伤引起，多见钝力突然作用于上腹部，外力将胰腺挤压在脊柱上，发生挫伤或撕裂伤。胰腺损伤大多伴随有联合伤，如十二指肠损伤。

2. 腹部穿透伤　2/3 的胰腺损伤与腹部穿透伤有关，多为上腹部或腰部损伤或刺伤的结果。

3. 手术的损伤（医源性损伤）　如胃手术、胆道手术、脾切除术、左肾切除术等。

## 二、分类

按部位和损伤程度分类见下述美国创伤外科学会 (AAST) 分型法。

1. 按部位　分为胰头损伤、胰体损伤、胰尾损伤、胰腺和十二指肠联合损伤。

2. 按严重程度逐渐加重的顺序　①无被膜破裂的胰腺挫伤；②胰腺被膜和实质破裂，未伤及主胰管；③伴有主胰管破裂的严重胰腺实质损伤；④严重的胰腺和十二指肠联合损伤。

由于胰腺与十二指肠解剖关系密切，胰腺损伤容易合并有十二指肠的损伤。AAST 按损伤的严重程度将十二指肠损伤分为 5 个级别。Ⅰ级：单个的血肿或肠管损伤局部增厚；Ⅱ级：多发血肿或肠管破裂长度小于半周肠管；Ⅲ级：第二段肠管断裂 1/2 ~ 3/4 周，或第一、三或四段肠管断裂 1/2 ~ 1 周；Ⅳ级：第二段肠管累及 3/4 周以上，同时伴有壶腹或远端胆总管的损伤；Ⅴ级：大面积的胰腺和十二指肠毁损。

目前胰腺损伤的分型在国际上主要有以下几种：Lucas 分型法、Smego 分型法、道见弘分型法和 AAST 分型法。其中以 AAST 制订的分型法应用最为普遍 ( 表 2-24)。

表 2-24　胰腺损伤的分型 (AAST，1990 年 )

| 分型 | 部位与程度 | 主胰管损伤 | 示意图 |
| --- | --- | --- | --- |
| Ⅰ型 | 轻微挫伤、撕裂伤或血肿 | 无 | |
| Ⅱ型 | 较大血肿、较深的挫伤或撕裂伤 | 无 | |
| Ⅲ型 | SMV 左侧远端胰腺的断裂伤或累及主胰管的撕裂伤 | 有 | |

续表

| 分型 | 部位与程度 | 主胰管损伤 | 示意图 |
|------|-----------|-----------|--------|
| Ⅳ型 | SMV 右侧近端胰腺横断伤或累及壶腹部、主胰管的撕裂伤 | 有 | |
| Ⅴ型 | 胰头严重损伤伴主胰管损伤 | 有 | |

## 三、临床表现与诊断

1. 症状与体征　腹痛是胰腺损伤后早期主要的症状，主要是由外溢的胰液对腹膜的刺激引起。

(1) 轻度胰腺损伤：胰液局限于腹膜后间隙或小网膜囊内，疼痛局限于上腹部且轻微，常伴有恶心、呕吐等症状。

(2) 重度胰腺损伤：如主胰管断裂时，大量外溢的胰液进入腹腔，引起全腹剧烈疼痛并伴有明显的肌紧张、反跳痛和腹胀。上腹部或下胸部常可见到比较明显的皮肤挫伤或瘀斑。但也有胰腺损伤严重，胰酶尚未被激活而表现不明显者。

2. 辅助检查

(1) 血清淀粉酶和尿淀粉酶：常伴有血清淀粉酶、尿淀粉酶的不同程度升高，但对胰腺损伤诊断的特异度不高。闭合性腹外伤中，与胰腺损伤同时存在的其他脏器伤也能引起淀粉酶的升高。血清淀粉酶、尿淀粉酶升高的程度与胰腺损伤程度并不呈正相关。淀粉酶升高不一定表示胰腺损伤的存在，同样淀粉酶正常也不能排除有胰腺损伤的可能。但淀粉酶的升高常可使医师提高对胰腺损伤的警惕。淀粉酶持续升高有一定诊断意义，但必须要结合其他相关检查来综合判断。动态观察血清淀粉酶、尿淀粉酶对创伤性胰腺炎及胰瘘也有一定价值。另外，在排除腹腔其他脏器损伤的情况下，腹腔穿刺液或腹腔灌洗液淀粉酶升高对胰腺损伤的诊断有一定意义。

(2) 超声检查：① 腹部超声检查对胰腺外伤的诊断有一定的局限性。一方面，胰腺位置深在；另一方面，胰腺外伤后胃肠胀气严重，直接影响检查效果。② 超声内镜不受气体干扰，对胰腺外伤有较高诊断价值。

(3) CT：对胰腺损伤的诊断价值优于超声。CT 可发现腹腔积液、小网膜囊积液、肾前

*065*

筋膜增厚、胰腺局限性或弥漫性肿大、胰周积液及低密度裂口、胰腺出血高密度影等。胰腺损伤早期 CT 检查可阴性，对于病情尚稳定者可复查 CT 以判断病情发展。CT 诊断胰腺实质损伤的敏感度和特异度均约 80%，而诊断胰管损伤仅约 43%。但主胰管的完整与否却直接决定着手术方式的选择，并且主胰管损伤的及时准确判断对降低胰腺损伤后并发症发生率与病死率极为重要。

(4)MRCP 和 ERCP：初期胰管损伤的诊断依据是胰腺实质断裂 > 50%，后期是假性囊肿形成和远端胰管扩张。当 CT 提示深在胰腺实质损伤，可考虑行磁共振胰胆管造影 (MRCP) 和内镜逆行胰胆管造影 (ERCP)。MRCP 无创，但无法动态观察胰管是否存在胰液外溢或与局限积液、假性囊肿相交通。ERCP 判断胰管断裂准确性高，能够清晰显示胰管的损伤情况，并且也可进行相应治疗。但由于胰腺外伤患者大多病情严重，对其不能耐受，并有诱发胰腺炎的可能，故不能常规应用。对于症状较轻，又高度怀疑胰腺损伤者，可选择 ERCP，以期获得更明确的判断。

## 四、处理原则

### (一)非手术治疗与手术治疗的选择

单纯 Ⅰ 型或 Ⅱ 型胰腺损伤多可非手术治疗。非手术治疗中须注意，CT 常低估胰管损伤，遗漏的胰管损伤会导致胰瘘、腹腔脓肿、假性囊肿和其他并发症。因此，如不能排除胰管损伤，须行 MRCP、ERCP 检查。另外，当腹部体征加重、腹腔积液伴感染须行 CT 引导穿刺引流或手术引流。

Ⅲ 型或 Ⅴ 型胰腺损伤是否需手术治疗尚存在争议，资料显示保守治疗患者住院时间显著延长、假性囊肿发生率增高。Ⅲ 型或Ⅳ 型胰腺损伤采用 ERCP 行十二指肠乳头切开、放置胰管支架架桥可能可减轻胰瘘、迅速改善临床症状，避免急性期手术，但长期预后存在争议。

非手术治疗可能遗漏需要手术治疗的胰腺、十二指肠损伤会导致不良预后，但在多项大规模的回顾性研究中，漏诊并不显著影响病死率和住院时间。因此，当患者情况稳定、胰腺损伤诊断及分级尚不明确时，可行短期非手术治疗并严密观察。虽然遗漏诊断可能带来胰瘘、假性囊肿等并发症，但可经随后延期手术或非手术处理。

### (二)胰腺损伤手术治疗的策略

1. Ⅰ 型和 Ⅱ 型胰腺损伤　首选非手术治疗，无效时才考虑手术治疗。胰腺挫伤予清创引流，实质裂伤须清创后判断是否损伤胰管，如未损伤胰管则行单纯缝合修补。对于高度可疑胰管损伤患者，则按照Ⅲ 型胰腺损伤处理行清创、胰体尾切除。

2. Ⅲ 型胰腺损伤　肠系膜上静脉左侧的胰管损伤或胰腺断裂，予胰体尾切除 ( 保留或不保留脾脏 )。患者情况危重时，也可不切除胰体尾，远端胰腺胰管内放置外引流，延期行胰腺 - 空肠吻合。

3. Ⅳ型胰腺损伤　肠系膜上静脉右侧的胰管损伤或胰腺断裂，适合行中段胰腺切除。

4. Ⅴ型胰腺损伤　如患者危重、技术能力不足，也可先止血、清除污染、关闭消化道，局部填塞引流，延期行胰十二指肠切除。十二指肠憩室化手术(Berne 手术)可将严重损伤的十二指肠从胃肠道隔离，成为一个旷置的憩室，使胃肠道内容物不经过或减少经过十二指肠，使损伤的十二指肠处于一个低压和相对静止的状态，以利于创伤的愈合，适用于严重的十二指肠和胰腺复合伤。胰十二指肠切除术是一种创伤性较大的手术方式，仅适用于胰腺和十二指肠大面积毁损，十二指肠血供被切断，或降部损伤累及壶腹或远端胆总管而其他方法无效的情况。在急诊的情况下行该术式并发症多，手术死亡率高，故临床应谨慎应用。

（刘　涛）

# 第七节　胰腺手术的并发症

## 一、胰瘘

胰瘘是胰腺术后常见并发症之一，发生率为 3% ~ 45%。如处理不当，胰瘘可能导致腹腔感染、出血及脓毒症等并发症，是术后患者死亡的重要原因。

### (一)胰瘘的定义和分级

1. 定义和诊断　胰瘘是胰腺导管上皮与其他上皮表面的异常通道，内有源自胰腺富含酶类的液体。诊断标准：术后 ≥ 3 d 任意量的引流液中淀粉酶浓度高于正常血清淀粉酶浓度上限 3 倍以上，同时必须有相应临床表现。

2. 分级　分级依据及治疗措施见表 2-25。

表 2-25　术后胰瘘的分级依据和治疗措施

| 级别 | 引流液淀粉酶浓度≥血清淀粉酶浓度上限 3 倍 | 持续性胰周引流≥ 3 周 | 胰瘘相关临床决策改变 [a] | 积液需经皮穿刺或内镜针对性干预 | 胰瘘相关性出血行血管造影 | 二次手术 |
| --- | --- | --- | --- | --- | --- | --- |
| 生化漏(非胰瘘) | 是 | 否 | 否 | 否 | 否 | 否 |
| B 级 | 是 | 是 | 是 | 是 | 是 | 否 |
| C 级 | 是 | 是 | 是 | 是 | 是 | 是 |

a. 延长住院时间或 ICU 入住时间，包括针对胰瘘或胰瘘导致后果的药物使用(生长抑素及其类似物、肠内肠外营养、输血或其他药物)。

### (二)胰瘘的分类

胰十二指肠切除术或节段胰腺切除术后发生的胰瘘，因存在胰液和消化液的漏出，属于混合瘘，后果较严重；远端胰腺切除术后发生的胰瘘，大多仅有胰液漏出，属于单纯瘘，预后相对较好。

### (三)胰瘘的预防和治疗

1. 胰瘘的预后因素　目前公认与胰瘘相关的预后因素有胰腺质地柔软、胰管直径小( < 5 mm)、术中出血量多( > 400 ml)和高危病理类型(除胰腺癌或慢性胰腺炎外的其他疾病)。

针对胰瘘相关预后因素制订的胰瘘危险评分总分为 10 分(表 2-26)，分为无危险(0 分)、低危(1 ~ 2 分)、中危(3 ~ 6 分)、高危(7 ~ 10 分)。该评分系统可作临床参考，筛选高危患者并行预防性治疗。

表 2-26　不同胰瘘预后因素的评分

| 预后因素 | 参数 | 赋值(分) |
|---|---|---|
| 胰腺质地 | 硬 | 0 |
| | 软 | 2 |
| 病理 | 胰腺癌或慢性胰腺炎 | 0 |
| | 除胰腺癌或慢性胰腺炎以外的其他疾病 | 1 |
| 胰管直径 (mm) | ≥ 5 | 0 |
| | 4 | 1 |
| | 3 | 2 |
| | 2 | 3 |
| | ≤ 1 | 4 |
| 术中失血量 (ml) | ≤ 400 | 0 |
| | > 400 ~ 700 | 1 |
| | > 700 ~ 1000 | 2 |
| | > 1000 | 3 |

2. 胰瘘的预防

(1) 术前应改善患者营养状况、纠正贫血和低蛋白血症。

(2) 胰腺 - 消化道吻合：①专业的胰腺外科医师、选择熟练的术式和高质量的吻合是减少胰瘘发生的关键。②生长抑素及其类似物对降低术后胰瘘发生有一定的作用，可考虑术后使用，并推荐高危患者使用。③应常规放置胰周引流管，若术后患者白细胞计数、降钙素原、体温均正常，无生化瘘，且腹部影像学检查结果显示胰周无积液，推荐尽早拔除引流管。

(3) 胰腺残端的关闭：可采用器械、缝合或吻合的方法闭合胰腺断端。使用关闭器时，宜根据胰腺质地及厚度选择合适的钉仓；如使用缝合方式，应精准地缝合，松紧适宜地收紧缝线，防止切割。

3. 胰瘘的治疗

(1) 非手术治疗：①引流，治疗胰瘘的基础是引流通畅，引流不畅时应通过介入超声或CT引导下穿刺引流。②控制感染，先按经验使用广谱抗生素，并留取引流液做培养，根据药物敏感试验结果调整抗生素的使用。③营养支持，改善营养状况有助于胰瘘愈合，同时应重视控制血糖，纠正低蛋白血症和贫血，维持水和电解质平衡。④建议使用生长抑素或其类似物。

(2) 手术治疗：非手术治疗无效时应考虑手术治疗。

再次手术方式有胰腺功能保留手术和残胰切除术，功能保留手术有胰腺外引流术、内引流术 ( 胰肠再吻合、挽救性胰胃吻合 )、胰腺次全切除和腹腔引流等。再次手术的手术方式可按图 2-5 进行选择。

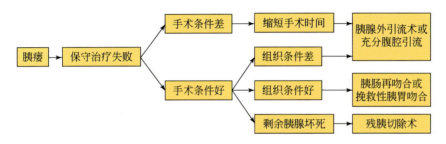

图 2-5  胰腺术后胰瘘再手术的手术方式选择流程图

# 二、胆瘘

## ( 一 ) 胆瘘的定义

胆瘘是胆汁通过胆道系统的破口 ( 或胆肠吻合口 ) 流出胆道系统至腹腔或体外的异常通道。

## ( 二 ) 胆瘘的临床表现

胰腺术后胆瘘发生率相对较低，胰十二指肠切除术后胆瘘的发生率为 2% ~ 8%，以胆肠吻合口瘘最常见，其临床症状因胆瘘量、持续时间、是否合并感染、是否留置腹腔引流管的不同而不同。胆瘘量小且短暂者，一般无明显症状；胆瘘量大且无有效腹腔引流者，可出现局限性、弥散性腹膜炎症状和体征，如腹痛、腹胀、发热及腹部压痛、反跳痛、肌紧张等，甚至休克。

## ( 三 ) 胆瘘的诊断、治疗和预防

1. 胆瘘的诊断　常可通过观察腹腔引流液得以明确，对于未放置腹腔引流管或引流不通畅者，需要结合临床表现和影像学检查进一步明确。临床上有腹膜刺激征、感染中毒症状；白细胞计数、血清结合胆红素、血清碱性磷酸酶增高，电解质紊乱，酸碱失衡及低

蛋白血症等；影像学检查结果提示腹腔局限性积液 ( 以胆肠吻合口附近常见 )，应高度怀疑胆瘘的存在。临床上最简单也最具确诊价值的诊断方法是诊断性腹腔穿刺，如在超声、CT定位下抽出胆汁即可确诊。

2. 胆瘘的治疗

(1) 常规治疗：在抗感染、营养支持、维持水、电解质和酸碱平衡的基础上，通过有效的腹腔引流，部分胆瘘可自愈。单纯胆瘘不需禁食，对于合并胰瘘者可参考胰瘘的治疗方法。

(2) 通畅引流：是治疗胆瘘的基础。如引流不通畅，需要在介入超声或 CT 引导下行穿刺引流，也可通过瘘管造影、经十二指肠镜逆行性胰胆管造影、经皮肝穿刺胆道置管引流、内镜等微创手段引流，通过一种或多种微创技术联合应用达到通畅引流的目的。

(3) 手术治疗：当常规治疗和微创治疗无效、病情恶化时，再次开腹手术是唯一的选择，手术主要是清洗腹腔内胆汁，建立充分的外引流，确定并适当修补瘘口。

3. 胆瘘的预防　胆瘘预防困难。与胆瘘相关的预后因素包括男性、肥胖、胆管直径≤5 mm、肝硬化、低蛋白血症、贫血、高血糖、高血压等。同时要注意胆瘘、胰瘘互为因果关系，应积极处理。确切黏膜对黏膜的胆肠吻合术、确保胆管断端的良好血供、缝合针距恰到好处、避免吻合口张力、留置 T 管、改进缝线、有效放置引流管等外科操作相关因素，理论上均有降低胆瘘发生率的可能。

## 三、乳糜瘘

乳糜瘘是胰腺手术常见并发症，既往乳糜瘘的诊治并未引起足够重视。为此，国际胰腺病研究组 (International Study Group on Pancreatic Surgery，ISGPS) 近期发表了胰腺术后乳糜瘘定义及分级的共识。本共识在 ISGPS 发布的相关定义和分级的基础上，结合我国实际，对胰腺术后乳糜瘘的定义、分级、预防及治疗分述如下。

### ( 一 ) 乳糜瘘的定义

术后≥ 3 d 从引流管、引流管口或伤口引出乳糜样液体，无论引流液量的大小，只要三酰甘油浓度＞ 1100 mg/L(12 mmol/L) 即可诊断为乳糜瘘。

### ( 二 ) 乳糜瘘的分级

根据临床表现、治疗策略和住院时间分为 3 级。A 级：自限性，无需特殊处理或仅需限制饮食，不延长住院时间。B 级：通常需要以下治疗之一。①限制肠内营养或全肠外营养；②需长时间保留外引流管或经皮穿刺引流；③药物治疗 ( 生长抑素类似物 )。C 级：症状严重，需介入、手术等侵入性治疗，或转入重症监护室治疗，甚至导致死亡。若 B 级乳糜瘘再入院需介入、手术等侵入性治疗，也划为 C 级。

## （三）乳糜瘘的预防

针对乳糜瘘的预防，主要从以下方面入手。首先，明确乳糜瘘的高危人群（女性、肿瘤侵犯后腹膜或主要血管、慢性胰腺炎、接受新辅助治疗等）是做好预防的关键。手术切除的范围及手术操作与乳糜瘘的发生具有明确的相关性，建议术中避免盲目扩大淋巴结清扫范围。胰腺癌的标准淋巴结清扫范围可参考 2015 年 ISGPS 提出的标准。在术后预防方面，尽管术后早期进食可能存在诱发乳糜瘘的风险，但利大于弊，可根据临床实际情况权衡应用。此外，术后门静脉和肠系膜上静脉血栓形成可能诱发乳糜瘘，因此，采用合理的预防性抗凝方案可能降低乳糜瘘的发生风险。

## （四）乳糜瘘的治疗

1. 饮食控制　乳糜瘘的非手术治疗方式主要为饮食控制，禁食联合全肠外营养支持也可有效减少乳糜瘘的量并缩短持续时间，但与饮食控制相比，并发症较多，不作为治疗的优先选择。

2. 生长抑素及其类似物　有报道称，生长抑素及其类似物在治疗乳糜瘘方面可能具有一定的效果，但尚缺乏强有力的证据支持，仍需探索。

3. 介入及手术治疗　可选择的有创治疗手段包括穿刺引流、淋巴管硬化栓塞、腹腔静脉转流术及淋巴管造影结合手术结扎等方法。其中积液穿刺引流适用于量大、引流不畅且伴有临床症状的乳糜瘘。后 3 种方法在胰腺术后乳糜瘘的应用较少，具体疗效尚不确切。

# 四、术后出血

## （一）术后出血的定义及评估

1. 定义　胰腺手术后发生的出血，通常表现为腹腔引流管或胃肠减压管内出现血性液体，也可表现为便血，可伴有心率、血压等生命体征的改变及血红蛋白浓度的下降。

2. 评估　术后出血时应从以下 3 个方面予以评估。

(1) 出血部位：腹腔内出血来自于腹腔内手术创面、动静脉断端或假性动脉瘤等部位，表现为腹腔引流管内出现血性液体；消化道内出血来自胰肠、胰胃、胆肠、胃肠吻合口或应激性溃疡所致的出血，表现为鼻胃管、T 管、空肠造瘘管内出现血性引流物，也可表现为便血。

(2) 出血时间：手术结束 24 h 内发生的出血称为早期出血，手术结束 24 h 后发生的出血称为迟发出血。

(3) 严重程度：根据估计出血量、临床症状及是否需要侵入性治疗分为轻度、中度和重度。

## （二）术后出血的分级

整合术后出血定义及评估中的三要素，将术后出血分为下述 3 级（表 2-27）。

表 2-27　胰腺术后出血分级的原则

| 分级 | 严重程度 | 临床表现 | 诊断策略 | 治疗 |
|---|---|---|---|---|
| A | 轻度 | 腹腔或消化道出血，无血红蛋白浓度改变，无相关的临床表现 | 血常规、超声或CT等 | 无需特殊针对性治疗 |
| B | 中度 | 腹腔或消化道出血，出现血容量下降相关的临床表现，血红蛋白浓度下降幅度＜30 g/L，未达到休克状态 | 血常规、超声、血管造影、CT及内镜等 | 需要血管介入、内镜或再次手术等针对性治疗，输血量≤3U红细胞 |
| C | 重度 | 腹腔或消化道出血，血红蛋白浓度下降幅度＞30 g/L，表现为低血容量性休克 | 血常规、超声、血管造影、CT及内镜等 | 需要血管介入、内镜或再次手术等针对性治疗，输血量＞3U红细胞 |

### (三) 术后出血的诊断、治疗和预防

1. 术后出血的诊断　术后出血的发生率为 1% ~ 8%，占各种术后死亡原因的 11% ~ 38%。临床观察指标包括血压、心率、尿量等生命体征指标，以及引流物性状和引流量等，实验室检查包括血红蛋白、血细胞比容、红细胞计数等指标。其他辅助检查包括超声、CT、血管造影及内镜等。值得注意的是，术后出血的严重程度是动态变化的，因而对早期轻度出血患者也应密切监测病情及生命体征变化。临床怀疑有术后出血或表现为哨兵出血时，应迅速完善辅助检查并给予及时的针对性治疗。

2. 术后出血的治疗　轻度早期出血可考虑非手术治疗，同时密切观察患者临床表现；对于中重度早期腹腔出血，建议手术治疗。如疑为胃肠道出血，可根据技术条件选择血管介入、内镜等治疗，必要时应积极再次行手术止血。迟发出血多表现为中重度出血，在采取措施稳定血流动力学的前提下，首选血管介入、内镜等诊疗措施，如高度怀疑由严重腹腔感染、吻合口瘘腐蚀血管造成的出血，在积极的非手术或血管介入治疗手段不能控制的情况下，应行手术探查。

3. 术后出血的预防　早期出血常与术中止血不确切导致结扎线 (吻合钉) 脱落或患者凝血功能异常有关，精细的术中操作和完善的术前准备是重要的预防措施，术中应确切止血，关腹前仔细检查手术野。迟发出血多与吻合口瘘、腹腔感染、吻合口溃疡等并发症有关，高质量的消化道重建、通畅的腹腔引流及积极预防消化性溃疡形成是预防迟发性出血的关键。

## 五、腹腔感染

胰腺术后腹腔感染和脓肿通常由胰瘘、胆瘘所致，发生率为 4% ~ 16%。与术后其他外科并发症相比，腹腔感染和脓肿通常会延长患者住院时间，并导致病死率升高。

### (一) 腹腔感染的定义与诊断

手术后 3 d 患者出现畏寒、高热、腹胀、肠麻痹等，并持续 24 h 以上，实验室检查结果显示，白细胞计数明显升高、伴或不伴低蛋白血症和贫血，同时影像学检查可见腹腔

内液体积聚,可以基本诊断为腹腔感染,穿刺抽出液为脓性或液体中检出细菌可以确定诊断。感染局限且形成包裹,在影像学图像中可见边缘清晰、含或不含气体的积液灶,则为脓肿。CT 和超声检查有助于定位诊断。

### (二) 风险评估

胰腺术后腹腔感染多属于复杂性腹腔感染,其严重程度主要根据患者的年龄、生理状况和疾病情况进行综合评估。预后因素主要包括:初始干预滞后 ( > 24 h);急性生理与慢性健康评分 Ⅱ ≥ 10 分;脓毒症或感染性休克;高龄;合并严重的基础疾病;营养状况差;恶性肿瘤;弥漫性腹膜炎;感染源无法控制;耐药致病菌感染。存在两项及两项以上预后因素的患者,应列为危重,容易出现治疗失败和死亡。腹腔感染若进展至脓毒症,建议参照脓毒症相关指南进行治疗。

### (三) 微生物学评估

微生物学评估应对腹腔感染患者的引流液、感染组织或血液进行细菌培养,建议多次采样送检,排除污染菌,确定可能的致病菌谱,并进行药物敏感试验以指导抗菌治疗。

### (四) 外科治疗

1. 腹腔感染确诊的 24 h 内,尽快启用外科手段干预。针对不同感染源,采取不同的治疗策略进行干预,推荐首选采用超声或 CT 引导下经皮穿刺置管引流。

2. 对于严重的消化道瘘、吻合口瘘合并弥漫性腹腔感染、脓肿穿刺引流效果不佳或保守治疗无效者,应根据患者情况采取开腹手术外引流或造瘘治疗。

3. 对于腹腔感染伴血流动力学不稳定、器官功能不全、合并其他预后因素的患者,应争取以最小创伤的操作控制感染,并加强抗菌和液体支持治疗,待患者情况稳定后再进行外科手术。

### (五) 非手术治疗

1. 腹腔感染确诊 1 h 内即应开始抗菌治疗,并根据当地的细菌流行病学资料,推荐使用广谱抗菌药作为初始的经验性治疗。

2. 对于感染源已控制且经验抗感染治疗满意的低危患者,可以不用根据药物敏感试验结果更改抗生素。

3. 对于感染持续、继续加重或复发者,除了重视控制感染源外,可考虑提高抗菌药物级别或联合用药;并根据药物敏感试验结果调整敏感抗菌药继续抗感染治疗。

4. 根据患者的体温、白细胞计数、降钙素原、C 反应蛋白、胃肠道功能等指标动态监测抗感染治疗效果,并判断何时停用抗菌药。

5. 感染确诊后,应建立有效的静脉通道,纠正水和电解质紊乱,维持酸碱平衡,纠正低蛋白血症,纠正贫血,加强营养支持,确保生命体征平稳。

# 六、术后胃排空延迟

## (一) 术后胃排空延迟的诊断、分级和病因分类

1. 诊断　在排除：①肠梗阻、吻合口狭窄、吻合口水肿等机械性因素，②由于二次手术需要再次置入胃管，③术后 3 d 因仍需要气管插管而留置胃管等其他非胃排空功能减弱的情况，同时上消化道造影证实未见胃蠕动波并伴有胃扩张时，出现以下情况之一者，可诊断为术后胃排空延迟：①术后需置胃管时间超过 3 d；②拔管后因呕吐等原因再次置管；③术后 7 d 仍不能进食固体食物。

2. 分级　术后胃排空延迟的分级标准见表 2-28。

表 2-28　术后胃排空延迟的分级标准

| 分级 | 临床表现 |
| --- | --- |
| A | 术后置胃管 4 ~ 7 d，或术后 3 d 拔管后需再次置管；术后 7 d 不能进食固体食物，可伴呕吐，可能需应用促胃肠动力药物 |
| B | 术后置胃管 8 ~ 14 d，或术后 7 d 拔管后需再次置管，术后 14 d 不能进食固体食物，伴呕吐，需应用促胃肠动力药物 |
| C | 术后置胃管 > 14 d，或术后 14 d 拔管后需再次置管，术后 21 d 不能进食固体食物，伴呕吐，需应用促胃肠动力药物 |

3. 病因分类　根据病因，胃排空延迟可分为原发性和继发性。当出现胰瘘、腹腔感染、出血等并发症时，可能会加重手术区炎症反应，导致继发性胃排空延迟，在治疗上应同时积极防治并发症。

## (二) 术后胃排空延迟的预防

手术方式可能是影响胃排空延迟的因素，但尚缺乏大宗、多中心随机对照试验验证。结肠前的胃肠吻合术较结肠后胃肠吻合术、毕Ⅱ式吻合术较 Roux-en-Y 吻合术术后胃排空延迟的发生率更低。采用胰肠吻合或胰胃吻合对胃排空延迟的发生率无明显影响。保留幽门是否增加胃排空延迟的发生率尚有争议；保留胃大部与保留幽门相比，可能会降低胃排空延迟的发生率。

随着快速康复外科在胰腺手术中的应用，有部分研究结果支持胰十二指肠术后早期给予肠内营养。但也有多中心、随机、对照研究结果显示，虽然与全肠外营养比较，早期空肠鼻饲营养的胃排空延迟发生率无差异，但术后胰瘘的发生率更高，恢复经口进食更慢。

## (三) 术后胃排空延迟的治疗

目前对于术后胃排空延迟尚无成熟的治疗模式和方法。常规治疗包括纠正水和电解质紊乱、营养支持、应用促胃肠动力药物及疏解患者情绪、鼓励患者早期下床活动等。术后早期诊断胃排空延迟、早期补充营养可能会改善预后。

## 七、远期并发症

近年来，随着国内外学者对胰腺疾病研究的日益深入及外科医师手术技术的不断提升，胰腺切除术后远期并发症的发生率已显著降低。其发生与术中组织或器官切除和吻合有着密切的关系。胆肠吻合术后可发生胆肠吻合口狭窄、胆管结石、胆管炎、肝脓肿；胃部分切除及胃肠吻合术后可导致营养不良、吻合口溃疡、消化道出血、倾倒综合征；胰腺切除及胰肠吻合术后可导致胰腺内分泌和外分泌功能不全、胰肠吻合口狭窄、慢性胰腺炎、胰管结石；保留脾脏的胰体尾切除(Warshaw 法 )术中由于仅保留胃短血管、胃网膜左血管供应脾脏，术后可能发生脾缺血、脾梗死、脾脓肿及胃底静脉曲张。

# 附 Clavien-Dindo 分级

正确评估胰腺术后并发症的发生和规范分级对指导临床实践具有重要意义。当前胰腺术后并发症分级有多个标准系统，如国际胰腺外科小组制订的胰瘘、出血、胆瘘等独立的评价体系，在规范胰腺术后并发症的评估处理方面有重要作用。2004 年 Dindo 等制订了 Clavien-Dindo 分级系统以对外科术后并发症进行综合评估，2009 年 Clavien 等进一步完善了该综合评估系统。目前，Clavien-Dindo 分级系统已成为较好的定义胰腺术后并发症、评估严重程度的体系。

## 一、Clavien-Dindo 分级系统内容

Clavien-Dindo 分级系统具体内容见表 2-29。

**表 2-29　Clavien-Dindo 分级系统**

| 分级 | 定义 |
|---|---|
| Ⅰ | 任何偏离术后正常恢复过程，但不需要药物治疗、手术干预、内镜或介入治疗的情况；仅包括使用止吐药、退热药、镇痛药、利尿药、补液和理疗可以解决的情况；本级也包括可以在床旁处理的感染伤口 |
| Ⅱ | 需要除 Ⅰ 级中列出的药物以外的药物治疗的并发症，也包括输血和全肠外营养 |
| Ⅲ | 需要手术干预、内镜或介入治疗的并发症 |
| Ⅲa | 不需要全身麻醉 |
| Ⅲb | 需要全身麻醉 |
| Ⅳ | 危及生命的并发症 ( 包括中枢神经系统并发症 )[a]；需要在重症监护室处理 |
| Ⅳa | 单器官功能衰竭 ( 包括需要透析 ) |
| Ⅳb | 多器官功能衰竭 |
| Ⅴ | 死亡 |

　a.包括脑出血、脑梗死、蛛网膜下腔出血，不包含短暂性脑出血；如果患者出院时有并发症，则在并发症的分级后加后缀"d"，此标记表明需要对患者进行随访后充分评估该并发症。

## 二、Clavien-Dindo 分级系统在胰腺术后并发症处理中的应用和注意事项

建议胰腺术后使用 Clavien-Dindo 分级系统进行早期并发症分级，根据 Clavien-Dindo 分级对治疗策略进行预警或改变治疗策略。Ⅰ级：加强血液检测，针对性地进行液体补充；Ⅱ级：加强腹部超声、CT 等影像学检查，早期评估隐匿性严重并发症；Ⅲ级：早期进行影像引导下的穿刺引流、内镜和介入治疗，预防多器官功能衰竭；Ⅳ级：早期进行重症监护治疗，进行器官功能保护。

Clavien-Dindo 分级系统不能完全代替其他的并发症评估体系，建议以 Clavien-Dindo 分级系统为基础，根据患者具体的并发症发生情况进行其他具体并发症的分级，并标注详细的并发症发生情况，为临床早期处理提供预警。

（崔　静　杨　明）

### 参 考 文 献

胡丹旦，戴梦华，2017. 胰腺癌新辅助治疗和转化治疗的研究进展. 中华外科杂志，55(1):69-72.

李冠群，张立军，张忠涛，等，2013. 慢性胰腺炎手术方式的选择与评价. 中国医药，8(7):953-955.

刘续宝，2007. 慢性胰腺炎手术治疗的术式选择. 临床外科杂志，15(12):814-816.

楼文晖，2013. 胰腺导管内乳头状黏液性肿瘤的诊治策略. 中国实用外科杂志，33(06):462-464.

楼文晖，2014.《中国胃肠胰神经内分泌肿瘤专家共识》胰腺神经内分泌肿瘤外科治疗部分解读. 中国实用外科杂志，34(06):482-483.

苗毅，高文涛，2015. 胰腺及十二指肠损伤规范化诊治值得关注的几个问题. 中国实用外科杂志，35(03):240-242.

苗毅，卫积书，2015. 从机械连接到生物愈合：对胰肠吻合新理解. 中国实用外科杂志，35(08):812-814.

苗毅，张太平，孙备，等，2014. 胰腺切除术后消化道重建技术专家共识. 中国实用外科杂志，(03):227-230.

施思，项金峰，徐近，等，2017. 2016 版国际胰腺外科研究组术后胰瘘定义和分级系统更新内容介绍和解析. 中国实用外科杂志，37(02):149-152.

孙备，陈华，2015. 胰腺损伤后期并发症诊断和治疗. 中国实用外科杂志，35(03):265-268.

孙备，李乐，2014. 急性胰腺炎的诊断与评估——基于亚特兰大分类标准修订版共识的解读. 中华外科杂志，52(2):85-88.

田孝东，杨尹默，2015. 胰腺损伤诊断、分级及外科治疗. 中国实用外科杂志，35(03):258-262.

杨明，王春友，2015. 胰体尾切除术后胰瘘预防及处理. 中国实用外科杂志，35(08):834-838.

杨明，赵刚，吴河水，等，2014. 改良保留十二指肠胰头切除术治疗慢性胰腺炎的临床疗效. 中华消化外科杂志，13(4):259-262.

杨尹默，2017. AJCC 第八版及日本胰腺学会第七版胰腺癌 TNM 分期的更新要点及内容评介. 中华外科杂志，55(1):20-23.

杨尹默，刘子文，廖泉，等，2014.《胰腺癌诊治指南 (2014)》热点问题解读. 中华外科杂志，52(12):891-893.

张太平，李建，赵玉沛，2013. 胰腺囊性肿瘤外科治疗. 中国实用外科杂志，33(06):457-460.

张太平，李建，赵玉沛，2014. 胰头部肿块型慢性胰腺炎的处理对策. 中华消化外科杂志，13(4):244-246.

赵玉沛, 2015. 重视胰腺外科术后胰瘘预防及处理. 中国实用外科杂志, 35(08):805-807.

中国抗癌协会胰腺癌专业委员会, 2018. 胰腺癌综合诊治指南 (2018 版). 中华外科杂志, 56(7):E1.

中国临床肿瘤学会神经内分泌肿瘤专家委员会, 2016. 中国胃肠胰神经内分泌肿瘤专家共识 (2016 年版). 临床肿瘤学杂志, 21(10):927-946.

中华外科杂志编辑部, 2013. 胰头肿块型慢性胰腺炎的诊断与治疗策略. 中华外科杂志, 51(6):481-492.

中华医学会外科学分会胰腺外科学组, 2015. 急性胰腺炎诊治指南 (2014). 中华外科杂志, 53(1):50-53.

中华医学会外科学分会胰腺外科学组, 2007. 重症急性胰腺炎诊治指南. 中华外科杂志, 45(11):727-729.

中华医学会外科学分会胰腺外科学组, 2014. 胰腺癌诊治指南 (2014). 中华外科杂志, 52(12):881-887.

中华医学会外科学分会胰腺外科学组, 2014. 胰腺神经内分泌肿瘤治疗指南 (2014). 中华外科杂志, 52(12):888-890.

中华医学会外科学分会胰腺外科学组, 2015. 慢性胰腺炎诊治指南 (2014). 中华外科杂志, 53(4):241-246.

中华医学会外科学分会胰腺外科学组, 2015. 胰腺癌诊治指南 (2014). 中华普通外科杂志, 30(1):73-79.

中华医学会外科学分会胰腺外科学组, 2015. 胰腺囊性疾病诊治指南 (2015). 中华外科杂志, 53(9):641-645.

中华医学会外科学分会胰腺外科学组, 中国研究型医院学会胰腺病专业委员会, 中华外科杂志编辑部, 2017. 胰腺术后外科常见并发症诊治及预防的专家共识 (2017). 中华外科杂志, 55(5):328-334.

中华胰腺病杂志编委会, 中华医学会消化内镜学分会, 2012. 慢性胰腺炎诊治指南 (2012, 上海). 中华消化内镜杂志, 29(6):301-303.

Allen PJ, Kuk D, Castillo CF, et al, 2017. Multi-institutional validation study of the American Joint Commission on Cancer (8th Edition) changes for T and N staging in patients with pancreatic adenocarcinoma. Ann Surg, 265(1):185-191.

Amin MB, Greene FL, Edge SB, et al, 2017. The eighth edition AJCC cancer staging manual: continuing to build a bridge from a population-based to a more "personalized" approach to cancer staging. CA Cancer J Clin, 67(2):93-99.

Banks PA, Bollen TL, Dervenis C, et al, 2013. Classification of acute pancreatitis—2012: revision of the Atlanta classification and definitions by international consensus. Gut, 62(1):102-111.

Bassi C, Marchegiani G, Dervenis C, et al, 2017. The 2016 update of the International Study Group (ISGPS) definition and grading of postoperative pancreatic fistula: 11 Years After. Surgery, 161(3):584-591.

Chun YS, Pawlik TM, Vauthey J, 2018. 8th Edition of the AJCC cancer staging manual: pancreas and hepatobiliary cancers. Annals of Surgical Oncology, 25(4):845-847.

Conwell DL, Lee LS, Yadav D, et al, 2014. American pancreatic association practice guidelines in chronic pancreatitis. Pancreas, 43(8):1143-1162.

Frey CF, Smith GJ, 1987. Description and rationale of a new operation for chronic pancreatitis. Pancreas, 2(6):701-707.

Frey C, Reber HA, 1993. Clinically based classification system for acute pancreatitis.Pancreas, 8(6):738.

Ito T, Ishiguro H, Ohara H, et al, 2016. Evidence-based clinical practice guidelines for chronic pancreatitis 2015. Journal of Gastroenterology, 51(2):85-92.

Japan Pancreas Society, 2017. Classification of Pancreatic Carcinoma. 4th ed.Tokyo, Japan: Kanehara & Co.

Mayerle J, Hoffmeister A, Werner J, et al, 2013. Chronic pancreatitis—definition, etiology, investigation and treatment. Dtsch Arztebl Int, 110(22):387-393.

Moore EE, Moore FA, 2010. American association for the surgery of trauma organ injury scaling: 50th anniversary review article of the journal of trauma. The Journal of Trauma: Injury, Infection, and Critical Care, 69(6):1600-1601.

Pezzilli R, Zerbi A, Campra D, et al, 2015. Consensus guidelines on severe acute pancreatitis. Digestive and Liver Disease, 47(7):532-543.

Shrikhande SV, Sivasanker M, Vollmer CM, et al, 2017. Pancreatic anastomosis after pancreatoduodenectomy: a position statement by the International Study Group of Pancreatic Surgery (ISGPS). Surgery, 161(5):1221-1234.

Tempero MA, Malafa MP, Al-Hawary M, et al, 2017. Pancreatic adenocarcinoma (version 2.2017), NCCN clinical practice guidelines in oncology. J Natl Compr Canc Netw, 15(8):1028-1061.

Wang C, Liu T, Wu H, et al, 2009. Duodenum-preserving total pancreatic head resection without segment resection of the duodenum for chronic pancreatitis. Langenbecks Arch Surg, 394(3):563-568.

WGIAP Guidelines, 2013. IAP/APA evidence-based guidelines for the management of acute pancreatitis. Pancreatology, 13(4 Suppl 2):e1-e15.

Yokoe M, Takada T, Mayumi T, et al, 2015. Japanese guidelines for the management of acute pancreatitis: Japanese Guidelines 2015. J Hepatobiliary Pancreat Sci, 22(6):405-432.

# 第三章　胰十二指肠切除术

## 第一节　标准胰十二指肠切除术

外科医师实施胰十二指肠切除术的历史已超过一个世纪。1898 年，意大利医师 Codivilla 首次开创胰十二指肠切除术的先河。尽管接受手术的患者术后仅生存了 21 天，Codivilla 仍然被公认为实施胰十二指肠切除术的第一人。1909 年，Kausch 进行了首例成功的胰十二指肠切除术，手术分为两期进行，一期行胆囊空肠吻合减黄，6 周后行二期切除术。1935 年，Whipple 报道了 80 例因壶腹部癌而施行胰十二指肠切除术的病例，从此胰十二指肠切除术成为治疗壶腹周围疾病的标准术式之一，胰十二指肠切除术也被称为 Whipple 手术。

胰十二指肠切除术是高难度与高风险的手术。由于该手术切除范围内解剖结构复杂（图 3-1），毗邻多根大血管，切除后需要进行多个消化道重建（图 3-2），重建后发生的消化道瘘并发症又易诱发"胰瘘—感染—出血"的死亡三角，该手术一直位于高并发症与高死亡率手术之列。近年来，伴随着胰十二指肠切除术的规范化、手术技术与手术器械的进步及围手术期管理水平的提高，大型胰腺外科中心的胰十二指肠切除术围手术期死亡率已经下降到 1% ~ 2% 以下，成为治疗胰头、胆总管下段、十二指肠乳头及壶腹部病变的标准

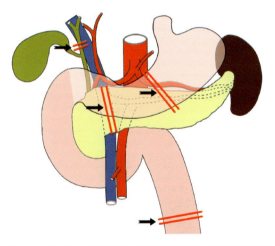

**图 3-1**　胰十二指肠切除术的切除范围（箭头所示双红线分别是胆道、胃、胰腺及空肠的离断部位）

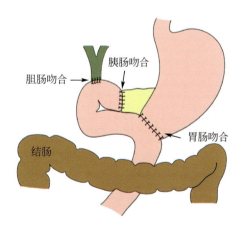

胰肠吻合

胆肠吻合

胃肠吻合

结肠

**图 3-2**　胰十二指肠切除术的 Child 消化道重建

术式，但其仍为腹部外科手术中最具挑战的术式之一。

## 一、适应证

1. 胰头部肿瘤。
2. 胆总管中、下段肿瘤。
3. 十二指肠恶性肿瘤。
4. 壶腹周围肿瘤。
5. 胰头肿块型慢性胰腺炎。
6. 胰头部或十二指肠损毁性损伤。

## 二、禁忌证

1. 严重的心肺功能不全。
2. 严重的凝血功能障碍。
3. 重度营养不良。

## 三、术前准备

### (一) 影像学可切除性评估 (胰头、胆总管中下段、十二指肠及壶腹周围恶性肿瘤)

胰头部病变术前影像学评估可分为可切除、边界可切除及不可切除病变，标准胰十二指肠切除术一般适用于可切除病变，术前影像学评估详见本章第二节相关内容。

### (二) 术前减黄

1. 患者存在梗阻性黄疸导致的脓毒症、肾功能不全、凝血功能障碍时应行术前减黄。
2. 患者存在胆管炎、发热或严重瘙痒，但一周内无法手术时应行术前减黄。
3. 不存在上述两种状况时是否应行术前减黄尚存争议。

### (三) 其他准备

1. 肝肾功能及心肺功能等重要器官功能检查，血常规、凝血功能及肿瘤标志物等检查。
2. 改善肝功能，对有肝代谢功能不良者应给予护肝治疗。
3. 纠正电解质紊乱与酸碱失衡。
4. 纠正凝血机制障碍，补充维生素 K。
5. 加强营养支持，尽可能选用肠内营养，必要时行静脉营养，但是否行免疫营养治疗尚存争议。

## 四、手术要点、难点及对策

### (一) 手术要点

1. 麻醉　采用全身麻醉，建议实施全身麻醉联合硬膜外麻醉。

2. 体位　患者取仰卧位，腰背部可垫高。

3. 切口　手术切口可根据术者的习惯而定，切口的选择应有利于患者上腹部显露，多采用右侧经腹直肌切口、右旁正中或上腹正中切口，也可采用上腹部横切口、弧形切口或肋弓平行的斜切口。

4. 探查　目的主要是了解病变性质，以确定是否需要切除；了解病变周围组织情况，以确定是否能够切除。

(1) 确定病变性质：胰头癌及壶腹周围癌的肿块均在十二指肠降部内侧，前者一般较大、很硬，在胰头内，而后者较小、较软，在十二指肠腔内。慢性胰腺炎时，胰腺呈弥漫性肿硬，质地较癌相对为软。当术前不能鉴别病变性质时，术中病理学检查可以作为定性诊断的依据。可考虑行胰头部肿块活组织检查，可使用细穿刺针多点取胰头部硬块活组织行细胞学涂片检查，但准确性较差；也可行胰腺活组织检查，但容易引起出血、胰瘘等并发症。

(2) 确定能否切除：开腹后应注意有无腹水及腹膜转移，探查的顺序应由远及近，依次探查腹膜、盆腔内、大网膜、肝、肝十二指肠韧带、胰腺周围、腹腔动脉周围、肠系膜根部、腹主动脉旁淋巴结。探查时，将左手中指、示指伸入 Winslow 孔，拇指置于胆总管、十二指肠前壁及胰头部，触摸胆总管及十二指肠附近有无增大淋巴结。观察胆总管扩张程度，触摸其中有无肿瘤或结石。切断膈结肠韧带、胃结肠韧带，剪开横结肠系膜与胰头间的疏松组织，结扎、切断走向胰头部的肠系膜上静脉分支，显露十二指肠降部和胰头腹侧面，探查胰头肿物。进展期胰头癌有时浸润横结肠系膜形成癌脐，此时提起横结肠，检查发现系膜有癌脐时，多意味着肠系膜上静脉被癌浸润，如无合并血管切除的准备与条件时，一般应放弃进一步探查，行姑息性手术。经上述探查，确定为胰头恶性肿瘤而又未发现远处转移者，可行进一步探查了解肿瘤与周围大血管的关系，剪开十二指肠外侧腹膜，将十二指肠第二段连同胰腺头部从腹膜后向前游离，即 Kocher 手法 (图 3-3)，以进一步探查胰腺的后方。十二指肠及胰头后方与腹膜后的结构间有一正常的解剖间隙，当胰头癌尚未侵犯至胰周组织时，只要不偏离此间隙，用手指钝性分离疏松的结缔组织，便可将十二指肠连同胰腺从腹膜后游离，游离范围向左应达腹主动脉的前方。剪开横结肠系膜的前叶游离十二指肠水平部。十二指肠及胰头游离后，向左侧翻起十二指肠及胰头部，将十二指肠及胰头部从腹膜后充分游离。此时，十二指肠及胰头部均已游离，可仔细判定肿物的来源、大小、硬度、活动度。解剖分离胰颈部上下缘，了解肿瘤是否浸润肝门静脉和肠系膜上静脉，用手指自胰腺下缘向上探查胰头部后面是否与肝门静脉和肠系膜上静脉之间有粘连，如能与从胰腺上缘插入的手指会合，或血管钳能顺利通过胰腺肝门静脉和肠系膜上静脉间隙，说明肝门静脉和肠系膜上静脉未受肿瘤侵犯，肿瘤有切除的可能，可行标准的 Whipple 手术 (图 3-4~ 图 3-6)。

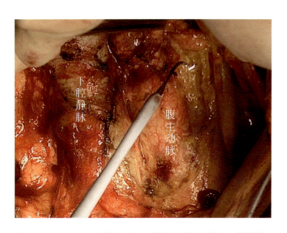

图 3-3  Kocher 法游离十二指肠及胰头进入后腹膜，显露下腔静脉与腹主动脉

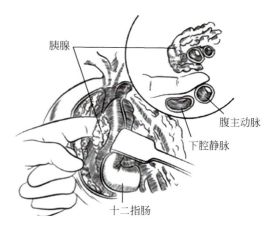

图 3-4  探查胰头部背侧与腹主动脉和下腔静脉腹侧的间隙，如容易将手指伸入此间隙，说明癌肿尚局限于胰头内；如不能分开伸入，则说明癌已侵及腹主动脉或下腔静脉

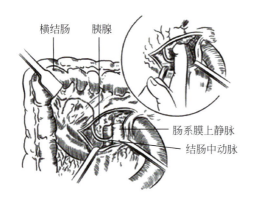

图 3-5  从胰腺下方探查胰头部后面是否与肝门静脉和肠系膜上静脉间有粘连，如已固定，说明肿瘤已侵及血管

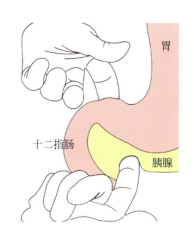

图 3-6  左手示指伸入胰腺上缘的背侧探查，沿肝门静脉腹侧向下分离。如肿瘤未侵及重要血管，此手指可与下侧伸上的右手示指会合；否则表示肿瘤已侵及重要血管

5. 切除  经上述探查，判断肿瘤能够切除，即可将胰头部、远端胃、十二指肠全部、空肠一部分和胆总管、胆囊一并切除。

(1) 切除胆囊：与传统切除胆囊相似，可采用自胆囊底至胆囊颈的逆行性切除法，也可采用自胆囊颈至胆囊底的顺行性切除法或两种方法联合。

(2) 切断胆总管：切除胆囊后，继续分离胆总管，清除肝十二指肠韧带内的淋巴结，行肝十二指肠韧带骨骼化处理。胆管横断水平应选择距肿瘤上缘 3 cm 以上、肝总管与胆囊管汇合处上方，距肝门或左、右肝管汇合处下 1.5 cm 以上，切断的胆管近端一般开放，保证术中胆管减压引流。

(3) 切断胃：为了便于彻底切除胰头和防止术后吻合口溃疡，需将 50% 的胃切除，连同其网膜及幽门区淋巴结。游离胃大弯、胃小弯，于预定处切断胃后 (图 3-7)，近断端小弯侧缝闭，大弯侧预留 3.5 ~ 4.0 cm 备吻合用，用纱布覆盖保护胃近端，并牵向左侧，远断端缝合闭锁后向右侧翻转，显露整个胰腺及肝门区。从腹腔干的周围开始分离，确定肝动脉，清除肝动脉周围的淋巴结，于胃右动脉的根部将其切断、缝扎，继续向远端和后侧分离胃十二指肠动脉，将胃十二指肠动脉切断并缝扎，完全分离胆总管显露肝门静脉，清扫肝门处的淋巴结。

(4) 切断空肠：提起横结肠，于肠系膜根部左侧确认 Treitz 韧带，触摸清楚肠系膜上动脉，沿其走行方向切开浆膜，于胰腺下缘可看到结肠中动静脉，在其下方结扎空肠动脉第 1 支和第 2 支。在离 Treitz 韧带 10 ~ 15 cm 处切断空肠 (图 3-8)，近端缝合闭锁，远端以肠钳钳夹，以备与胰腺做吻合。游离切断的空肠近端并延续至十二指肠升部、水平部，然后将近段空肠及十二指肠由肠系膜上血管的后方拉向右上方，使整块要切除的组织位于腹腔的右侧。

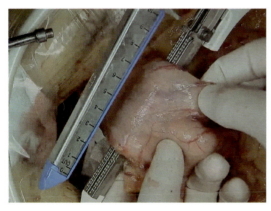 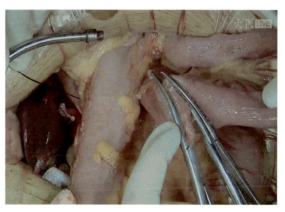

图 3-7  直线切割闭合器切断胃          图 3-8  切断空肠

(5) 切断胰体：以手指或长血管钳伸入胰腺后壁作为支持固定，一般于肝门静脉左侧切断胰体 (图 3-9)，切面常规送冷冻检查，确保切缘无癌细胞。切断前在切线两侧上、下缘各缝扎一针，以防切断后出血。胰管位于胰腺的后上方，切断胰腺过程中，应边切断胰体，边剥离胰管，找到主胰管后可试行插入细硅胶管，若容易插入，无阻力，并不断有胰液自管中流出，即是主胰管。注意寻找主胰管时忌用血管钳、探针试插，以免形成假道。胰体切断后，胰头侧断面应缝合结扎止血。

(6) 切除胰头钩突部：用剥离子轻轻剥离，推开肠系膜上静脉右侧壁及后壁。引流胰头及钩突部血液的静脉多汇合至肝门静脉及肠系膜上静脉的右侧及后侧，这些静脉支需要仔细结扎和切断，若遇分离出的静脉干较短时，在肝门静脉及肠系膜静脉端可用 4-0 的无创伤血管缝线穿过其外鞘膜后结扎，而胰腺端则可钳夹后贯穿缝扎。此处的血管壁薄，极易撕裂或伤及肝门静脉或肠系膜上静脉而发生出血。用血管拉钩将肠系膜上静脉和肝门静脉轻轻拉向左侧，以左手示指插入钩突后面，拇指置于胰头前面，以血管钳分束钳夹后切除钩突。至此，胆囊、胆总管下端、胃远端、十二指肠、空肠上段和胰头部已被整块切除。

(7) 淋巴结清扫范围见本章第二节相关内容。

**6. 消化道重建** 切除后，胃肠道 4 个残端需要做胰腺空肠吻合、胆总管空肠吻合和胃空肠吻合等手术修复。重建方法有多种，最常见是 Child 法，即先吻合胰肠，然后吻合胆肠和胃肠，可考虑结肠前和结肠后吻合方式 ( 图 3-10)。

(1) 胰腺空肠吻合：胰腺残端的胰管与空肠吻合的方法较多，详见本章第七节相关内容。

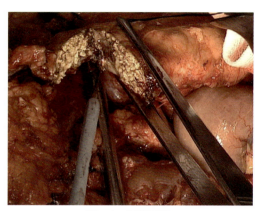
图 3-9　切断胰体

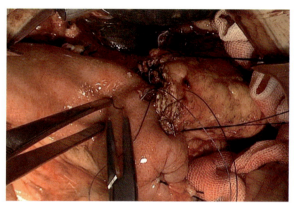
图 3-10　导管对黏膜胰肠吻合

(2) 胆总管空肠吻合：因胆总管多已扩张，采取端侧吻合，在距胰肠吻合口 10 cm 左右以无张力为原则选定吻合部位，对于肝总管不扩张 ( < 1.2 cm) 时应放置支撑管，支撑管经过胆管空肠吻合口，于吻合口 15 cm 以远处经空肠壁戳孔穿出，再经侧腹壁引出体外，一般需支撑 3 个月，也可放置于空肠内，不引出体外，但需用可吸收线固定支撑管，以便其自然脱落。用 1-0 丝线先间断缝合空肠后壁与胆总管残端后壁的浆肌层，切开空肠，4-0 可吸收线全层间断内翻缝合吻合口一圈。最后，间断缝合吻合口前壁浆肌层。单层间断缝合，效果也很满意 ( 图 3-11)。

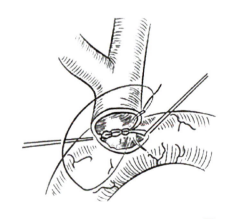

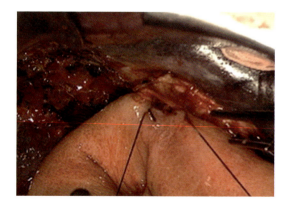

图 3-11　胆总管空肠吻合

(3) 胃空肠吻合：在距胆总管吻合口以远约 20 cm 处行胃断端与空肠端侧吻合 ( 操作方法按毕 Ⅱ 式吻合 )。最后，将结肠系膜裂孔闭合，消化道重建完毕 ( 图 3-12)。

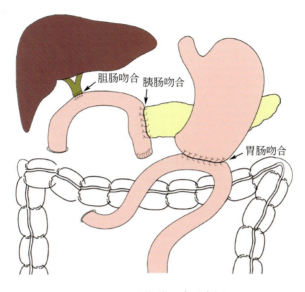

胆肠吻合　胰肠吻合

胃肠吻合

**图 3-12**　消化道重建示意图

(4) 其他消化道重建方式

1) Whipple 法：采用胆肠—胰肠—胃肠吻合顺序，将胃空肠吻合口放在胰肠吻合口与胆肠吻合口的最下方，使胰胆的碱性液体流到胃内中和胃酸，预防吻合口消化性溃疡。

2) Cattel 法：采用胃肠—胰肠—胆肠吻合顺序，其胃空肠吻合口放在胰肠和胆肠吻合口之上，易发生吻合口溃疡。发生胰瘘时，胰液与胆汁、肠液混合后胰酶被激活，腐蚀腹腔内组织，出现腹腔继发感染及大出血。

3) 其他重建方式：胃肠—胆肠—胰肠 Roux-en-Y 吻合；胰肠—胆肠—胃空肠—空肠空肠吻合；胆肠—胰肠—胃空肠—空肠空肠吻合；胰胃吻合术等。

7. 引流、缝合　用手在肠管外将胃管推入远段空肠，备术后减压。于胃空肠吻合口后侧及胆肠吻合口后方各放置引流管 1 根，自右侧腹壁戳口引出。为预防术后胃排空障碍，根据情况可行胃及空肠造口术。最后，逐层缝合腹壁。对年迈体弱的患者应加用减张缝合。

## ( 二 ) 手术难点及对策

1. 决定胰头十二指肠切除前须对病变性质作出判断，胰头十二指肠切除术的决定性步骤是从切断胰腺开始，在这之前，如游离十二指肠、分离肠系膜上静脉及肝门静脉、切断胆管，甚至切断胃体，若遇到不宜做根治性切除的情况时，仍然可以改做较简单的姑息性手术，因此在准备切断胰腺之前，应对情况有清楚的估计。离断胰腺时需分离胰腺后间隙，在胰腺颈部背面与肝门静脉之间，一般无血管支沟通，易于分离。

2. 肠系膜上静脉的显露分离方法　在胰腺下缘可触及肠系膜上动脉搏动的位置，其右侧即为肠系膜上静脉，当寻找肠系膜上静脉有困难时，可沿中结肠静脉分离，到达其与肠

*085*

系膜上静脉汇接处，便可以较为迅速地显露肠系膜上静脉。由于肠系膜上静脉的前壁没有属支汇入，所以探查时要沿其前方自下而上或自上而下分离。

3. 分离胰腺钩突部时，因钩突部系膜切断处位置深，且被肝门静脉和小肠系膜所遮盖，因而发生出血时常不易被发现。在移除标本后，应仔细检查，吸尽伤口处的血液和血凝块，将肝门静脉和小肠系膜牵起，仔细检查钩突系膜的断端有无渗血或活动的小出血点，逐一缝合出血点。

## 五、术后监测与处理

1. 密切监护，观察生命体征和临床指标。
2. 根据循环状况、尿量、引流量等调节入量，保持水、电解质及酸碱平衡。
3. 持续胃肠减压，观察有无胃肠吻合口出血，如无胃排空延迟则术后第 1 天可拔除胃管。
4. 使用生长抑素、质子泵抑制剂等药物。
5. 可常规应用低分子量肝素抗凝治疗。

## 六、术后常见并发症的预防与处理

术后主要并发症包括胰瘘、胆瘘、乳糜瘘、腹腔感染、术后出血、胃排空延迟等，其中胆 / 胰瘘—感染—出血是一个死亡三角，胆胰瘘引流不畅常易导致局部感染继而发生术后出血，是造成围手术期死亡的最根本原因。随着医疗技术、手术技巧及围手术期管理水平的提高，在大型胰腺外科中心，胰十二指肠切除术的围手术期病死率降至 1%～2%，但仍远高于其他常规腹部手术。

### （一）胰瘘

胰瘘详细内容参见第二章第七节相关内容。必须指出目前并无证据支持具体哪种吻合方式胰瘘发生率更低，而且迄今并无能够预防胰瘘发生的吻合方式。胰瘘本身通常并不引发严重后果，临床胰瘘处理最为关键的是通畅引流，若引流不通畅，则易引发胰瘘—感染—出血。因而在怀疑发生胰瘘但引流不通畅时，应立即进行影像学检查，发现局限性积液应立即采用穿刺的方式给予引流。

### （二）胰十二指肠切除术后出血

胰十二指肠切除术后出血详细内容参见本章第二节相关内容。

### （三）腹腔感染

腹腔感染是胰腺术后出血的高危因素，预防与治疗腹腔感染对降低胰腺术后出血发生率及胰十二指肠切除术后的围手术期死亡率非常重要。

1. 术后感染的预防　胰十二指肠切除术属于腹腔大手术，按切口等级为 Ⅱ 类手术，且手术时间长，消化道重建步骤多，因而应预防性应用抗生素。抗生素的种类应选用广谱抗生素，术前输注一次，一般术中需追加一次，术后应用 24 ～ 48 小时。在手术中应注意无菌操作，在消化道离断过程中应避免消化道内容物进入腹腔，并做好断端消毒。尽管随着手术技术的进步胰瘘等消化道瘘的发生风险已经较低，但目前术后消化道瘘的发生仍无法完全避免，因而通畅引流至关重要。

2. 术后感染的治疗　在发生感染后，建议采用降阶梯治疗方式抗感染，首先采用全覆盖方式应用抗生素，同时对生物学标本进行培养，继而根据培养结果调整抗生素。

明确感染灶至关重要。发生感染后应尽快进行影像学检查，明确腹腔是否存在局限性积液与感染，如发现感染性病灶，首选介入穿刺方式对感染灶进行引流。如无法通过介入穿刺引流感染灶，必要时需进行手术处理。

### (四) 胆瘘

胆瘘表现为自引流口流出胆汁样引流物，每日数百毫升至 1000ml 不等。引流通畅的前提下胆瘘常可自愈，需再次手术处理者较为少见。在胆瘘发生期间应注意纠正水和电解质紊乱。

### (五) 胃排空延迟

胃排空延迟 (delayed gastric empty，DGE) 在标准胰十二指肠切除术后发生率不高。术前糖尿病、营养不良和恶性肿瘤，以及术后感染、吻合口水肿、瘘、水和电解质紊乱、多器官衰竭、术后胰腺炎等是 DGE 的主要危险因素。

DGE 的处理原则是去除病因、应用动力药物及营养支持。多数 DGE 患者经非手术治疗 3 ～ 6 周或以后能恢复，因胃潴留而手术者极少。在 DEG 治疗过程中需进行静脉营养支持，应注意纠正水和电解质紊乱及维持酸碱平衡。

*087*

## 七、临床效果评价

迄今，根治性手术切除是唯一有望治愈胰腺癌的治疗方法，$R_0$ 切除是患者长期生存的最关键因素。目前研究证实，对于影像学评估为可切除的胰腺癌患者，实施标准胰十二指肠切除术 (胰十二指肠切除术 + 标准淋巴结清扫术) 与联合扩大淋巴结清扫的胰十二指肠切除术在长期预后方面并无显著性差异，而且联合扩大淋巴结清扫者围手术期并发症发生率更高，因此，对于可切除胰腺癌，推荐行标准胰十二指肠切除术。然而有下述两点必须注意：第一，不进行扩大淋巴结清扫不意味着不进行淋巴结清扫，胰十二指肠切除术的标准淋巴结清扫一般清扫淋巴结大于 15 枚；第二，胰腺癌很大一部分患者在就诊时为临界可切除，对于这部分患者进行标准胰十二指肠切除术可能无法获得 $R_0$ 切除，对这部分患者实施扩大的淋巴结清扫及扩大的胰十二指肠切除术可能获得 $R_0$ 切除而使患者受益。扩大胰十二指肠切除的界定及手术方法具体见本章第二节相关内容。

(赵玉沛　勾善森)

# 第二节　扩大胰十二指肠切除术

标准胰十二指肠切除术切除范围包括钩突系膜，肠系膜上动脉右侧、后方和前方的淋巴脂肪组织，手术应达到胆管、胃（或十二指肠）、胰颈和后腹膜切缘阴性。标准胰十二指肠切除术已成为治疗胰头部可切除胰腺癌的标准术式，国内外各指南均推荐对可切除的胰头区胰腺癌实施标准胰十二指肠切除术。然而，由于胰腺癌高度恶性的生物学行为及复杂的毗邻解剖结构关系，就诊时影像学评价为可切除的胰腺癌患者不超过所有就诊患者的20%～30%，其他患者若实施标准胰十二指肠切除术无法达到 $R_0$ 切除。对于这部分患者，术者可根据自身手术技术水平与医院围手术期管理水平对患者实施扩大的胰十二指肠切除术，为患者争取 $R_0$ 切除机会。中华医学会外科学分会胰腺学组胰腺癌诊治指南对扩大胰十二指肠切除术定义为超过标准胰十二指肠切除范围的手术，一般包含 3 个层面的含义，即扩大淋巴结清扫、联合血管切除重建及联合其他脏器切除。关于扩大胰十二指肠切除术的界定及扩大淋巴结清扫的界定见表 3-1 和表 3-2。本节重点论述联合淋巴结扩大清扫的胰十二指肠切除术，联合血管切除的胰十二指肠切除术见本章第三节相关内容。

#### 表 3-1　胰腺癌根治术（胰十二指肠切除术）淋巴结清扫范围的界定

| 标准清扫范围 | 扩大清扫范围 |
| --- | --- |
| 第 5、6、8a、12b、12c、13a、13b、14a、14b、17a、17b 组 | 上述标准清扫范围 + 第 8p、9、12a、12p、14c、14d、16a2、16b1 组 |

注：关于胰腺癌淋巴廓清范围目前争议较大，尽管 2018 年第 8 版 AJCC-TNM 胰腺癌分期系统采纳根据阳性淋巴结转移个数来评估胰腺癌转移潜能，但"阳性淋巴结个数/总淋巴结个数"比例也通常作为一个有效的评价指标被多项研究证实。事实上，无论采用何种转移指标，清扫的总淋巴结个数对胰腺癌 N 分期的评估最为重要。目前推荐在上述淋巴结清扫范围下，应获取 15 枚以上的淋巴结。

#### 表 3-2　胰十二指肠切除术标准根治术及扩大手术范围的比较

| 手术方式 | 切除范围 |
| --- | --- |
| 标准根治术 | 钩突系膜，肠系膜上动脉右侧、后方和前方的淋巴脂肪组织，根治性手术应达到胆管、胃（或十二指肠）、胰颈和后腹膜切缘阴性 |
| 扩大手术 | 上述标准切除 + 以下任一器官的切除：胃切除范围超出胃窦或远侧 1/2，部分结肠系膜及结肠切除，第一段以上范围的空肠切除，部分门静脉、肠系膜上静脉及（或）肠系膜下静脉切除，部分肝动脉、腹腔动脉干及（或）肠系膜上动脉切除，部分下腔静脉切除，右肾上腺切除，右肾及其血管切除，肝部分切除，部分膈肌切除 |

注：推荐预期能够达到 $R_0$ 切除的患者，在评估一般情况后可考虑行扩大范围的切除。

## 一、适应证

适应证为临界可切除的胰头癌。

## 二、禁忌证

禁忌证同本章第一节标准胰十二指肠切除术。

## 三、术前准备

### (一) 影像学可切除性评估 (胰头、胆总管中下段、十二指肠及壶腹周围恶性肿瘤)

1. 可切除　手术可获得较高的 $R_0$ 切除率

(1) 肿瘤未侵犯或接触肠系膜上动脉、腹腔干与肝总动脉 (图 3-13)。

(2) 肿瘤未侵犯或接触肠系膜上静脉与门静脉，或者肿瘤侵犯或接触肠系膜上静脉与门静脉小于 180° 且静脉无明显变形 (图 3-14)。

2. 边界可切除　$R_0$ 切除率与手术者技能密切相关，具有丰富胰腺手术经验的医师可尝试手术切除，否则应实施新辅助治疗。

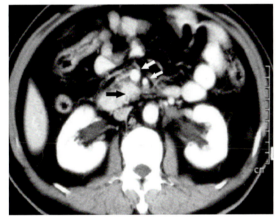

**图 3-13**　可切除胰腺癌 (1)

肿瘤未侵犯血管的胰腺癌。黑色箭头：胰腺钩突肿瘤；白色箭头：肠系膜上动脉与肠系膜上静脉

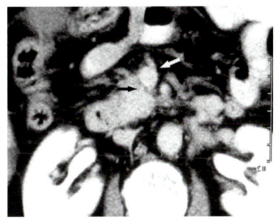

**图 3-14**　可切除胰腺癌 (2)

胰腺钩突肿瘤与肠系膜上静脉接触小于 180°，肠系膜上静脉未变形。黑色箭头：胰腺钩突肿瘤；白色箭头：肠系膜上静脉

089

(1) 肿瘤侵犯或接触肝总动脉，但未侵犯腹腔干及肝固有动脉分叉且可切除重建。

(2) 肿瘤侵犯或接触肠系膜上动脉小于 180° (图 3-15)。

(3) 存在影响手术切除的动脉变异，如卡梅隆变异 (肝右动脉发自于肠系膜上动脉) 等 (图 3-16)。

(4) 肿瘤侵犯或接触肠系膜上静脉与门静脉大于 180°，或肿瘤侵犯或接触肠系膜上静脉与门静脉小于 180°，但静脉变形或存在静脉血栓，静脉可切除重建 (图 3-17)。

(5) 肿瘤侵犯或接触下腔静脉。

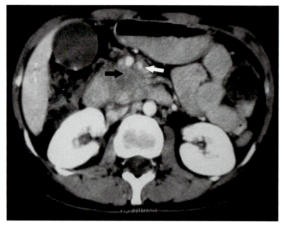

**图 3-15** 边界可切除胰腺癌 (1)

胰腺癌侵犯肠系膜上动脉小于180°。黑色箭头：胰腺钩突肿瘤；白色箭头：肠系膜上动脉

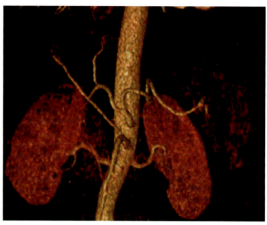

**图 3-16** 边界可切除胰腺癌 (2)

患者存在卡梅隆变异，发自肠系膜上动脉的肝右动脉 ( 黑色箭头 )

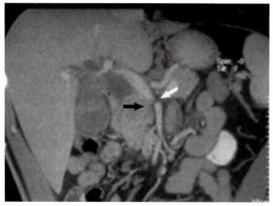

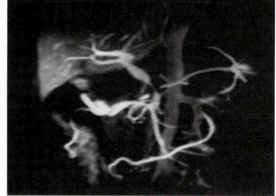

**图 3-17** 边界可切除胰腺癌

胰腺癌侵犯肠系膜上静脉，肠系膜上静脉变形、中断，可切除重建。黑色箭头：胰腺钩突肿瘤；白色箭头：肠系膜上静脉

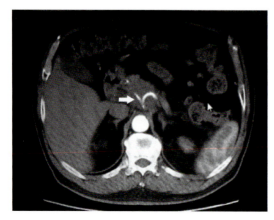

**图 3-18** 不可切除胰腺癌

胰腺癌包绕肝总动脉与腹腔干。白色箭头：肝总动脉

3. 不可切除　手术获得 $R_0$ 切除概率很小

(1) 远处转移。

(2) 肿瘤侵犯或接触肠系膜上动脉或腹腔干大于 180° ( 图 3-18)。

(3) 肿瘤侵犯或接触肠系膜上动脉发出的空肠动脉第一支。

(4) 肿瘤侵犯或接触肠系膜上静脉与门静脉且静脉不可切除重建。

(5) 肿瘤侵犯或接触回流入肠系膜上静脉的空肠静脉第一支。

## （二）术前减黄

需行术前减黄患者同本章第一节标准胰十二指肠切除术。

## （三）其他准备

其他准备同本章第一节标准胰十二指肠切除术。

# 四、手术要点、难点及对策

## （一）手术要点

1. 麻醉、体位与切口　同本章第一节标准胰十二指肠切除术。

2. 探查

（1）开腹后探查腹腔内有无腹水、腹腔转移灶及腹腔淋巴结肿大情况。探查的顺序应由远及近，依次探查腹膜、盆腔内、大网膜、肠系膜根部及肝脏。

（2）探查肝门部及胰头部。将左手中指、示指伸入 Winslow 孔，拇指置于肝十二指肠韧带前方、十二指肠前壁及胰头部，触摸肝十二指肠韧带及十二指肠附近有无增大淋巴结。观察胆总管扩张程度，探查胆总管下段肿瘤是否侵犯及侵犯程度。

（3）切断胃结肠韧带向左至接近脾门处，向右分离至结肠十二指肠韧带。向右分离时经过胃结肠静脉干 - 副右结肠静脉 - 胃网膜右静脉易误伤出血，应仔细分离并离断结扎。明确胃窦是否侵犯及侵犯程度。完成分离后明确横结肠系膜是否侵犯及是否可切除，切除后是否影响结肠血供 ( 图 3-19)。

（4）打开十二指肠外侧腹膜，将十二指肠降部连同胰腺头部从腹膜后向前游离，即 Kocher 手法，以进一步探查胰腺的后方。分离胰头后方组织，明确下腔静脉是否被肿瘤侵犯，继续分离显露至下腔静脉、左肾静脉等，可游离至腹主动脉及肠系膜上动脉右侧，探查肠系膜上动脉是否被肿瘤侵犯及与肿瘤的关系 ( 图 3-20)。

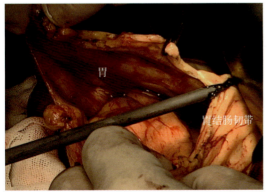
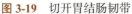

**图 3-19**　切开胃结肠韧带

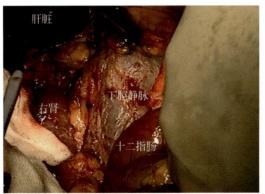

**图 3-20**　Kocher 手法探查

（5）术中快速病理学检查：此时病变已游离。如果条件具备，可行粗针穿刺快速病理学检查明确病变性质，粗套管针穿刺造成转移风险较小。根据肿瘤手术的无瘤原则，一般不建议手术切取部分病灶送快速病理学检查。

(6) 解剖分离胰颈部下缘，显露肠系膜上静脉，探查胰腺下缘处肿瘤是否侵犯肠系膜上静脉 ( 图 3-21)。

(7) 解剖胰颈部上缘，由肝总动脉与胰颈部上缘间间隙分离，显露门静脉，探查胰腺上缘处肿瘤是否侵犯门静脉。

(8) 探查胰颈部后方肿瘤是否侵犯肠系膜上静脉 / 门静脉：一般由胰腺下缘肠系膜上静脉前方向上探查，可悬吊胰腺下缘，直视下以血管钳沿肠系膜上静脉 / 门静脉前方分离，如由下向上分离有困难，可离断胃十二指肠动脉后由上向下分离，两侧会合，若也无法会合不可强行分离，可在切除时边切断胰腺边分离肿瘤与肠系膜上静脉 / 门静脉的关系。

3. 切除　经上述探查，判断肿瘤能够切除，即可将胰头部、远端胃和十二指肠全部、空肠一部分、胆总管、胆囊一并切除。

(1) 切除胆囊并离断肝总管：可采用自胆囊底至胆囊颈的逆行性切除法，也可采用自胆囊颈至胆囊底的顺行性切除法或两种方法联合。切除胆囊后，不离断胆囊管，沿胆囊管近肝脏侧游离肝总管，在左右肝管汇合处下方离断肝总管 ( 图 3-22)。

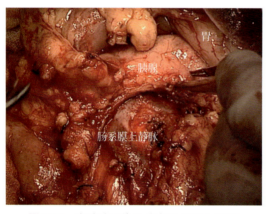

图 3-21　在胰腺下缘处分离肠系膜上静脉

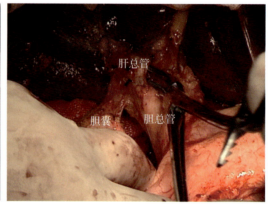

图 3-22　切除胆囊并离断肝总管

(2) 肝十二指肠韧带的解剖及淋巴结清扫：沿切断的肝总管向胰腺方向游离，游离过程中骨骼化肝固有动脉及门静脉，游离至胃十二指肠动脉时切断胃十二指肠动脉 ( 图 3-23)，此时已与探查时游离的胰腺上缘汇合，沿肝总动脉继续清扫淋巴结至腹腔干 ( 图 3-24)。在清除肝总动脉后方淋巴结时可在前方将淋巴结切断，将上方的淋巴结从后方拉向下方，整块清扫肝总动脉周围淋巴结。清扫时可一直游离至腹腔干周围，若不易整块切除，可先切除肝总动脉周围淋巴结后再进行腹腔干周围淋巴结清扫。

(3) 切断胃：为了便于彻底切除胰头和防止术后吻合口溃疡，需将 50% 以上的胃连同其网膜及幽门区淋巴结切除。游离胃大、小弯，于预定切断线处切断，可使用直线切割器离断胃 ( 图 3-25)。

(4) 切断空肠：Kocher 手法游离胰头后方直至 Treitz 韧带，此时空肠起始段可牵拉至右侧 ( 图 3-26)。在离 Treitz 韧带 10 ～ 15cm 处用直线切割器切断空肠，断端止血 ( 图 3-27)。

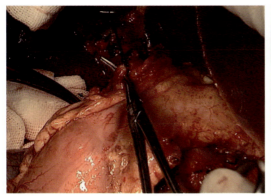

图 3-23　离断胃十二指肠动脉

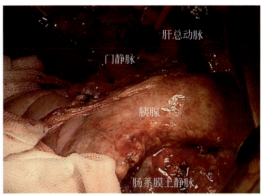

图 3-24　肝十二指肠韧带淋巴结清扫完成

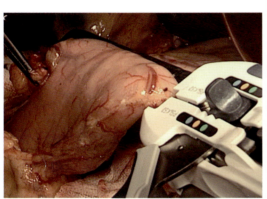

图 3-25　切断胃

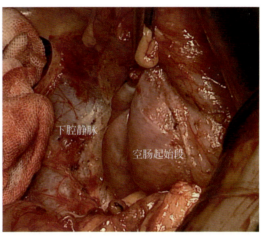

图 3-26　Kocher 手法解剖至十二指肠悬韧带后空肠起始段即可进入右侧

　　(5) 切断胰体：以长血管钳伸入胰腺后壁作为支持固定，一般于肠系膜上静脉/门静脉左侧切断胰体，切面常规送冰冻病理学检查，确保切缘无癌细胞(图 3-28)。胰管位于胰腺的后上方，切断胰腺过程中，应边切断胰体，边剥离胰管，找到主胰管后可试行插入细硅胶管，若容易插入，无阻力，并不断有胰液自管中流出，即是主胰管 (图 3-29)。胰体切断后，根据胰腺断面出血情况缝合结扎止血，注意避免缝合主胰管。

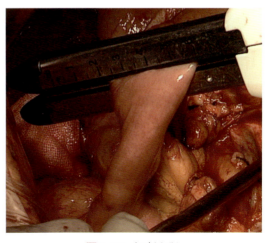

图 3-27　切断空肠

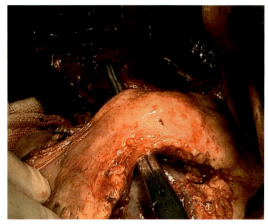

图 3-28　长血管钳伸入胰腺后壁作为支持固定准备切断胰体

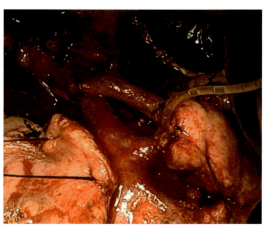

图 3-29　向主胰管置入硅胶管作为支撑管

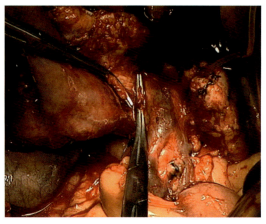

图 3-30　由下向上沿肠系膜上动静脉切除钩突

094

（6）切除胰头钩突部：沿离断的空肠系膜向上方切断（图 3-30），同时将肠系膜上静脉从胰腺钩突的静脉槽内向左分离，遇到动静脉分支时切断结扎。在向肠系膜上动脉解剖时会遇到的较大的分支主要是空肠动脉第一支及胰十二指肠下动脉，同时附近也有回流入肠系膜上静脉的较大分支。在分离这些血管时应游离出较长的血管干，否则易引发出血。若发生出血，切除侧可行"8"字缝合，肠系膜上静脉及肠系膜上动脉侧可用无创伤血管缝线缝合，缝合时注意避免造成血管主干狭窄。一直向上分离直至切除整个标本。在切断了肠系膜上静脉的主要分支后，游离肠系膜上静脉并悬吊，将肠系膜上静脉拉向左侧，同时牵引标本向右侧，显露出肠系膜上动脉后，悬吊肠系膜上动脉，沿肠系膜上动脉前方切开，将组织从后方拉向右侧，完成肠系膜上动脉的 180° 淋巴清扫。位于左肾静脉以下、下腔静脉与肠系膜上动脉间的淋巴结，以及左肾静脉以上至膈肌脚的淋巴结在某些情况下进行整块切除存在困难，可将标本移除后再进行分步清扫。淋巴清扫术后的血管解剖结构见图 3-31。

**4. 消化道重建**　重建方法有多种，最常见是 Child 法，即先吻合胰肠，然后吻合胆肠和胃肠，胃肠吻合常采用结肠前吻合。

（1）胰腺空肠吻合：如切除空肠后残留的肠系膜裂孔较为宽大，可直接从该裂孔将空肠牵引至右侧与胰腺吻合。如从该裂孔穿出后空肠扭曲，可在结肠系膜无血管区戳孔，将空肠从戳孔处拖至结肠上，与胰腺远端行胰肠吻合。胰肠吻合主要分为"套入式"吻合和"导管对黏膜"吻合两类（图 3-32、图 3-33）。临床研究显示，两者在胰瘘发生率方面无显著性差异，吻合方式的选择应根据胰腺的情况及术者的经验选择（详细内容请参见本章第七节

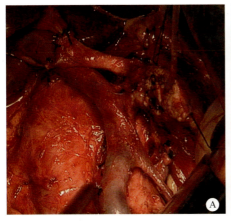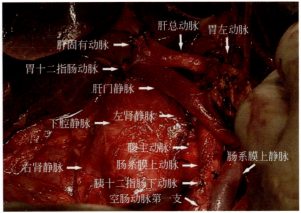

肝总动脉
胃左动脉
肝固有动脉 →
胃十二指肠动脉 →
肝门静脉
左肾静脉
下腔静脉 →
腹主动脉
肠系膜上静脉
右肾静脉 →
肠系膜上动脉 →
胰十二指肠下动脉
空肠动脉第一支

**图 3-31** 胰腺癌扩大淋巴结清扫术后的血管解剖结构

A. 肠系膜上静脉未牵开；B. 肠系膜上静脉向左侧牵拉

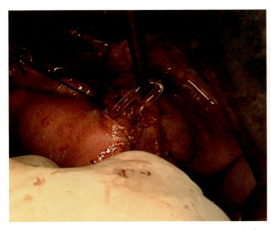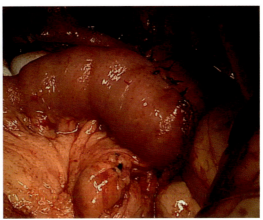

**图 3-32** 胰管支架置入肠道，行导管对黏膜吻合 　　　　**图 3-33** 已经完成的胰肠吻合

胰腺与消化道 )。

(2) 胆总管空肠吻合：因胆总管多已扩张，采取端侧吻合，在距胰肠吻合口 10cm 左右以无张力为原则选定吻合部位，现多采用间断缝合及连续缝合两种方式。若胆总管管径极细，可应用 5-0 可吸收线 ( 如 PDS) 间断缝合，缝合时所有线结应打在管壁外侧。

1) 间断缝合法：空肠对系膜缘切开，大小与胆管直径相当，建议采用可吸收缝线进行吻合，依据胆管直径大小，选择 4-0( 胆管无扩张时 ) 或 3-0( 胆管明显扩张时 ) 可吸收缝线。于吻合口左右两端各全层缝合一针，暂不打结并牵引，作为前壁和后壁的分界标志。间断全层缝合后壁，不打结，每一针的线尾均应用纹钳钳夹后顺次穿入一把中弯或长弯钳中。缝合针距维持约 3 mm。后壁缝合完毕后，握持住全部缝线并理顺、轻轻收紧后将空肠沿缝合线推向胆管并靠拢，助手逐一顺次打结。打结完毕后剪掉缝线，两端牵引线可继续保留作为标志。再行前壁的间断全层缝合，并逐一结扎 ( 图 3-34)。

2) 连续缝合法：空肠对系膜缘戳孔，大小与胆管断端相当。采用 4-0 Prolene 缝线，保留两端的缝针。首先于胆管及空肠戳孔的一端前后壁交界处，全层缝合一针，缝线两端长度调整到大致相当后打结。选择缝线的一端行后壁的全层连续缝合，直至吻合口的另一端。再选择缝线的另一端全层连续缝合吻合口前壁，直至另一端与后壁缝线汇合。缝线两端提起收拢后打结，打第 1 个结时可继续收拢缝线，确保前后壁每一针均被收紧、吻合口紧密靠拢后，继续完成打结。

（3）胃空肠吻合：在距胆总管吻合口以远 20～40 cm 处，于结肠前，行残胃后壁与空肠祥侧侧吻合。该吻合可通过管状吻合器实施（图 3-35）。最后，将结肠系膜裂孔闭合，消化道重建完毕。

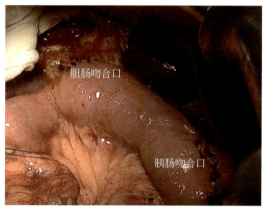 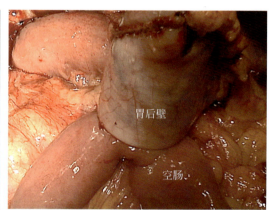

图 3-34　间断缝合的胆肠吻合口，距离胰肠吻合　　图 3-35　管状吻合器吻合胃与空肠
　　　　　口约 10 cm

（4）其他消化道重建方式：参见本章第一节标准胰十二指肠切除术节。

5. 引流、缝合　引流管放置有两根引流管置管法及三根引流管置管法。两根引流管置管法的一根引流管放置于胰肠吻合口下缘，经过空肠肠祥后方经右侧引出腹壁，另一根引流管由胆肠吻合口下后方向上放置至胰肠吻合口上方；三根引流管置管法于胆肠吻合口后方放置引流管一根，并从右侧腹壁戳孔引出，于胰肠吻合口上方置引流管一根，经胆肠吻合口前方至右侧腹壁戳孔引出，于胰肠吻合口下方放置引流管一根经空肠肠祥后方经右侧侧腹壁引出。为预防术后胃排空障碍，根据情况可行空肠造口术。最后，逐层缝合腹壁。

## （二）手术难点及对策

1. 决定胰头十二指肠切除前须对病变性质及可切除性作出判断，胰头十二指肠切除术的决定性步骤是从切断胰腺开始，切断胰腺后只能实施切除术，因而在切断胰腺之前应充分探查，确定病变的可切除性，若无法获得 $R_0$ 切除则应改行姑息手术。

2. 肠系膜上静脉的显露分离方法　通常在胰腺下缘解剖即可显露肠系膜上静脉。在胰腺下缘无法明确显露出肠系膜上静脉时可解剖胃结肠干，该血管是胰腺下缘汇入肠系膜上静脉的第一个大分支（图 3-36），可沿该静脉的前方向左侧探查，即可显露肠系膜上静脉，也可解剖分离结肠中静脉，沿结肠中静脉前方向上分离显露肠系膜上静脉。若因肿瘤侵犯无法显露上述血管时，可翻起横结肠于结肠下区解剖肠系膜上静脉，进而向胰颈部下缘探查，此时若发现第一支回流入肠系膜的空肠静脉已侵犯应放弃切除手术。

3.胰十二指肠切除入路有多种，在探查完成后，应将最难处理的部分最后处理，而优先处理容易处理的部分，如肿瘤侵犯肠系膜上静脉，应离断胰腺、离断胆总管、离断胃、离断空肠后向肿瘤侵犯门静脉方向解剖，最后其他部分完全游离后游离侵犯的肠系膜上静脉的远近端，最后一并切除肿瘤与侵犯的静脉。

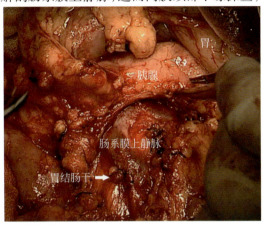

图 3-36　胃结肠干与肠系膜上静脉的关系

4.在处理肝十二指肠韧带时，沿肝总动脉及门静脉向下解剖时可解剖出胰颈上方汇入门静脉的一支较粗大的静脉分支，此时最好不离断此回流血管，应在切除钩突系膜后再离断该分支，否则会增加切除肿瘤过程中的出血。

5.分离胰腺钩突部时，肠系膜上动脉位于肠系膜上静脉或门静脉左侧，在切断胰腺系膜后肠系膜上动脉会回缩至门静脉左后方，发生出血时常不易被发现。在移除标本后，应仔细检查，必要时以血管缝线逐一缝合小血管断端及出血点。

6.胃十二指肠动脉是术后发生致命性大出血的最常见部位，在进行结扎后，最好用血管线再次缝扎固定该血管。

7.$R_0$切除是影响胰腺癌患者预后的最关键因素，也是术者实施手术希望达到的首要目标。评价是否达到 $R_0$ 切除需对胰十二指肠标本的 8 个切缘进行评价，除了传统的胆总管断端、胃断端、空肠断端和胰腺断端外，还要评价胰腺腹侧切缘、背侧切缘、门静脉槽及肠系膜上动脉切缘（图 3-37），术中要特别注意保证门静脉槽及肠系膜上动脉切缘的阴性。

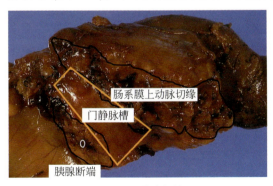

图 3-37　胰腺切缘

8.胰十二指肠切除术后消化道重建方式有多种，但应符合以下原则：胰管、胆管与肠道吻合口置于胃肠吻合口近端，且距胃肠吻合口至少应有 20cm 以上，以免胆道逆行感染；胃肠吻合口置于胆肠及胰肠吻合口远端，使胆汁和胰液流经胃肠吻合处与胃酸发生中和作用，减少胃肠吻合口溃疡的发生；因此 Child 吻合（胰肠—胆肠—胃肠）为常见重建方式。

## 五、术后监测与处理

术后监测与处理同本章第一节标准胰十二指肠切除术。

## 六、术后常见并发症的预防与处理

### (一)胰瘘

胰瘘详细内容介绍参见本章第一节标准胰十二指肠切除术及胰瘘相关章节论述。

### (二)胰十二指肠切除术后出血

2007 年国际胰腺外科学研究小组 (ISGPS) 在回顾相关文献及临床经验共识的基础上,对胰腺术后出血 (PPH) 的定义、分期及分级等进行了界定。2017 年我国胰腺外科专家也制订了国内的 PPH 的诊治标准。

1. PPH 分类与分级　ISGPS 对 PPH 在发生时间、部位、出血严重程度这 3 个维度上进行了分类与分级。

(1) 按时间分为早期 ( 术后 24 h 内 ) 出血和迟发性 ( 术毕 24 h 后 ) 出血。

(2) 按照出血部位分为消化道 ( 腔内 ) 和腹腔 ( 腔外 ) 出血。腔内出血临床表现为胃管、T 管引流出血性液体或出现呕血、黑便等;腔外出血临床表现为经腹腔引流管引流出血性液体。

(3) 根据出血程度分为轻度和重度出血。轻度出血是指血红蛋白下降幅度 < 30 g/L,伴或不伴有临床症状 ( 心动过速、血压下降等 ),不需要外科与介入干预治疗;重度出血是指血红蛋白下降幅度 ≥ 30 g/L,伴有临床症状,需要手术或介入干预治疗。

(4) 根据出血时间和程度两个维度将 PPH 分为 3 个临床等级:A 级为早期轻度出血;B 级为早期重度出血或迟发性轻度出血;C 级为迟发性重度出血。

2. PPH 的病因与危险因素　早期出血通常与凝血功能障碍及手术相关因素有关。梗阻性黄疸所致的凝血功能障碍是最常见的凝血功能障碍原因。手术相关出血常见于吻合口出血与血管结扎线脱落。吻合口出血以胃肠、胰肠吻合口出血的概率最高。胃肠吻合器的使用不合理、线结松动脱落均可导致早期胃肠吻合口出血;胰腺断端止血不彻底也是导致早期出血的主要原因。大血管结扎线脱落中以胃十二指肠动脉残端、胃右动脉或胰十二指肠下动脉残端结扎线滑脱导致腹腔出血最常见。

术后晚期出血与胰瘘、胆瘘、腹腔脓肿等腹腔内的并发症相关。消化道瘘继发感染,进而血管腐蚀破裂或者吻合口局部的腐蚀,是胰十二指肠切除术后迟发性腹腔内出血的主要原因。此外,应激性溃疡、吻合口溃疡也是引起术后迟发性消化道出血的重要原因,临床表现有黑便或血便,极少呕血和腹痛,对此可常规使用预防性用药,如质子泵抑制剂等。

3. PPH 的诊断　临床观察指标包括血压、心率、尿量等生命体征,以及引流物性状和引流量等,实验室检查包括血红蛋白、红细胞比容、红细胞计数等指标。胰十二指肠切除术后应常规早期行腹腔 CT 检查,明确有无局限性积液,从而对 PPH 的危险因素及早了解。腔内出血主要表现为呕血、黑便或胃管引流出血性液体,早期、晚期均有发生。腔外出血晚期多见，表现为腹痛、发热及引流管内和（或）周围引流出血性液体，绝大多数为动脉性出血，可短时间内引起血流动力学改变，应尽快进行血常规、CT、血管造影等检查，及早明确出血来源。在影像学检查中，生命体征平稳的前提下优先推荐 DSA，在明确出血的同时如果发现出血部位可同时行介入止血。

此外，前哨出血对术后迟发性大出血具有重要的指示作用。前哨出血是指术后迟发性大出血发生之前，腹腔引流管或胃肠道发生的少量出血。发生前哨出血者存在很高的风险，如再发生更加凶险的大出血。

4. PPH 的防治　早期出血常与术中止血不确切导致结扎线脱落或患者凝血功能异常有关，精细的术中操作和完善的术前准备是重要的预防措施，术中应确切止血，关腹前仔细检查手术野。若发生早期大出血，在排除了凝血功能障碍的前提下应首选手术治疗。

迟发出血多与吻合口瘘、腹腔感染、吻合口溃疡等并发症有关，高质量的消化道重建、通畅的腹腔引流及积极预防消化道溃疡形成是预防迟发性出血的关键。前哨出血后，发生迟发性大出血的风险极高，因此，前哨出血发生后如何防治迟发性大出血就成为研究的焦点。发生前哨出血后，可行 DSA 检查，如发现假性动脉瘤则应行血管栓塞以预防迟发性大出血。如发生腹腔大出血，应通过输血输液维持患者生命体征平稳，首选介入止血，如介入无法止血则进行手术治疗；如发生消化道大出血，首选内镜治疗，无法止血时手术治疗。在进行手术治疗时，除缝扎出血点外，清理腹腔感染并通畅引流是预防再次出血的关键。

### （三）腹腔感染

腹腔感染参见本章第一节标准胰十二指肠切除术。

### （四）胆瘘

胆瘘参见本章第一节标准胰十二指肠切除术。

### （五）胃排空延迟

胃排空延迟参见本章第一节标准胰十二指肠切除术及后续第四节保留幽门的胰十二指肠切除术。

## 七、临床效果评价

迄今，根治性手术切除是唯一有望治愈胰腺癌的治疗方法，$R_0$ 切除是患者长期生存的最关键因素。标准胰十二指肠切除术已成为治疗胰头部可切除胰腺癌的标准术式，国内外各指南均推荐对可切除的胰头区胰腺癌实施标准胰十二指肠切除术。然而，由于胰腺癌高度恶性的生物学行为及复杂的毗邻解剖结构关系，就诊时影像学评价为可切除的胰腺癌患者不超过所有就诊患者的 20% ~ 30%，其他患者若实施标准胰十二指肠切除术无法达到 $R_0$ 切除。对于这部分患者，术者可根据自身手术技术水平与医院围手术期管理水平对患者实施扩大胰十二指肠切除术，为患者争取 R₀ 切除机会。扩大胰十二指肠切除通常包含扩大淋巴结清扫、联合血管切除重建与联合其他脏器切除 3 个层面的含义，其中胰周淋巴结分组见图 1-15，扩大淋巴结清扫与标准淋巴结清扫的区别见表 3-1。研究证实，扩大淋巴结清扫不能延长患者预期生存期，且增加发生并发症风险，一般情况下不建议进行扩大淋巴结清扫，但边界可切除患者可能从扩大淋巴结清扫中获益。胰十二指肠切除术标准根治术及扩大手术范围的比较见表 3-2。

（王春友　勾善淼）

# 第三节　联合血管切除的胰十二指肠切除术

　　胰腺是腹膜后脏器，位置深在，发病隐匿。胰腺其周围毗邻许多重要血管，尤其是胰头，胰头癌可能侵犯的血管包括腹主动脉、腹腔干、肝总动脉、肝固有动脉、肠系膜上动脉、下腔静脉、门静脉、肠系膜上静脉及脾静脉等，其中最容易侵犯门静脉、肠系膜上静脉、肝总动脉及肠系膜上动脉，上述血管侵犯发生率可达40%～60%。对于发生血管侵犯的患者，如果只切除肿瘤而不切除受侵犯的血管则会留下阳性切缘，无法获得 R₀ 切除，预后较非手术治疗（放疗、化疗）并无显著改善。因而，联合血管切除是提高胰头癌的切除率、改善预后的必然需求。随着手术器械、手术技术及围手术期管理水平的进步，联合血管切除的并发症发生率与死亡率已显著降低，在大型的胰腺外科中心，联合血管切除的并发症发生率与死亡率已接近标准胰十二指肠切除术。

## 一、适应证

　　胰头部肿瘤侵犯 SMV 及 PV，但受侵长度 < 5 cm，无腹膜转移及腹水，无远处转移，无腹腔干、肠系膜上动脉 (SMA) 等动脉受侵。

## 二、禁忌证

　　禁忌证同本章第一节标准胰十二指肠切除术。

## 三、术前准备

　　术前准备同本章第一节标准胰十二指肠切除术。

## 四、手术要点、难点及对策

### （一）手术要点

1. 麻醉、体位与切口　同本章第一节标准胰十二指肠切术。

2. 探查　参见本章第一节标准胰十二指肠切除术探查部分相关内容。

3. 切除步骤　基本同本章第一节标准胰十二指肠切除术，但将肿瘤侵犯血管的部位最后进行切除。如侵犯门静脉和肠系膜上静脉，则游离脾静脉，沿 Kocher 切口向肠系膜上动脉方向从受侵犯门静脉和肠系膜上静脉后方尽量游离钩突，沿肝十二指肠韧带解剖与骨骼化，游离受侵犯静脉的远近端，最后以无创血管钳钳夹远近端（图 3-38、图 3-39），完整切除肿瘤与受侵犯血管。如受侵犯血管段有脾静脉汇入回流，同时需以血管夹夹闭脾静脉。若侵犯肝总动脉，则最后切除肿瘤与侵犯的肝总动脉。

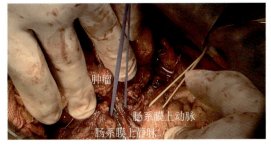 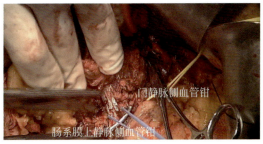

图 3-38　游离肿瘤　　　　　　　　　　　　　图 3-39　阻断血流

肿瘤已被游离，仅侵犯门静脉和肠系膜上静脉　　以无创血管钳阻断远近端血流，为切除做准备

4. 血管切除重建的方法

(1) 血管壁楔形切除术：适用于肿瘤仅侵及门静脉和肠系膜上静脉小于 120°。将受侵或粘连的血管壁部分切除后，用 5-0 或 6-0 血管线缝合修补血管，但修补后的血管直径应大于原先直径的 2/3，否则可能造成血液回流不畅与血栓形成。

(2) 血管节段切除，端端吻合：适用于肿瘤侵犯静脉血管无法楔形切除，切除血管后局部张力不高者，以及侵犯动脉，切除动脉后局部张力不高者。一般门静脉和肠系膜上静脉切除 3 cm 以内、肝总动脉切除 1 cm 以内可以行断端吻合（图 3-40）。

(3) 血管节段切除、自体血管或人工血管移植：适用于肿瘤侵犯血管切除后无法端端

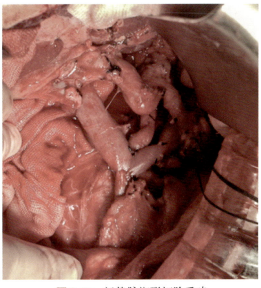

图 3-40　门静脉楔形切除重建

吻合或端端吻合后张力过高者。切除后利用自身的大隐静脉、颈内静脉或人造血管进行端端吻合 ( 图 3-41、图 3-42)。

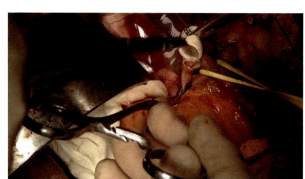 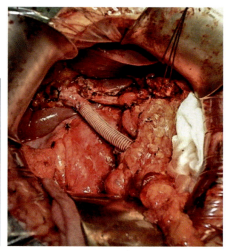

图 3-41　肠系膜与人工血管端端吻合　　　　　图 3-42　完成人工血管重建门静脉和肠系膜上静脉

## (二) 手术难点及对策

1. 门静脉血流阻断时间过长会增加肠道淤血水肿和毒素吸收。为尽可能缩短血流阻断时间，血管切除重建应放在手术切除的最后一步进行。血管必须仔细解剖直至标本完全游离，而仅以待吻合的血管相连，此时上钳阻断血管离断后即可移出标本。门静脉阻断的安全时限是人们普遍关注的问题。一般认为术中阻断时间在 30 min 以内是安全的，否则应行转流术，但进行胰腺肿瘤侵犯血管的切除时仅阻断肝动脉或门静脉其一的血管血供，另一血供仍然存在，因而缺血时间要求较肝移植等手术更低。但对于严重梗阻性黄疸的患者，肝脏对缺血缺氧更为敏感，短时间的门静脉阻断即可能导致肝功能严重受损，甚至诱发术后肝功能衰竭，因而应尽量缩短门静脉阻断缺血时间。肝移植应用的某些技术如低温灌注门静脉等也可应用于联合血管切除的胰十二指肠切除术，延长患者对肝脏缺血的耐受时间。

2. 胰腺癌常侵犯肠系膜上静脉与脾静脉汇合处，从而脾静脉需切断。在静脉重建时可进行脾静脉与人工血管的端侧吻合，也可直接结扎脾静脉不进行重建。

3. 肠系膜上静脉由于被肿瘤浸润的原因，可分离出来供吻合用的长度有限，而肝门静脉可分离的长度较长。因此在血管重建时，应先做人造血管与肠系膜上静脉端端吻合，后做肝门静脉与人造血管端端吻合，以便翻转缝合后壁。

4. 完成缝合后门静脉侧不能打结，应先松肠系膜上静脉侧血管钳，将空气排出血管外后再松开门静脉侧血管钳，然后打结。

5. 进行打结时不可过紧，否则造成吻合口狭窄，特别是做血管与血管的断端吻合时尤为重要。

## 五、术后监测与处理

1. 一般处理同本章第一节标准胰十二指肠切除术。

2. 术后常规应用低分子量肝素 4000 IU 每 12 h 给药 1 次。

## 六、术后常见并发症的预防与处理

1. 血管吻合口出血　是联合血管切除的严重并发症，发生出血时应首选保守治疗，停用抗凝药物并使用止血药及降低门静脉压力的药物，若无法止血则需再次手术。

2. 血栓形成　因形成时间不同而存在严重程度的差异。在术后两周内形成血栓常造成严重的后果，需要积极干预。动脉重建后不易形成血栓，但静脉重建后形成血栓的风险相对较高。门静脉血栓形成后可考虑经肝脏穿刺门静脉溶栓治疗。

3. 其他常见并发症　同本章第一节标准胰十二指肠切除术。

## 七、临床效果评价

目前各临床指南中未将血管侵犯的胰腺癌列为手术禁忌证，而是根据血管不同的侵犯程度将肿瘤分为可切除、边界可切除与不可切除三类，特别是肿瘤侵犯或接触肠系膜上静脉与门静脉小于 180°，且静脉无明显变形者已列为可切除胰腺癌。联合静脉切除在大型胰腺外科中心已成为常规手术，而联合门静脉和肠系膜上静脉切除易获得 $R_0$ 切除使患者获得较理想的长期生存。

目前文献表明，联合血管的胰十二指肠切除术不增加手术的病死率及发病率，反而达到与标准胰十二指肠切除术治疗患者相似的生存期。在联合静脉切除的胰十二指肠切除术患者中，切缘状态是决定生存期的重要因素。在本中心实施的联合门静脉和肠系膜上静脉切除患者的长期预后与未进行血管切除者相比并无显著性差异。荟萃分析也显示联合门静脉或肠系膜上静脉切除不影响胰十二指肠切除术患者的并发症发生率与远期生存。

与静脉切除比较，联合动脉切除的胰十二指肠切除术存在更多的争议。本中心在回顾 2007 年以前的数据时发现联合动脉切除在远期生存方面较放射性粒子植入等非切除治疗相比并无优势且并发症发生风险高，因而不建议进行动脉切除。近 10 年来，随着手术技术及围手术期管理水平的提高，动脉切除的风险进一步降低，新近的指南也将特定的动脉侵犯列为边界可切除的范畴。在经验较为丰富的大型胰腺外科中心可尝试开展动脉切除的临床探索，但不应进行常规推荐。

（勾善淼　王春友）

# 第四节 保留幽门的胰十二指肠切除术

标准胰十二指肠切除术中的胃部分切除带来了很多不良反应，包括术后的体重下降及倾倒综合征等。1943 年 Watson 率先将保留幽门的胰十二指肠切除术 (PPPD) 用于治疗壶腹周围癌。PPPD 保留全胃、幽门及十二指肠球部，在幽门下 2 ~ 4 cm 切断十二指肠，在十二指肠水平部与升部之间或空肠起始部切断空肠。从原理上讲，该术式保留了胃贮存和消化功能、促进消化、预防倾倒综合征从而有利于改善营养。然而，新近的荟萃分析对比了标准胰十二指肠切除术与 PPPD 术，结果显示，两者在围手术期死亡率、并发症发生率方面并无显著性差异，且 PPPD 胃排空延迟发生率显著高于标准胰十二指肠切除术。然而，目前关于标准胰十二指肠切除术与 PPPD 术的对照研究在方法学与研究质量方面均存在较大的缺陷，因此，并不能因目前的荟萃分析结果而完全否定 PPPD 术式，两者的优劣还有待更高质量的随机对照研究。就目前的临床证据而言，对于胰头及周围的良性病变和恶性程度相对较低的病变，可以考虑行 PPPD 术。

## 一、适应证

1. 胰头、胆总管中下段、十二指肠乳头、壶腹部及其周围的良性病变，如胰头肿块型慢性胰腺炎、胰头部或十二指肠外伤等。
2. 壶腹癌、胆管中下端癌、十二指肠癌。
3. 恶性程度较低的胰头部肿瘤 ( 神经内分泌肿瘤、实性假乳头状瘤等 )。

## 二、禁忌证

1. 不能排除恶变的慢性胰腺炎。
2. 合并十二指肠球部溃疡的病变。
3. 胰腺癌。
4. 其他禁忌证同本章第一节标准胰十二指肠切除术。

## 三、术前准备

术前准备同本章第一节标准胰十二指肠切除术。

## 四、手术要点、难点及对策

### (一) 手术要点

1. 麻醉、体位与切口 同本章第一节标准胰十二指肠切除术。

2. 探查

(1) 探查方法参见本章第一节标准胰十二指肠切除术。

(2) 探查完成后若术前影像学诊断比较明确，如实性假乳头状瘤，则进入切除步骤；若无法确定病变性质，如慢性胰腺炎不排除恶变，则对病灶进行术中快速病理学检查，根据检查结果确定行标准胰十二指肠切除术还是 PPPD 术。

(3) 探查部分需要注意若不排除行 PPPD 术可能，则在进行胃结肠韧带离断时需注意避免贴近胃大弯游离，应保留胃大弯血管弓；在解剖肝十二指肠韧带时需注意避免损伤胃右动脉，在该保留过程中同时也保留了神经支配。保留的胃右动脉见图 3-43。

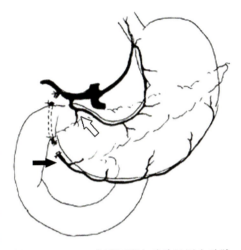

**图 3-43** PPPD 术胃网膜右动脉及胃右动脉的处理

黑色箭头：胃网膜右动脉；白色箭头：胃右动脉

3. 切除

(1) 胆囊切除、肝总管离断、空肠离断、钩突切除方法同本章第一节标准胰十二指肠切除术。

(2) 游离胃大弯和胃小弯侧，在胃大弯侧注意保留胃网膜血管弓 ( 图 3-44)，在胃小弯侧游离注意保留胃右动脉 ( 图 3-45)。

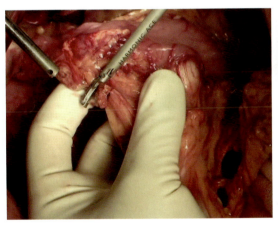

**图 3-44**　游离胃大弯侧

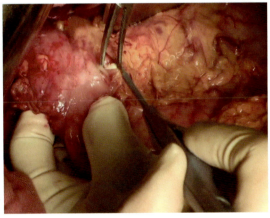

**图 3-45**　游离胃小弯侧

(3) 在沿胃大弯和胃小弯向十二指肠球部上下缘游离后，在幽门下 2 ~ 4 cm 处切断十二指肠 ( 图 3-46、图 3-47)。

4. 消化道重建

(1) 胰肠吻合与胆肠吻合与标准胰十二指肠切除术相同。

(2) 胃肠吻合改为十二指肠球部与空肠的端侧吻合 ( 图 3-48、图 3-49)。

5. 胃造瘘与空肠造瘘

(1) 于胃前壁开孔置入胃管，并在浆膜下包埋胃管 10 cm，随即固定引出胃管处的浆膜

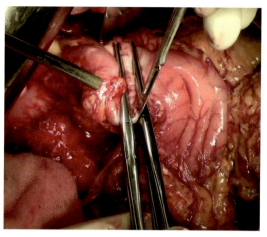

图 3-46　PPPD 术的十二指肠切断

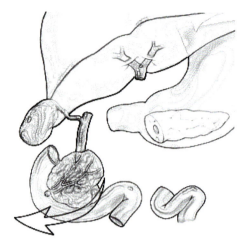

图 3-47　PPPD 术的手术切除范围

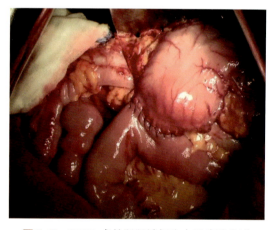

图 3-48　PPPD 术的肠肠端侧吻合重建消化道

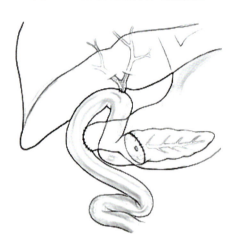

图 3-49　PPPD 术的消化道重建

与胃管穿出腹壁处的腹膜。

(2) 于十二指肠与空肠吻合处远侧 30 ~ 40 cm 处进行空肠造瘘管置入，可应用商品化的空肠造瘘管，进行空肠造瘘时简单易行，安全可靠。

## (二) 手术难点及对策

1. 实施 PPPD 术时判断病变的良、恶性及侵犯范围最为重要，胆管的切断线与胰腺的切除范围根据病变部位和性质有所差别。如病变为胰头癌，不推荐行 PPPD 术，PPPD 术无法达到标准淋巴结清扫范围 (5、6 组淋巴结)。若进行 5、6 组淋巴结清扫，则易发生胃窦部血管神经损伤，增加术后胃排空延迟的风险。

2. PPPD 术后胃排空延迟的发生率远高于标准胰十二指肠切除术。保证幽门及十二指肠球部的血供和神经支配是降低胃排空延迟发生的重要策略，因而术中应尽量保证不切断胃右动脉，并在大弯侧不进行过多的胃网膜血管弓切除。由于幽门部血供较为丰富，在处理时应仔细分离结扎小血管支。

3. 大型胰腺外科中心实施标准胰十二指肠切除术已较少发生术后需长期肠内营养支持的并发症，空肠造瘘管的置入已不作为常规。然而 PPPD 术由于存在较高的胃排空延迟风险，若一旦发生，则较长时间的静脉营养会增加治疗费用及并发症发生的风险，因而建议常规置入空肠造瘘管。胃造瘘管可根据手术中具体情况确定是否置入。对于高龄、一般状况差、术前有较长时间的消化道梗阻的患者可考虑置入胃造瘘管。

## 五、术后监测与处理

1. 术后一般处理同本章第一节标准胰十二指肠切除术。
2. 若术后 72 h 仍不能经口饲进食，则经造瘘管早期肠内营养支持。
3. 注意胃排空延迟的发生及处理，胃肠功能恢复后，可间断夹闭胃造瘘管（一般日间夹管，夜间开放），直至完全夹管患者能正常进食而无腹胀等症状后，才拔除胃造瘘管。

## 六、术后常见并发症的预防与处理

术后常见并发症的预防与处理同本章第一节标准胰十二指肠切除术。

## 七、临床效果评价

PPPD 术是保留全胃、幽门及十二指肠球部，在幽门下 2 ~ 4 cm 切断十二指肠，在十二指肠水平部与升部之间或空肠起始部切断肠管，胆囊切除等步骤与标准胰十二指肠切除术相同。该术式最主要的优点是可保留胃的正常生理功能，减少手术创伤，缩短手术时间，使患者术后能够更快康复，但同时也使患者术后胃溃疡和胃排空障碍的发生有所增加。目前的荟萃分析显示，PPPD 术与标准胰十二指肠切除术在围手术期死亡率、并发症发生率方面并无显著性差异，且 PPPD 术胃排空延迟发生率显著高于标准胰十二指肠切除术。然而，目前关于标准胰十二指肠切除术与 PPPD 术的对照研究在方法学与研究质量方面均存在较大的缺陷，因而并不能因目前的荟萃分析结果完全否定 PPPD 术式，两者的优劣还有待更高质量的随机对照研究。就目前的临床证据而言，对于胰头及周围的良性病变和恶性程度相对较低的病变，可以考虑行 PPPD 术；对于恶性肿瘤特别是胰头癌，保留幽门难以达到根治术的淋巴结清扫要求，不推荐行 PPPD 术。

（勾善淼　王春友）

## 第五节　腹腔镜下胰十二指肠切除术

胰十二指肠切除术通常是治疗壶腹周围癌 (periampullary carcinoma)，包括原发或继发生于壶腹部、胆总管下段、十二指肠乳头周围及胰头部的肿瘤的首选方法。由于切除器官多、解剖多样、重建复杂，手术时间长，术后并发症多等原因，该手术成为腹部外科最复杂、最困难的手术。1994 年报道了世界首例腹腔镜下胰十二指肠切除术 (laparoscopic pancreatoduodenectomy, LPD) 后，国内外部分医院相继开展。LPD 的发展主要分为两个阶段，即开始实施阶段 (20 世纪 90 年代) 和快速发展阶段 (21 世纪)。1994 年，加拿大蒙特利尔大学中心医院 Gagner 和 Pomp 报道了为胰腺分裂症伴有慢性胰腺炎患者实施的保留幽门的 LPD 手术，这是世界上报道的首例 LPD。其采用了手助式 LPD，虽然术后未发生明显胰瘘，但出现了空肠溃疡、胃排空延迟等并发症，导致住院时间长达 30d。其后的临床研究结果也不理想，手术时间长、术后并发症发生率高、住院时间长等问题限制了 LPD 的开展。进入 21 世纪，得益于各种腹腔镜器械如超声刀、内镜直线切割闭合器和高清镜头的问世，腹腔镜下操作 (分离、止血和吻合) 的难度明显降低。2002 年，广西医科大学第一附属医院报道了我国第 1 例 LPD，此后 10 年，LPD 在我国发展缓慢。2007 年，印度学者 Palanivelu 等对 42 例 LPD 患者进行了回顾性研究，结果表明，只要病例选择恰当，LPD 在技术上是安全可行的。此后，关于 LPD 的报道逐渐增多。尤其是近年来三维高清腹腔镜和机器人外科手术系统的广泛应用，明显加快了 LPD 的发展进程。2014 年，Mayo 医学中心的 Croome 等和 Kendrick 研究发现，LPD 用于治疗胰腺导管腺癌的可行性和安全性良好，并且相对于开放手术住院时间更短、术后恢复更快、无进展生存期更长。LPD 已成为 Mayo 医学中心的常规术式。近年来国内开展 LPD 的医院逐渐增多，LPD 进入了快速发展阶段，目前累计病例数已超过千例，但部分单位存在准备不足、并发症发生率较高等问题，需认真对待，循序渐进地度过学习曲线。

与开放手术相比，腹腔镜下胰十二指肠切除术具有创伤小、疼痛轻、胃肠功能恢复快、对免疫功能影响小等诸多优势。腹腔镜清晰的手术视野，超声刀良好的止血效果可减少术中出血，利于精细操作，为术中血管解剖、血管根部及周围淋巴结清扫，保证肿瘤根治效果提供有利条件。LPD 难点在于术中出血的预防与处理、周边淋巴结的清扫、胰头钩突部的完全切除与胰肠吻合、胆肠吻合的实施。胰腺周围解剖层次多、血管丰富，手术难度大，术者必须具备丰富的开放胰十二指肠切除手术经验和高超的腹腔镜操作技术。

LPD 分为以下几种类型：① 全腹腔镜下胰十二指肠切除术。② 腹腔镜辅助下胰十二指肠切除术，包括在腹腔镜下完成胰十二指肠切除术、通过腹壁小切口完成消化道重建术和手助腹腔镜下胰十二指肠切除术 (通过上腹部小切口将手伸入腹腔内协助完成手术)。③ 腹腔镜机器人联合手术。在腹腔镜下完成胰十二指肠切除术，再利用机器人手术系统进行消化道重建术。

## 一、适应证

适应证同开腹胰十二指肠切除术，建议术前行多学科协作讨论明确手术指征。建议行超声、CT、CT 血管造影和 MRI 等检查，充分了解肿瘤大小、位置和与周围血管关系，以及是否存在肝动脉等重要血管的变异，评估是否适合行 LPD。对诊断困难患者，可选择超声内镜穿刺活检、PET-CT 等进一步检查。术前减黄及病理学诊断原则同开腹胰十二指肠切除术。

　　理论上讲，LPD 的适应证应该与开腹胰十二指肠切除术一致。但由于 LPD 难度更大，适应证的把握应更为严格，需综合考虑患者病变部位和性质、术者及其团队的实践经验和技术水平，以及所在医疗中心的设备和经济条件，遵循 LPD 学习曲线规律。对于处于学习曲线早期的外科医师，应选择病灶较小、伴有胰管胆管扩张、无血管压迫或胰腺外侵犯的壶腹部周围肿瘤，同时需筛选患者的基本条件，如既往无腹部手术史，兼顾体重指数、年龄等因素；对于处于学习曲线中期的外科医师，可逐步扩展至无血管侵犯的壶腹部周围肿瘤；而对于处于学习曲线后期的外科医师，可根据术者及其团队的技术水平和实践经验逐步扩展适应证至同开腹胰十二指肠切除术，如胰头部良性肿瘤、主胰管型胰腺导管内黏液乳头状瘤、胆总管下段恶性肿瘤、胰头钩突部恶性肿瘤及伴有门静脉和肠系膜上静脉压迫或侵犯的恶性肿瘤。对于具备三维高清腹腔镜和机器人外科手术系统等设备的大型医疗中心，具有丰富的开腹胰十二指肠切除术经验的外科医师及其团队可循序渐进、逐步度过学习曲线；对于主要收治疑难复杂病例的医疗中心，可采取腹腔镜和开放相结合的方法积累经验，在保证手术安全的同时逐渐度过学习曲线。

## 二、禁忌证

　　禁忌证除包括所有的开腹胰十二指肠切除术禁忌证外，还包括患者的一般情况较差，不能耐受气腹；体重指数太大、重度肥胖；既往腹部手术史或支架置入史导致腹腔内广泛粘连，无法建立气腹，无法显露或分离病灶；肿瘤太大或侵犯血管范围较大或程度较重，无法进行安全的腹腔镜下操作。除此之外，学习曲线中后期才能处理的病例应视为早期的相对禁忌证。既往腹部手术史和伴有轻度血管侵犯也应为 LPD 相对禁忌证。

## 三、术前准备

　　术前准备除了开腹胰十二指肠切除术相关准备之外，还应强调对患者心、肺、肾等重要器官功能的评估及其是否可耐受长时间气腹所可能导致的功能障碍。

## 四、手术要点、难点及对策

### (一) 手术要点

　　1. 麻醉　采用气管插管下全身麻醉或硬膜外麻醉联合全身麻醉。由于气腹时间较长，术中建议高度重视皮下气肿、酸碱平衡等。

　　2. 体位、气腹压力、操作孔位置　患者取平卧位，根据手术需要可调整患者头高足低、左右倾斜等体位，根据术中站位习惯选择患者是否采用分腿位。$CO_2$ 气腹压：成人≤

12 mmHg(1 mmHg = 0.133 kPa)，儿童 ≤ 9 mmHg，气腹压应根据患者麻醉监测情况做适当调整。一般采用五孔法，"V"字形分布 ( 图 3-50)。具体位置可以根据手术者习惯、病灶位置和患者体型决定。根据术中具体情况可以增加辅助孔协助手术操作。

3. 操作顺序的选择　建议根据肿瘤和血管的关系合理选择动脉或静脉入路。学习曲线早期阶段建议优先处理容易操作的步骤，随着经验的积累逐步形成相对固定的手术路径。具体手术步骤依据操作者习惯可合理调整。

4. Kocher 切口　离断胃结肠韧带，行 Kocher 切口游离胰头部。切开胃结肠韧带后，沿右肾前筋膜、十二指肠降部、胰头后方路径向左侧游离至腹主动脉左侧缘 ( 图 3-51)。同时行第 16b1 组淋巴结清扫 ( 图 3-52)。

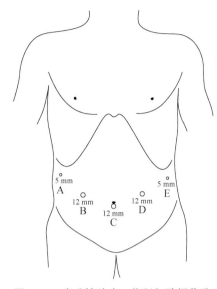

图 3-50　腹腔镜胰十二指肠切除操作孔推荐位置示意图

A. 右腋前线；B. 右锁骨中线；C. 正中线；D. 左锁骨中线；E. 左腋前线

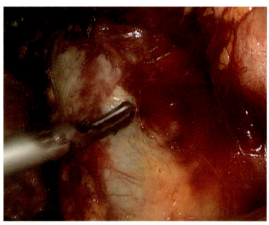

图 3-51　Kocher 切口游离十二指肠及胰头部

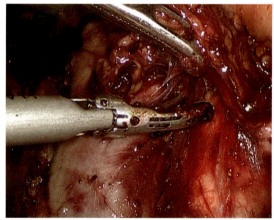

图 3-52　清扫第 16b1 组淋巴结

5. 离断空肠　提起横结肠，确定空肠和 Treitz 韧带位置，距 Treitz 韧带 10 ~ 15 cm 处离断空肠。紧贴空肠游离至 Treitz 韧带左侧缘，注意保护肠系膜下静脉。将游离的空肠近端自小肠系膜根部后方置于胰头十二指肠后方。推荐选择合适高度钉仓的腹腔镜下直线切割闭合器离断近端空肠 ( 图 3-53)。

6. 解剖肠系膜上静脉 - 门静脉系统　沿横结肠系膜根部解剖探查肠系膜上静脉，仔细钳夹、离断右副结肠血管。从十二指肠第 3 段上缘处，沿肠系膜上静脉右侧壁自下而上逐步结扎、离断胃结肠干 (Henle 胃结肠干)、胰十二指肠下静脉、胰十二指肠上静脉、胃右静脉等属支，必要时结扎、离断汇入门静脉的胃冠状静脉。于胰颈部下缘隧道式分离肠系膜上静脉与胰颈部之间的组织 ( 图 3-54)。

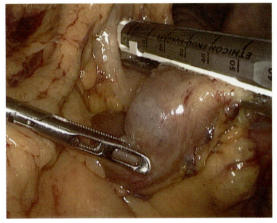

图 3-53　离断近端空肠

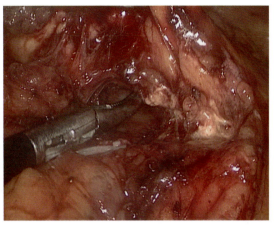

图 3-54　隧道式分离肠系膜上静脉与胰颈后方之间的组织

7. 离断胃　是否保留幽门国内外仍有争议，在保证切缘阴性的情况下，保留和切除幽门的术式均可采纳。保留幽门或不保留幽门LPD的胃离断处理方法均同开腹胰十二指肠切除术。保留幽门LPD应在距幽门至少 2 cm 处离断十二指肠。对于恶性肿瘤，保留幽门者建议术中行十二指肠切缘的快速冰冻切片病理学检查，保证切缘的阴性，同时需注意对幽门上下淋巴结（第 5、6 组）的清扫，并注意对胃大弯和胃小弯血管弓的保护。对于不保留幽门的 LPD，胃离断方法同远端

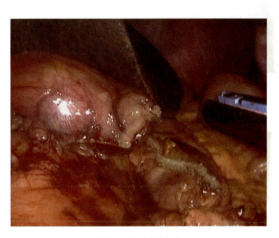

图 3-55　离断胃

胃切除术，推荐使用腹腔镜下直线切割闭合器断胃，合理选择钉仓高度，减少断端出血（图 3-55）。

8. 显露胰颈部上缘　打开胰颈上缘筋膜组织，紧贴肝总动脉表面清扫第 8a 组淋巴结（图 3-56）。

9. 离断胰腺　沿胰颈后方隧道采用超声刀离断胰腺（图 3-57），推荐使用剪刀离断胰管，其有利于进行胰腺吻合。胰腺断面仔细止血。常规行胰腺切缘术中快速冰冻切片病理学检查，保证胰腺切缘的阴性。

10. 解剖肝十二指肠韧带　在胰颈上缘解剖、悬吊肝总动脉，清扫肝总动脉、肝固有动脉周围淋巴结；在排除或保护变异肝动脉后，于根部夹闭、离断胃十二指肠动脉和胃右动脉，必要时在其根部予以缝扎，以减少术后假性动脉瘤的发生（图 3-58）。清扫淋巴结至肝门板处（图 3-59）。切除胆囊，自胆囊管和肝总管汇合水平以上离断胆管。推荐术中快速冰冻切片病理学检查明确胆道切缘状态。清扫门静脉前壁淋巴结，在门静脉悬吊和充分显露下清扫其后方淋巴结。

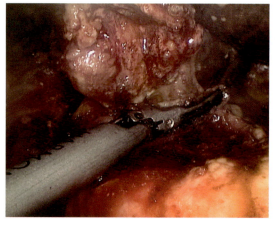

图 3-56　清扫第 8a 组淋巴结

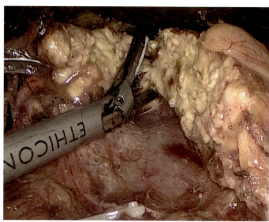

图 3-57　超声刀离断胰颈部

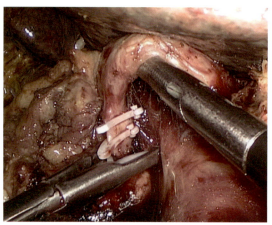

图 3-58　夹闭切断胃十二指肠动脉

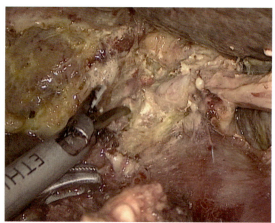

图 3-59　清扫肝十二指肠韧带内淋巴结

　　11. 解剖肠系膜上动脉 - 腹腔干系统　将肠系膜上静脉和门静脉系统悬吊、游离后，探查、分离肠系膜上动脉，钳夹、离断从肠系膜上动脉或空肠动脉第一支发出的胰十二指肠下动脉，清扫肠系膜上动脉右侧 180° 的神经、淋巴结及结缔组织，自下而上清扫至肠系膜上动脉根部。探查显露腹腔干后，离断胰腺钩突与肠系膜上动脉及腹腔干根部之间的神经、淋巴结及结缔组织 ( 图 3-60)。肠系膜上动脉和腹腔动脉干系统的解剖也可采用动脉入路方式。

　　12. 离断肝总管，整块移除标本，标本放入置物袋内 ( 图 3-61)。

　　13. 恶性肿瘤淋巴结清扫范围　淋巴结清扫范围同开腹胰十二指肠切除术。针对胰头区恶性肿瘤，目前有限的前瞻性研究结果显示，扩大淋巴结清扫不能改善患者预后。因此，除临床探索性研究外，不推荐常规进行扩大的腹膜后淋巴结清扫，推荐行标准的淋巴结清扫。

　　14. 消化道重建　分为腹腔镜下重建 ( 机器人消化道重建 ) 和小切口开腹重建。腹腔镜完成切除后进行的小切口开腹重建方式同开腹，推荐在学习曲线早期采用上腹部小切

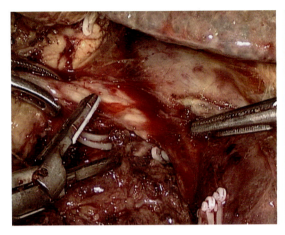

图 3-60 紧贴肠系膜上动脉右侧离断钩突

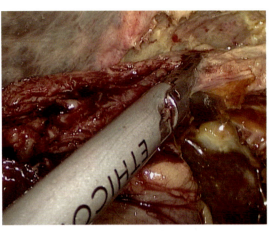

图 3-61 切断肝总管

口开腹重建。提倡采用 Child 法进行消化
道重建，包括胰肠吻合、胆肠吻合和胃肠
吻合。消化道可采用结肠前、结肠后及结
肠前后混合法，依据患者具体情况和术者
经验而选择。

（1）胰肠吻合：胰腺 - 消化道重建方式
主要包括胰肠吻合和胰胃吻合，以胰肠吻合
为主。胰肠吻合方式中胰管对空肠黏膜或其
改良方式是当前 LPD 的主要吻合方法，具
体的吻合方式可根据腹腔镜下操作特点和术
者开腹吻合的经验进行选择（图 3-62）。

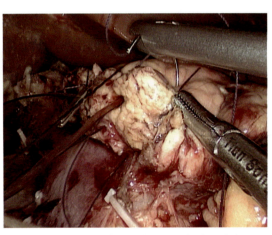

图 3-62 胰肠吻合（改良柿田法行胰肠吻合）

（2）胆肠吻合：可采用连续缝合、间断
缝合及连续间断相结合的方法。推荐使用可吸收倒刺线进行胆肠吻合。针对胆管细小患者
及学习曲线早期阶段，推荐合理使用吻合口支撑管以预防胆瘘和狭窄（图 3-63）。

（3）胃肠吻合：主要包括腹腔镜下全手工缝合和直线切割闭合器进行胃后壁与空肠的侧
侧吻合，术者可根据自身经验选择（图 3-64）。

15. 中转开腹手术指征　LPD 出现以下情况应及时中转开腹：恶性肿瘤侵犯胰头区域外，
且在腹腔镜下难以明确切除范围；出血难以控制或患者难以耐受气腹；病灶显露困难；手
术区域因严重慢性炎症导致切除极为困难；血管侵犯范围大难以在腹腔镜下完成血管重建；
术中消化道重建困难或无法完成。

16. 引流管的放置和标本取出　LPD 引流管的放置可参照开腹手术，推荐充分利用操作
孔合理放置腹腔引流管，应重视胰肠和胆肠吻合口附近引流管的放置。标本切除后应及时
取出，注意预防标本的种植转移。标本可从上腹部、脐周和下腹部小切口取出。

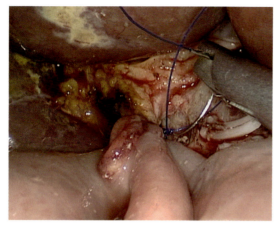

图 3-63 胆肠吻合

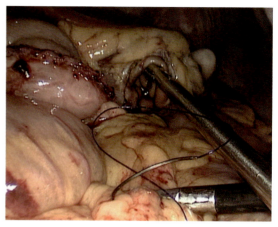

图 3-64 胃肠吻合

## （二）手术难点及对策

1. 胆总管的切除和肝门静脉前方的分离　切除胆总管时要注意其周围血管的解剖和显露，此类患者多因阻塞性黄疸肝淤胆增大，胆囊管汇合位置相对较高。肝门静脉的保护通常很受重视，要注意的是肝右动脉的保护。胆管切断应在胆囊管汇合以上即肝总管水平，分离肝总管后方时，应注意保护横跨其后方的肝右动脉，该血管损伤常会导致胆管血供不良，影响吻合口愈合。在分离胆总管内侧时也应注意保护肝动脉。紧贴胆管壁分离多可以避开其内后方的肝门静脉。

2. 术中出血的预防和处理　预防出血是腹腔镜下胰十二指肠切除术的重点之一，出血将导致解剖层次不清，增加手术难度及并发症风险。术中利用腹腔镜局部清晰放大的优势，精细解剖，3 mm 以下的血管可用超声刀切断，3 mm 以上的血管应以结扎锁或钛夹夹闭后切断。术中如遇出血应在尽量清理术野同时仔细寻找出血部位，力争夹闭止血，切忌以超声刀止血，这可能导致更大的出血或误伤毗邻脏器。

3. 探查的技巧　①探查时主操作孔应在剑突下，此时先离断结肠肝曲韧带及侧腹膜，将结肠翻向内下侧，打开十二指肠外侧腹膜，分离胰头和十二指肠后间隙，判断肿瘤是否侵犯下腔静脉和腹主动脉。②探查可先分离至横结肠系膜前叶下间隙，顺胃网膜右静脉分离至肠系膜上静脉，同时可清扫第 6、14v 组淋巴结。自根部结扎胃网膜右静脉，完全打开肠系膜上静脉血管鞘，会使分离更加方便。可用超声刀充分游离胰腺下缘肠系膜下血管两侧组织，其内血管可夹闭后离断。紧贴静脉继续向上分离至胰腺上缘，与肝门静脉前间隙贯通，可了解肿瘤是否侵犯大血管的情况。

4. 空肠上段离断的方式及技巧　空肠的离断用传统方法，在横结肠下找到十二指肠悬韧带即空肠起始部，距起始部约 15 cm 分离肠系膜，用直线切割闭合器离断空肠，紧贴空肠壁分离系膜、韧带组织直至肠系膜上血管的后方，注意不能损伤该血管。另外在游离十二指肠时可在肠系膜上血管右侧切断十二指肠悬韧带，游离空肠上段 5 ～ 10 cm，以避免腹腔镜下切除小肠及将其从肠系膜上血管后拉至右侧的困难，通常可节省 30 min 以上手术时间。

5. 淋巴结的清扫　由于第 12a、12b、12c、12h 及 12p 组和第 8 组淋巴结不仅是胰腺淋巴引流的主要区域，也是术后淋巴结转移导致阻塞性黄疸复发的常见原因，因此在切除胆囊及游离胆总管时应常规将肝十二指肠韧带骨骼化，清扫该区域淋巴结。

6. 胰头钩突部的完整切除　腹腔镜下胰腺钩突能否完整切除是争议的焦点。由于操作套管限制了器械的角度和方向，明显增加了该步骤的难度。不主张用直线切割闭合器自肝门静脉左侧将胰腺钩突切除，虽然能减少出血、缩短手术时间，但增加了术后胰瘘及肿瘤复发的危险。应用无损伤钳牵引肠系膜上静脉，在助手的配合下用超声刀仔细分离胰腺钩突，可以完整切除钩突，并将肠系膜上动脉、静脉前的淋巴结 ( 第 14a、14v 组 ) 完全清扫。切除方法：逐层离断钩突部汇入肠系膜上动脉、静脉的血管；将肠系膜上静脉翻向左侧，切除血管后胰腺组织；较粗大血管夹闭后离断，尤其是静脉；注意避免肠系膜上动脉损伤。

7. 胰肠吻合的方式与技巧　一般行胰肠单层间断缝合。为预防胰瘘，目前一般主张在胰管内置入引流管行内引流或外引流。胰肠吻合的肠袢内放置多孔引流管经胆肠吻合口从腹壁引出也是防止胰瘘、胆瘘很好的方法。

## 五、术后监测与处理

胰腺术后外科常见并发症的预防及治疗同开腹胰十二指肠切除术。推荐依据快速康复原则进行围手术期管理；建议必要时行超声、CT 和 CT 血管造影等辅助检查密切观察术后是否发生胰瘘、出血和动脉瘤等严重并发症，早期发现，及时干预。

## 六、术后常见并发症的预防与处理

术后常见并发症的预防与处理参见本章第一节标准胰十二指肠切除术。

## 七、临床效果评价

腹腔镜下胰腺手术中难度最大的无疑是腹腔镜下胰十二指肠切除术，原因在于不仅切除过程困难，还要进行复杂的消化道重建。从 1994 年 Ganger 开展首例 LPD 以来，腹腔镜下胰十二指肠切除术在争议声中逐步发展。Staudacher 等于 2005 年报道了 4 例腹腔镜辅助下胰十二指肠切除术，平均出血量 325 ml，平均手术时间 416 min，平均住院时间 12 d，术后无并发症发生。Dulucq 等于 2005 年报道了 11 例腹腔镜下胰十二指肠切除术，其中 6 例完全在腹腔镜下完成了胰十二指肠切除术和消化道重建 ( 包括胰腺和空肠的端端吻合 )，4 例患者在腹腔镜下实施切除，但经腹正中小切口完成消化道重建，1 例患者中转开腹。6 例患者完全腹腔镜下胰十二指肠切除的平均失血量为 75 ml(50 ～ 150 ml)，平均手术时间为 4.8 h(4.5 ～ 6 h)，平均住院时间 13.4 d(9 ～ 21 d)。术后并发症有腹腔内出血 1 例，小肠梗阻 1 例，1 例患者术后因心脏病发作而导致围手术期死亡。LPD 是安全、可行的，并可获得较好的临床疗效，但需要由腹腔镜技术高超的医师来完成，手术和开腹一样，可以保证足够的手术切缘和肿瘤切除原则的遵循。

Palanivelu 等报道了其自 1998 年至 2006 年完成的 42 例 LPD 患者，其中壶腹癌患者 24 例，囊腺癌患者 4 例，胰头癌患者 9 例，低位胆总管癌患者 3 例，胰头肿块型胰腺炎患者 2 例，患者平均年龄 62 岁 (28 ~ 70 岁 )，围手术期内死亡 1 例，随访过程中有 2 例患者分别于术后 22 个月和 36 个月失访，其余均获随访，2 例患者肿瘤转移，1 例患者肿瘤复发。恶性肿瘤、壶腹癌、囊腺癌、胰头癌和低位胆总管癌的 5 年生存率分别为 32%、30.7%、33.3%、19.1% 和 50%。预后生存分析提示，镜下淋巴组织侵犯是预后不良的因素，并存慢性胰腺炎时手术并发症发生率会明显升高。LPD 适用于局限的恶性肿瘤 ( 组织学类型不限 )，手术患者短期恢复快，并可获得长期生存。

腹腔镜下胰十二指肠切除术另一个最大的争议是淋巴结是否彻底清扫和胰腺钩突部是否完全切除两个方面。淋巴结的清扫见本节四、（二）手术难点及决策相关内容。腹腔镜胰腺钩突部的完整切除是手术的难点也是争议的焦点，同时由于腹壁穿刺鞘固定了操作器械的角度和方向，增加了该手术操作的难度，给钩突部的切除带来了困难，术中如用 Emlo-QA 自肝门静脉左侧将胰腺钩突部切除，可缩短手术时间，方便手术操作，但同时增加了术后胰瘘及肿瘤复发的风险。术中紧贴肠系膜上静脉以超声刀仔细分离钩突部汇流血管及供应血管，一般血管皆可直接离断，较大的供应动脉和汇流静脉应置锁扣夹后离断。在助手的密切配合下行走在胰腺外结缔组织中，即可完整切除胰腺钩突部，并可清扫肠系膜动、静脉前的淋巴结。

丰富的开腹胰十二指肠切除手术经验和精湛的腹腔镜手术操作技巧是完成该手术的必要条件，选择合适的病例是开展这一手术首先应该考虑的问题，若术中发现完成腹腔镜手术有困难，要及时中转开腹手术，或以辅助切口完成手术。胰腺钩突部完整切除，以及周围淋巴结清扫对患者的长期生存非常重要，学习曲线对手术的开展非常重要，该手术的学习曲线应该指对具备潜在条件医师进行针对训练或分解训练；决不能在患者身上直接开展这一手术训练。

随着机器人的临床应用的大力开展，在 LPD 方面初步显示出明显的优势。伴随着腹腔镜技术、机器人技术及其他微创技术的迅速发展，我们完全有理由相信腹腔镜下胰十二指肠切除术在壶腹部周围癌和早期胰头癌的外科治疗中必定有越来越广阔的应用前景。

（杨智勇　杨　明）

# 第六节　机器人辅助下胰十二指肠切除术

胰十二指肠切除术 (Whipple 手术 ) 是腹部外科手术中难度最大的手术之一，被称为腹部外科皇冠上的明珠。伴随着腹部手术微创化的流程，胰腺外科专家也开始尝试应用腹腔镜与机器人来实施胰十二指肠切除术。由于胰十二指肠切除术步骤复杂，解剖要求高，腹腔镜下胰十二指肠切除术存在较高的技术门槛，并且由于腹腔镜技术本身特点所限，进行各种吻合特别是胰肠吻合仍存在瓶颈。机器人的出现改变了这一现状，机器人的灵活与稳定决定了该技术在实施胰十二指肠切除术时较传统腹腔镜更具优势。

## 一、适应证

适应证同本章第五节腹腔镜下胰十二指肠切除术。

## 二、禁忌证

禁忌证同本章第五节腹腔镜下胰十二指肠切除术。

## 三、术前准备

术前准备同本章第一节标准胰十二指肠切除术。

## 四、手术要点、难点及对策

### (一) 手术要点

1. 麻醉　选择同本章第五节腹腔镜下胰十二指肠切除术。

2. 体位　患者取头高足低 30° 位。

3. 戳卡布置　同本章第五节腹腔镜下胰十二指肠切除术，脐下放置 12 mm 戳卡用于置入镜头，双侧肋弓下放置 8 mm 机械臂专用戳卡用于放置机械臂，双侧侧腹壁放置 10 mm 戳卡，由助手操作器械。

4. 探查　同本章第五节腹腔镜下胰十二指肠切除术，明确有无转移。

5. 肝脏悬吊　荷包线由剑突下穿入腹腔，经左侧三角韧带绕至肝圆韧带根部，穿过肝圆韧带至右侧穿出腹壁打结。

6. 标本切除　与标准十二指肠切除术类似，机器人胰十二指肠切除术也可根据病变部位的不同采取不同的入路，如动脉优先入路、容易处理部位优先入路等，但根据机器人的特点，由下而上、由近及远处理更为容易，因而一般采取以下切除策略。

(1) 紧靠胃网膜血管离断胃结肠韧带 (图 3-65)。

(2) 翻起胃，继续沿胃结肠韧带打开，显露胃网膜右血管，切开胃网膜右血管表面腹膜，解剖至肠系膜上静脉右侧的外科干，夹闭离断外科干，再沿外科干部位向左侧切开胰腺下缘，显露肠系膜上静脉主干 (图 3-66)。

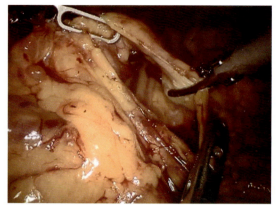

图 3-65　离断胃结肠韧带

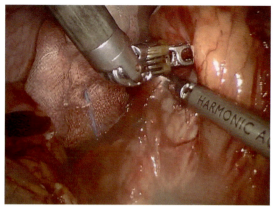

图 3-66　解剖肠系膜上静脉

(3) 沿十二指肠与结肠系膜间隙切开，将结肠向下游离，并翻起十二指肠，做 Kocher 切口游离十二指肠。

(4) 离断大、小胃网膜弓血管，直线切割闭合器离断远端胃 ( 图 3-67、图 3-68)。

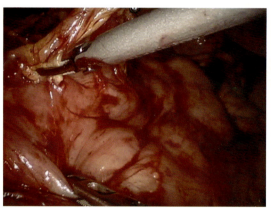

图 3-67　离断胃小弯血管

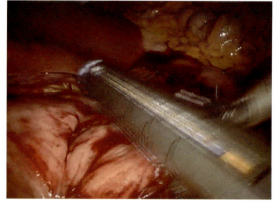

图 3-68　切断胃

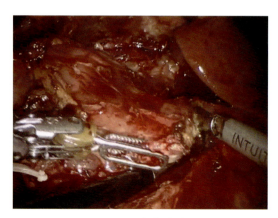

图 3-69　离断胰腺

(5) 打开第 8 组淋巴结下方胰腺被膜，显露肝总动脉，向左侧分离直至胃左动静脉旁，向右分离至胃右动脉和胃十二指肠动脉，并离断，离断胃十二指肠动脉后悬吊肝总动脉。于门静脉前方离断胰腺 ( 图 3-69)。

(6) 掀起十二指肠，继续沿后腹膜打开，切断十二指肠悬韧带后将空肠拖向右侧，用直线切割闭合器切断空肠。如此步操作困难也可掀起横结肠，充分游离空肠起始段，离断空肠及空肠系膜直至肠系膜上静脉后方，再将空肠起始段自肠系膜上动静脉右侧拉出，用直线切割闭合器离断。

(7) 解剖并离断钩突。助手将结肠系膜向左下方牵拉，使用超声刀、电钩或马里兰钳等紧靠肠系膜上动静脉解剖钩突，直至胰腺上缘处。离断过程中注意离断胰十二指肠下动脉。

(8) 游离胆囊和胆总管上段，分离胆总管与门静脉间的组织。

(9) 继续自下而上沿肠系膜上静脉和门静脉分离，将肝总动脉和腹腔干后方、下方淋巴结一并清扫，最后横断胆总管，此时已完成标本切除，标本放入取物袋 ( 图 3-70)。

7. 消化道重建　同本章第一节标准胰十二指肠切除术，消化道重建有多种方式，各有优劣，但机器人胰十二指肠切除术优先采用步骤简单的吻合方法。

(1) 胰肠吻合：笔者通常采用改良的胰腺空肠导管对黏膜吻合。首先以 3-0 大针 Prolene 线或吸收线贯穿胰腺与肠壁，钛夹相对固定，共固定 3 或 4 针；继而在肠壁穿孔后间断缝合胰管与肠壁；最后用 3-0 的 Prolene 线或吸收线打结 ( 图 3-71 ～图 3-73)。

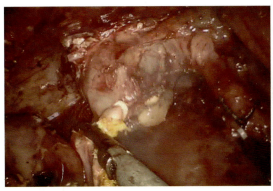

图 3-70　切断胆总管，移除标本

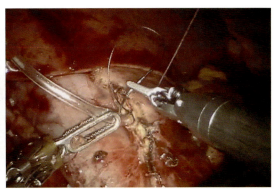

图 3-71　胰管支架置入

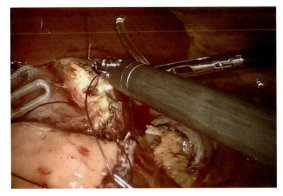

图 3-72　全程贯穿胰腺缝合

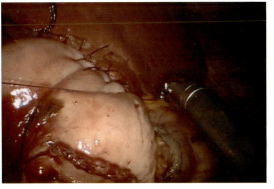

图 3-73　胰肠吻合完毕

(2) 胆肠吻合：笔者通常采用连续吻合法，根据胆管粗细使用 4-0 或 5-0 小针 Prolene 线连续缝合胆肠吻合口。

(3) 胃肠吻合：使用直线切割闭合器行胃肠三角吻合，开口处以 4-0 Prolene 线连续缝合。

8. 引流管放置　同本章第五节腹腔镜下胰十二指肠切除术。

### (二) 手术难点及对策

1. 转移的判断    机器人系统缺乏触觉反馈系统，只能凭借肉眼观察转移。对于存在可疑肝实质内转移灶的患者，术中很难评估是否真正存在转移。在上述情况下可行术中超声联合穿刺活检明确是否转移。

2. 动脉侵犯的判断    肠系膜上动脉是否受累是手术能否达到 $R_0$ 切除的关键，因而在进行破坏性切除前应对可疑肠系膜上动脉侵犯者进行探查。在各种动脉优先入路中，开腹手术进行肠系膜上动脉根部悬吊是比较困难的，但在机器人手术中因为机器人的视野特点，反而相对容易。

3. 胰管的确定    无论是否向胰管内置入支架，确定胰管位置都是降低胰瘘风险的关键。在可离断胰腺的器械中，超声刀的止血效果最好，术野最清晰，但常将胰管凝闭。根据胰管的解剖特点 (在胰颈处通常处于中上 1/3、中后 1/3 的位置) 及术前影像学检查，在接近胰管部位时可采用电钩离断。若超声刀凝面怀疑有胰管，可根据术前影像学检查，将胰腺断面切除一部分。

4. 钩突的切除    胰腺钩突部的离断无论是在开腹手术还是在微创手术都是胰十二指肠切除术中最为困难的部分，钩突切缘的阴性提示达到 $R_0$ 切除。机器人的放大视野较开腹手术更为清晰，更易明确较大的血管并确切夹闭离断，但仍应熟悉局部解剖结构，特别是几个较大分支的走行。钩突部主要有以下几大分支血管：最下方常先显露出空肠静脉第一支，向上可见空肠动脉第一支及胰十二指肠下动脉，两者常共干，胰腺上缘有一支汇入门静脉的固定血管。在切除过程中如上述血管确切离断可保证钩突切除过程中出血较少。

5. 消化道的重建    简单、安全是机器人胰十二指肠切除术消化道重建的基本要求。胃肠吻合与胆肠吻合腹腔镜技术较为成熟，在方法上基本已达成共识。但胰肠吻合仍处于百家争鸣的状态。根据笔者的经验，导管对黏膜的胰肠吻合方式更为简单可靠，至于具体选用哪种则根据术者经验选择，笔者总结吻合的基本要求如下所述。

(1) 简单：不应缝合针数过多。

(2) 黏膜与导管确切对合：置入支架有利于两者对合。

(3) 牢固：胰腺与肠管应具有牢固的相对固定。

(4) 疏松：打结不能过紧，更应避免胰腺割伤。

## 五、术后监测与处理

术后监测与处理同本章第一节标准胰十二指肠切除术。

## 六、术后常见并发症的预防与处理

术后常见并发症的预防与处理同本章第一节标准胰十二指肠切除术。

## 七、临床效果评价

临床效果理论上应等同于胰十二指肠切除术。机器人胰十二指肠切除术切除范围等同于开腹手术，因而在近远期疗效方面应无差异。尽管理论上微创手术患者术后恢复更快，可更早地实施化疗，但围手术期管理水平的提高也显著缩短了开腹患者的恢复时间，两者可开始化疗的时间并无差异。至于气腹增加肿瘤播散风险等的推测也缺乏临床证据证实。

胰十二指肠手术难度很高，在微创手术发展的初期一直是微创手术的禁区。1994 年 Gagner 等开始尝试腹腔镜下胰十二指肠切除术，经过 25 年的发展，目前仍仅少数大的胰腺中心的个别医生能开展腹腔镜下胰十二指肠切除术，该手术学习曲线长，在学习曲线过程中患者并发症风险显著增高。机器人的出现改变了这种现状，机器人更灵活、更稳定、更加适合这种复杂的手术。与腹腔镜手术相比，机器人胰十二指肠切除术学习曲线更短，有开腹胰十二指肠切除术经验的外科医师能快速掌握机器人胰十二指肠切除术，并将并发症风险控制在可控范围之内。

（吴河水　杨智勇）

# 第七节　胰腺与消化道重建方式

胰肠吻合是具有挑战性的消化道重建方式，技术难度大，并发症发生率高，常见的并发症为吻合口瘘，发生率约 20%，并可导致继发性出血、腹腔感染。胰肠吻合应简便易行，安全可靠。目前国内外报道的胰肠吻合消化道重建的方式有数十种之多，总体可归为"套入式"吻合及"导管对黏膜"吻合两类。

## 一、胰腺空肠端端套入式吻合

在施行胰腺空肠端端套入式吻合时，为了不使胰腺断端直接接触消化液而引起残胰继发性损伤，要以空肠壁完全覆盖住胰腺断端。当胰腺断端与空肠断端口径不匹配时，采用此法吻合通常比较困难。手术步骤及技术要点如下。

1. 距空肠及胰腺断端约 1 cm 处行胰腺后壁被膜与空肠后壁浆肌层缝合 ( 图 3-74)。
2. 胰腺断端的后缘与空肠后壁全层间断缝合打结，完成后壁的缝合 ( 图 3-74)。
3. 胰腺断端前缘与空肠前壁全层间断缝合 ( 图 3-75)。
4. 胰腺前壁被膜与空肠前壁浆肌层缝合，将胰腺套入肠腔内，完成全部吻合过程 ( 图 3-76)。

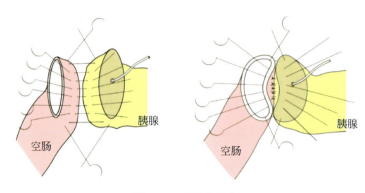

图 3-74　后壁的缝合

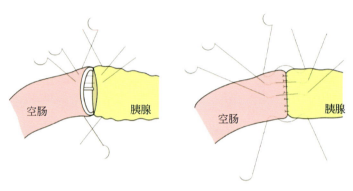

图 3-75　前壁的缝合

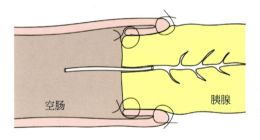

图 3-76　胰腺空肠端端套入式吻合完成的冠状
面示意图

打结时，要将空肠壁推向残胰断面，慢慢收紧，打外科结，不得撕裂胰腺实质。原则上使用张力大、组织反应轻的缝线。胰腺实质柔软时，打结的要点是缝线不得收得过紧。吻合时，套入空肠内的残胰断端不得超过 2 cm。

## 二、胰腺空肠导管对黏膜吻合

胰管空肠导管对黏膜吻合，吻合口胰管狭窄发生率较低，不受胰腺断端大小的限制（图 3-77），但对胰管较细者操作困难。手术步骤及技术要点如下所述。

1. 主胰管内置入支架管妥善固定。

2. 胰腺断端后缘和空肠对应部位后壁浆肌层间断缝合，也可缝合空肠浆肌层与胰腺组织，注意避开胰管。

3. 于主胰管对应部位空肠壁切开小孔，大小与主胰管直径相当，行切开处空肠后壁与胰管后壁缝合，将支架管送入空肠腔内，继续行切开处空肠前壁与胰管前壁缝合。

4. 行空肠前壁浆肌层与胰腺断端缝合，使胰腺断端紧贴空肠浆膜。

## 三、Blumgart 吻合法

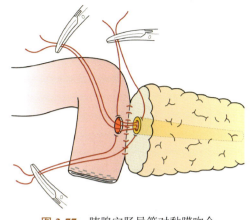

图 3-77　胰腺空肠导管对黏膜吻合

Blumgart 吻合法属于导管对黏膜吻合方式，胰腺断端与空肠浆肌层采用"U"形贯穿缝合方式进行贴合。手术步骤及技术要点如下所述。

1. 游离胰腺断端 1 ~ 2 cm。

2. 距胰腺断面约 1 cm 胰腺腹侧进针，由前向后贯穿至胰腺背侧出针，缝针继续缝合空肠袢后壁的浆肌层之后，再从胰腺背侧由后向前贯穿胰腺至腹侧出针。完成"U"形缝合共 4 针，针距 5 ~ 10 mm，收拢缝线将空肠后壁与胰腺后缘靠拢（图 3-78）。

3. 肠袢对应位置戳孔，行导管对黏膜缝合并打结（图 3-79）。

4. 预留在胰腺腹侧的"U"形缝合线再与空肠腹侧浆肌层缝合，进一步收拢打结完成吻合。

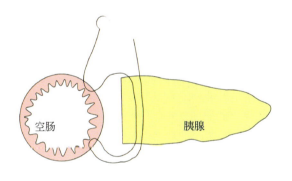

图 3-78　胰腺断端与空肠壁进行吻合的方法，沿胰腺长轴（非主胰管水平）的剖面示意图

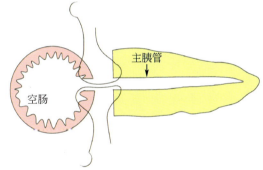

图 3-79　胰管与空肠戳孔处的吻合方法，沿胰腺长轴（主胰管水平）的剖面示意图

123

## 四、Kakita 吻合法（柿田式胰空肠紧贴吻合法）

Kakita 吻合法属于导管对黏膜吻合方式，胰腺侧采用简单贯穿缝合方法，吻合口前壁和后壁不予区分，作为一层对待。手术步骤及技术要点如下所述。

### （一）胰腺空肠紧贴吻合（胰腺断端贯穿式缝合）

在距残端约 5 cm 的空肠袢对系膜缘侧戳小孔，备作胰管对空肠黏膜缝合之用。

剥离胰腺断端的后方至少 1 cm。将 4-0 的 Prolene SH-1 针（直径 26 mm）稍稍弄直成"J"字形。从胰腺腹侧向背侧贯穿缝合，接着由深至浅缝合空肠的浆膜层。胰腺侧缝合的边距为 1 cm 左右。空肠侧缝合的宽度应该是胰腺厚度的 1.5 倍以上或空肠壁的小半周。首先在插着胰管导管的情况下紧贴主胰管的上下缘进针，而后拔去胰管导管，确认没有缝到胰管导管，否则拆掉重新缝合。要注意胰腺断端的上下缘很容易没有被肠壁覆盖到而露在外面。柿田式吻合时，贯穿缝合的间隔为 7 mm，多数时候会用到 4 ~ 6 根，但如果胰腺断端能被完全覆盖，针数最好少一点。缝合结束时，将线左右分别放好 ( 图 3-80 )。

### ( 二 ) 胰管空肠黏膜吻合

吻合时使用 5-0 PDS Ⅱ TF 针 ( 直径为 12 mm 单针 )，镊子使用心脏外科用的 Machiaran 镊子。一般缝 8 针，全层缝合。胰管侧要连同周围的胰腺实质、空肠侧要在直视下带着黏膜一同缝合。首先在胰管前壁中央由外向内挂一根牵引线后牵开，这样就比较容易看到胰管。接着在胰管上下端缝合，然后在后壁按内外—外内的顺序缝上 3 针。依次结扎后壁的缝线，用力要适度，防止用力过度引起胰腺实质撕裂。后壁结扎完之后，插入胰管导管，用后壁中央的缝线固定。前壁缝合时，用反手行针，从空肠侧开始按外内—内外的顺序操作较容易。仅在前壁中央用先前留置的牵引线按由内向外的顺序缝合空肠壁。前壁缝 3 针后依次结扎 ( 图 3-81 )。

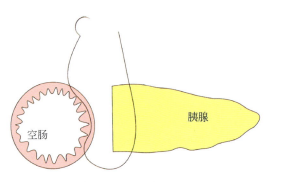

**图 3-80** 胰腺断端的贯穿缝合，沿胰腺长轴 ( 非主胰管水平 ) 的剖面示意图

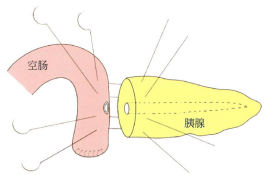

**图 3-81** 胰腺断端的贯穿缝合前面观示意图 ( 一般 4 ~ 6 针 )

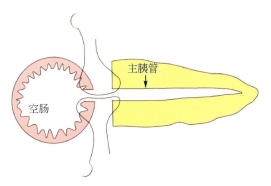

**图 3-82** 胰管与空肠戳孔处的吻合，沿胰腺长轴 ( 主胰管水平 ) 的剖面示意图

### ( 三 ) 柿田式缝合后的结扎 ( 贯穿缝合线的结扎 )

顺次结扎时，让助手捏起肠壁盖着胰腺断端。注意手法要轻柔 ( 图 3-82 )。结扎的松紧度以胰肠之间大概能插入薄刃的剪刀为准。

手术要点包括：将胰管 ( 连同胰腺实质 ) 和空肠全层紧密缝合，针数为 8 针；结扎时注意不要将胰腺撕裂；用空肠壁将胰腺断端完全覆盖是重点。

## 五、胰管空肠侧侧吻合法

胰管空肠侧侧吻合法适用于慢性胰腺炎主胰管扩张合并慢性胰腺炎改变的患者。手术步骤及技术要点如下所述。

1. 确定扩张主胰管的位置后沿主胰管走行方向切开。

2. 闭合空肠断端，在空肠预吻合处对系膜缘肠壁做一与主胰管切开长度相当的纵向切口。

3. 采用 3-0 可吸收缝线，首先将空肠切口上缘与主胰管切口下缘进行吻合（图 3-83），再吻合空肠切口下缘与主胰管切口上缘（图 3-84）。

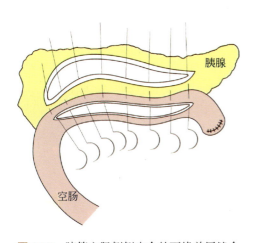

**图 3-83** 胰管空肠侧侧吻合的下缘单层缝合示意图

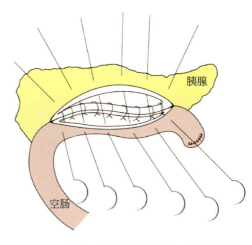

**图 3-84** 胰管空肠侧侧吻合的上缘单层缝合示意图

4. 慢性胰腺炎患者通常伴有胰管扩张和胰腺实质萎缩纤维化，单层吻合是安全的（图 3-85）。对于胰腺实质纤维化不明显者，也可以采用双层吻合（图 3-86）。

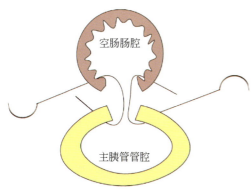

**图 3-85** 胰管空肠侧侧吻合（单层）断面示意图
主胰管扩张，胰腺实质萎缩时采用

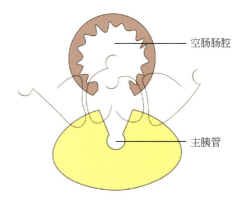

**图 3-86** 胰管空肠侧侧吻合（双层）断面示意图
胰腺实质肥厚时采用

## 六、胰腺空肠勺状吻合术 ( 笔者所在中心术式 )

胰腺空肠勺状吻合术适用于慢性胰腺炎患者，施行胰头部切除＋胰体尾胰管切口取石术后，远端胰腺与消化道重建时。手术步骤及技术要点如下所述。

1. 自胰腺断端沿主胰管走行方向切开胰体尾部，取尽其中结石 ( 图 3-87)。

2. 将用于吻合的空肠袢从横结肠系膜戳孔处拖至胰腺下缘。

3. 空肠浆肌层与切开胰管下缘的胰腺被膜组织行间断缝合，在胰腺断端水平处，空肠向后折与胰腺断端后壁继续行间断缝合 ( 图 3-88)。

4. 依照吻合口长度切开空肠，行胰管空肠全层间断缝合。胰腺断端处将空肠折向后方完成全部胰管后壁的吻合。

5. 继续完成胰管剖面及胰管断面与空肠的前壁缝合 ( 图 3-89)。

6. 对于慢性胰腺炎患者通常伴有的胰腺实质纤维化及胰管扩张，可采用单次的勺状吻合方法 ( 图 3-90~ 图 3-92)。

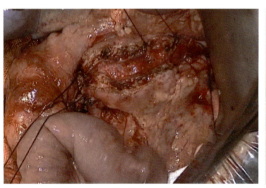

图 3-87  远端胰腺胰管纵向剖开取尽结石

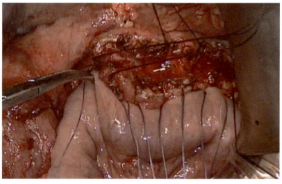

图 3-88  空肠浆肌层与纵向剖开的胰管下缘组织缝合后，折向后方及胰腺断面继续进行缝合

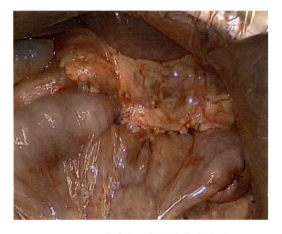

图 3-89  胰腺空肠勺状吻合完成后

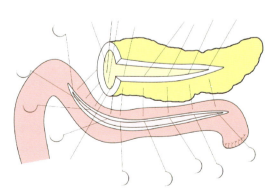

图 3-90  单层勺状吻合，吻合口后壁的缝合

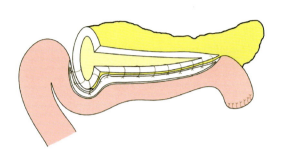 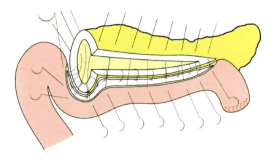

图 3-91　后壁结扎　　　　　　　　　　　图 3-92　吻合口前壁的缝合

## 七、胰肠吻合术的效果评价

良好的胰肠吻合应符合以下条件。

(1) 简便易行，安全可靠。

(2) 保证良好的血供：稀疏的缝合和松紧适当的结扎可保证吻合口良好的血供，而过密的缝合、过紧的结扎等均会影响吻合口血供，进而影响愈合。

(3) 止血彻底：胰腺断面血管丰富，如果止血不彻底，术后吻合口出血，局部血凝块淤积，甚至可能撑破吻合口。

(4) 保证组织活力：胰腺残端缝合预处理加固、超声刀、ligasure 烧灼均可导致组织热灭活而影响吻合口血供，致使吻合口愈合不良。

(5) 保持适当的张力：由于手术创伤，胰肠吻合术后必然发生组织水肿，故吻合口须保持适当的张力，为术后水肿预留空间，如果打结过紧，术后将发生缝线切割撕裂吻合口。

(6) 缝合精准：完整的胰肠吻合是生物愈合的前提条件，对于任何胰肠吻合，高质量的缝合和打结均是关键。缝合时应选择合适的进针点和角度，控制好进针和出针点；缝合的要领是依照针的弧度旋转手腕使针穿过组织，拔针时同样须按照针的弧度拔出，以免撕扯柔软的胰腺组织。打结只要求组织靠拢，避免组织割伤。

（王春友　杨　明）

### 参 考 文 献

刘荣，赵国栋，尹注增，2017. 达芬奇机器人胰腺癌根治术与技巧 . 中华普外科手术学杂志（电子版），11(1):13-16.

王志东，姜兴明，钟翔宇，等，2016. 联合应用多种动脉优先入路胰十二指肠切除术的经验总结 . 中华外科杂志，54(11):854-858.

张太平，冯梦宇，赵玉沛，2017. 积极稳妥、循序渐进地开展腹腔镜胰十二指肠切除术 . 中华外科杂志，55(5):321-324.

赵玉沛，2013. 胰腺外科手术学 . 北京：人民军医出版社 .

中华医学会外科学分会胰腺外科学组，中国医疗保健国际交流促进会胰腺病分会胰腺微创治疗学组，中国研究型医院学会胰腺疾病专业委员会胰腺微创学组，等，2017. 腹腔镜胰十二指肠切除手术专家共识 ( 附 : 手术流程与主要步骤 ). 中华外科杂志 , 55(5):335-339.

Abrams RA, Lowy AM, O'Reilly EM, et al, 2009. Combined modality treatment of resectable and borderline resectable pancreas cancer:expert consensus statement. Ann Surg Oncol, 16:1751-1756.

Baque P, Iannelli A, Delotte J, et al, 2009. Division of the right posterior attachments of the head of the pancreas with a linear stapler during pancreaticoduodenectomy:vascular and oncological considerations based on an anatomical cadaver-based study. Surg Radiol Anat, 31:13-17.

Bassi C, Falconi M, Molinari E, et al, 2003. Duct-to-mucosa versus endto- side pancreaticojejunostomy reconstruction after pancreaticoduodenectomy:results of a prospective randomized trial. Surgery, 134:766-771.

Beger HG, Schlosser W, Friess HM, et al, 1999. Duodenum-preserving head resection in chronic pancreatitis changes the natural course of the disease:a single-center 26-year experience. Ann Surg, 230(4):512-523.

Bockhorn M, Uzunoglu FG, Adham M, et al, 2014. Borderline resectable pancreatic cancer:a consensus statement by the International Study Group of Pancreatic Surgery (ISGPS). Surgery, 155:977-988.

Crist DW, Sitzmann JV, Cameron JL, 1987. Improved hospital morbidity, mortality, and survival after the Whipple procedure. Ann Surg, 206:358-365.

Gomez T, Palomares A, Serradilla M, et al, 2014. Reconstruction after pancreatoduodenectomy:Pancreatojejunosto my vs pancreatogastrostomy. World J Gastrointest Oncol, 6:369-376.

Gudjonsson B, 1987. Cancer of the pancreas. 50 years of surgery. Cancer, 60:2284-2303.

Gumbs AA, Rodriguez Rivera AM, Milone L, et al, 2011. Laparoscopic pancreatoduodenectomy:a review of 285 published cases. Ann Surg Oncol, 18:1335-1341.

Hallet J, Zih FS, Deobald RG, et al, 2015. The impact of pancreaticojejunostomy versus pancreaticogastrostomy reconstruction on pancreatic fistula after pancreaticoduodenectomy:meta-analysis of randomized controlled trials. HPB (Oxford), 17(2):113-122.

Harrison LE, Klimstra DS, Brennan MF, 1996. Isolated portal vein involvement in pancreatic adenocarcinoma. A contraindication for resection? Ann Surg, 224:342-347; discussion 347-349.

Howard TJ, Krug JE, Yu J, et al, 2006. A margin-negative R0 resection accomplished with minimal postoperative complications is the surgeon's contribution to long-term survival in pancreatic cancer. J Gastrointest Surg, 10:1338-1345.

Kozuschek W, Reith HB, Waleczek H, et al, 1994. A comparison of long term results of the standard Whipple procedure and the pylorus preserving pancreatoduodenectomy. J Am Coll Surg, 178:443-453.

Li D, Xie K, Wolff R, et al, 2004. Pancreatic cancer. Lancet, 363:1049-1057.

Lin PW, Lin YJ, 1999. Prospective randomized comparison between pylorus-preserving and standard pancreaticoduodenectomy. Br J Surg, 86:603-607.

Matsumoto I, Shinzeki M, Asari S, et al, 2014. A prospective randomized comparison between pylorus- and subtotal stomach-preserving pancreatoduodenectomy on postoperative delayed gastric emptying occurrence and long-term nutritional status. J Surg Oncol, 109:690-696.

Michalski CW, Kleeff J, Wente MN, et al, 2007. Systematic review and meta-analysis of standard and extended lymphadenectomy in pancreaticoduodenectomy for pancreatic cancer. Br J Surg, 94:265-273.

Mollberg N, Rahbari NN, Koch M, et al, 2011. Arterial resection during pancreatectomy for pancreatic cancer:a systematic review and metaanalysis. Ann Surg, 254:882-893.

Nakeeb A, Lillemoe KD, Grosfeld JL, 2004. Surgical techniques for pancreatic cancer. Minerva Chir, 59:151-163.

Nimura Y, Nagino M, Takao S, et al, 2012. Standard versus extended lymphadenectomy in radical pancreato-duodenectomy for ductal adenocarcinoma of the head of the pancreas:long-term results of a Japanese multicenter randomized controlled trial. J Hepatobiliary Pancreat Sci, 19:230-241.

Pedrazzoli S, DiCarlo V, Dionigi R, et al, 1998. Standard versus extended lymphadenectomy associated with pancreatoduodenectomy in the surgical treatment of adenocarcinoma of the head of the pancreas:a multicenter, prospective, randomized study. Lymphadenectomy Study Group. Ann Surg, 228:508-517.

Riediger H, Makowiec F, Fischer E, et al, 2006. Postoperative morbidity and long-term survival after pancreaticoduodenectomy with superior mesenterico-portal vein resection. J Gastrointest Surg, 10:1106- 1115.

Shoup M, Conlon KC, Klimstra D, et al, 2003. Is extended resection for adenocarcinoma of the body or tail of the pancreas justified? J Gastrointest Surg, 7:946-952; discussion 952.

Siegel RL, Miller KD, Jemal A, 2016. Cancer statistics, 2016. CA Cancer J Clin, 66:7-30.

Simard EP, Ward EM, Siegel R, et al, 2012. Cancers with increasing incidence trends in the United States:1999 through 2008. Ca A Cancer Journal for Clinicians, 62(2):118-128.

Sobin LH, Gospodarowicz MK, Wittekind C, 2009. TNM Classification of Malignant Tumours. 7th ed. New Jersey:John Wiley & Sons.

Stitzenberg KB, Watson JC, Roberts A, et al, 2008. Survival after pancreatectomy with major arterial resection and reconstruction. Ann Surg Oncol, 15:1399-1406.

Topal B, Fieuws S, Aerts R, et al, 2013. Pancreaticojejunostomy versus pancreaticogastrostomy reconstruction after pancreaticoduodenectomy for pancreatic or periampullary tumours:a multicentre randomised trial. Lancet Oncol, 14:655-662.

Traverso LW, Longmire WP, Jr, 1978. Preservation of the pylorus in pancreaticoduodenectomy. Surg Gynecol Obstet, 146:959-962.

Tseng JF, Raut CP, Lee JE, et al, 2004. Pancreaticoduodenectomy with vascular resection:margin status and survival duration. J Gastrointest Surg, 8:935-949.

van Berge Henegouwen MI, van Gulik TM, DeWit LT, et al, 1997. Delayed gastric emptying after standard pancreaticoduodenectomy versus pylorus-preserving pancreaticoduodenectomy:an analysis of 200 consecutive patients. J Am Coll Surg, 185:373-379.

Varadhachary GR, Tamm EP, Abbruzzese JL, et al, 2006. Borderline resectable pancreatic cancer:definitions, management, and role of preoperative therapy. Ann Surg Oncol, 13:1035-1046.

Winter JM, Cameron JL, Campbell KA, et al, 2006. Does pancreatic duct stenting decrease the rate of pancreatic fistula following pancreaticoduodenectomy? Results of a prospective randomized trial. J Gastrointest Surg, 10:1280-1290.

Worni M, Castleberry AW, Clary BM, et al, 2013. Concomitant vascular reconstruction during pancreatectomy for malignant disease:a propensity score-adjusted, population-based trend analysis involving 10 206 patients. JAMA Surg, 148(4):331-338.

Yeo CJ, Cameron JL, Sohn TA, et al, 1999. Pancreaticoduodenectomy with or without extended retroperitoneal lymphadenectomy for periampullary adenocarcinoma:comparison of morbidity and mortality and short-term outcome. Ann Surg, 229:613-622; discussion 622- 614.

Zervos EE, Rosemurgy AS, Al-Saif O, et al, 2004. Surgical management of early-stage pancreatic cancer. Cancer Control, 11:23-31.

# 第四章　胰体尾切除术

## 第一节　标准的远侧胰腺切除术

由于胰腺为腹膜后器官，胰体尾部发生病变时早期症状不明显，多数患者因上腹不适或消化不良就诊于消化内科或自行服药，直至治疗效果不佳或明显体重下降才找胰腺专科医生诊治，这时常已失去手术切除机会。另有部分低度恶性或交界性肿瘤患者因触及上腹部包块而就诊。据文献报道，胰体尾癌误诊率高达80%以上，手术切除率仅为14.5% ~ 17.1%。因此，能否及时发现、早期诊断，直接影响到胰体尾肿瘤特别是胰体尾癌患者的治疗和预后。对于年龄40岁以上的患者，如出现不明原因的腰痛、上腹部不适、消瘦乏力等症状，应考虑到胰体尾肿瘤的可能。对于胰体尾恶性肿瘤，从肿瘤根治角度考虑，应行包括病灶在内的胰体尾部和脾脏切除，同时根据病理类型行或不行区域淋巴结清扫，伴邻近脏器侵犯者需同时行器官部分或全部切除。有学者根据肿瘤的病理类型、进展程度和位置将胰体尾恶性肿瘤手术方式分为标准胰体尾切除术和扩大胰体尾切除术。标准胰体尾切除术范围为胰体尾和脾切除时同时行区域性淋巴结清扫，包括腹腔干、主动脉前外侧、胰腺上下缘及脾血管周围淋巴结组。扩大胰体尾切除术除标准胰体尾切除术范围外，还应清扫肝十二指肠韧带淋巴结组、肝总动脉淋巴结组、腹主动脉和下腔静脉的前外侧面淋巴结组及右侧 Gerota 筋膜，同时行局部侵犯器官的部分或全部切除。本节为便于叙述统称为远侧胰腺切除术 (distal pancreatectomy，DP)。

## 一、适应证

1. 胰体尾癌。

2. 胰体尾囊腺癌、神经内分泌肿瘤。

3. 胰体尾部低度恶性或交界性肿瘤且与脾动静脉粘连严重者，如实性假乳头状瘤、巨大的浆液性或黏液性囊腺瘤等。

4. 胃、十二指肠升部、空肠起始部或横结肠左侧恶性肿瘤侵犯胰体尾者。

5. 其他少见的胰体尾肿瘤。

## 二、禁忌证

1. 胰体尾癌已有广泛的腹膜后侵犯或转移。
2. 肿瘤已有向腹膜腔内、肝、肺或其他远处转移。
3. 肿瘤侵犯腹腔干、腹主动脉或肠系膜上动脉。
4. 伴有心、肝、肾、肺或脑功能障碍，以及体质严重消耗不能耐受手术者。

## 三、术前准备

1. 心、肺、肾、脑等重要器官功能评估。

2. 肿瘤本身的评估　应对包括肿瘤性质、可切除性及可能的切除范围进行仔细评估，并制订周密的计划。行胸部 X 线检查排除肺转移，上腹部增强 CT/MRI 排除腹腔淋巴结、肝脏或盆腔转移 ( 图 4-1)。常规行上腹部薄层螺旋增强 CT 检查以详细了解肿瘤大小、邻近血管或脏器侵犯情况，需特别注意评估肿瘤是否侵犯腹腔干、腹主动脉和肠系膜上动脉等，2016 年 NCCN 指南指出若胰体部肿瘤包绕动脉 ( 腹腔干或肠系膜上动脉 ) 范围大于 180°判定为不可切除 ( 图 4-2、图 4-3)。有条件的单位应行 CT 下动脉重建 (CTA) 以直观了解动脉受累的情况。超声内镜 (EUS) 检查对于判定肿瘤是否侵犯邻近血管、脏器和是否存在周边淋巴结转移有较大帮助，条件允许还可行内镜下肿瘤穿刺细胞学或组织学检查，有利于病变的定性。正电子发射计算机断层扫描或磁共振检查 (PET-CT/MRI) 对于胰体尾肿瘤定性及发现有无远处转移有较大帮助，但部分患者病变不摄取标记的核素导致该检查的假阴性率较高。

*131*

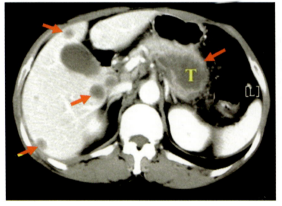 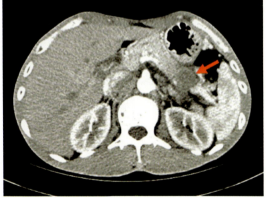

图 4-1　不可切除胰腺癌，肿瘤 ( 标记为 T) 位于胰体部，箭头示肝脏多个转移结节
图 4-2　可切除胰尾癌，箭头示肿瘤位于胰尾部，无重要血管侵犯

3. 确定肿瘤邻近脏器受累情况　如上腹部增强 CT/MRI 或 EUS，可疑存在胃、十二指肠升部、空肠起始部或结肠脾曲受累时，应行上消化道钡餐检查以了解十二指肠或空肠起始部有无狭窄，可疑结肠受累的患者应行钡剂灌肠检查了解结肠狭窄的程度，并于术前清

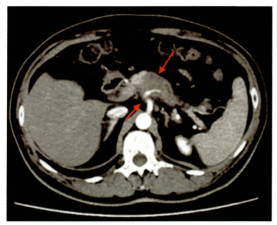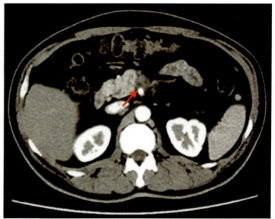

图 4-3　不可切除胰腺癌，箭头示肿瘤包绕腹腔干，并侵犯肠系膜上动脉

洁肠道为结肠局部切除吻合做准备。

4. 经上述评估后可行远侧胰腺切除者，应纠正存在的营养不良、低蛋白血症及贫血，纠正水、电解质紊乱，严重血糖紊乱者也应一并处理。

## 四、手术要点、难点及对策

### (一) 手术要点

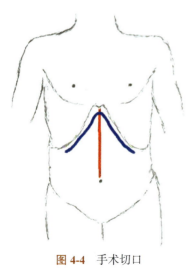

图 4-4　手术切口

红线：上腹部正中切口；蓝线：屋顶式切口

1. 麻醉　常采用全身麻醉或连续硬膜外麻醉。

2. 体位　患者取平卧位，左侧垫高约 15°。切口可选择左侧肋缘下或屋顶式切口 ( 双肋缘下切口 )，武汉协和医院胰腺外科常规采用上腹部正中切口 ( 特别肥胖者则采用左侧肋缘下或屋顶式切口 )，利用 Thomson 牵引器使胸壁适当回缩，提供良好显露 ( 图 4-4)。特别需要说明的是尽管经过术前详细的影像学评估，仍有相当数量的患者开腹后发现腹膜种植转移或肝转移，因此笔者所在中心常规在全身麻醉下行腹腔镜探查，若无腹膜种植或肝转移者，又不适合行腹腔镜下切除者则通过上述正中切口开腹行远侧胰腺切除术。

3. 对尚不具备腹腔镜探查条件的单位应在良好显露的条件下探查腹腔内有无腹水、肿瘤种植，以及肝、胆囊、胆管等器官转移，还应检查系膜根部，尤其是探明肠系膜上动脉、腹腔干及腹主动脉是否受肿瘤侵犯。笔者常规以术中超声检查进一步明确以上动脉是否受累及受累的程度。并以超声刀切断胃结肠韧带及脾胃韧带，将胃向上牵开，充分显露胰颈、胰体、胰尾部，探查小网膜囊腔，明确是否存在胃后壁或小网膜囊腔内种植

（图 4-5）。若出现上述情况，则需结合术前和术中进一步探查的结果行姑息性手术（胃空肠吻合术或乙状结肠横结肠吻合术以解除空肠起始部或结肠脾曲梗阻）。

　　4. 经过上述仔细探查后若无转移和重要动脉（腹腔干、肠系膜上动脉和腹主动脉）侵犯者则可行远侧胰腺切除术。进一步离断脾肾韧带和脾膈韧带（图 4-6），超声刀能有效封闭小血管，缩短手术时间，但对于直径大于 2 mm 的血管无论是动脉还是静脉还应以 4 号丝线结扎加固以免术后早期出血。分离胃和胰腺之间的组织，使胃能从胰腺表面提起，从胃小弯侧清除胃左动脉周围的结缔组织和淋巴结，顺着胃左动脉清除腹腔干左侧结缔组织和

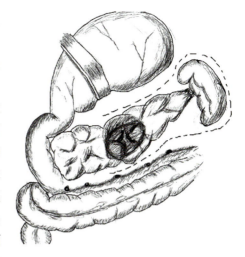

图 4-5　充分显露胰颈、胰体、胰尾部

淋巴结，再清除胰腺上缘结缔组织和淋巴结，在脾动脉起始部游离 2 cm 左右脾动脉（若肿瘤或炎症致脾动脉游离困难时则不必强求游离 2 cm 的长度），以 4 号丝线双重结扎脾动脉（图 4-7），需要注意的是第一个结离腹腔干发出脾动脉处至少 3 mm，打结力度适中以动脉壁稍凹即可，切勿用力过大而切断动脉内膜，老年患者动脉内膜多因硬化而变脆极易被割断尤应小心，第二个结离第一个结距离也应在 3 mm 以上，力度可稍大于第一个结，以动脉闭合不出血为准。对于脾动脉不能游离足够结扎长度者，先以动脉夹夹闭腹腔干，尽量游离 3 ~ 4 mm 脾动脉，远端阻断后切断脾动脉，然后以 5-0 无损伤血管缝合线连续缝合脾动脉近侧断端可确切止血。处理完脾动脉后再清除胰头侧上缘结缔组织和肝总动脉旁淋巴结。胰腺上缘向左切除清扫范围直至完全游离胃，向右切开脾胃韧带，在离断脾胃韧带时小的胃短动脉可以超声刀的慢切离断，较大者应以丝线结扎加固（图 4-8），在该部位操作时不要损伤脾脏以免引起较大出血，有些小的撕裂伤因脾动脉已结扎常出血量不大以纱垫压迫止血即可。

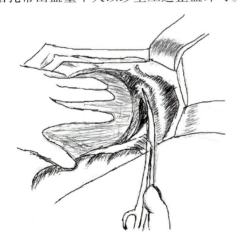

图 4-6　离断脾肾韧带和脾膈韧带

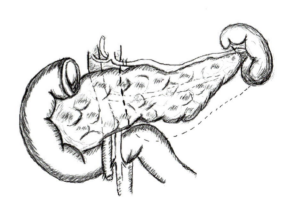

图 4-7　游离并双重结扎脾动脉

133

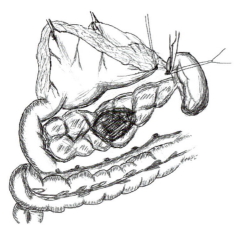

图 4-8　分离胃短血管

5. 完成胰腺上缘的切开和清扫后即可处理胰腺下缘。胰腺下缘的腹膜切除和淋巴结清扫一般沿结肠中静脉进行解剖直至其与肠系膜上静脉汇合处，显露肠系膜上静脉后要仔细评估肿瘤是否侵犯肠系膜上静脉或脾静脉汇入肠系膜上静脉处，如未侵犯，则顺肠系膜上静脉和胰颈后方之间游离门静脉，建立胰颈后方隧道，在胰颈后方可穿一牵引带，使得胰腺从门静脉表面抬起便于切断胰腺 (图 4-9)。若肿瘤侵犯肠系膜上静脉或脾静脉汇入肠系膜上静脉处，则在肠系膜右前方游离胰颈和门静脉，在此过程中如发现胃结肠干妨碍门静脉游离则结扎切断，游离门静脉后同样置牵引带于胰颈后方。根据肿瘤位置确定胰腺离断线，一般要求距肿瘤 3cm 处离断胰腺，但有时由于炎症致胰腺变硬难以分辨正常胰腺和肿瘤，笔者的经验是先根据肉眼和扪及胰腺质地情况切断胰腺，胰头侧约 1 mm 厚度胰腺组织送冰冻切片病理学检查直至切缘阴性为止 (图 4-10、图 4-11)。对于近端胰腺断面的处理可根据胰腺的厚度，对于厚度小于 2 cm 者以直线切割缝合器，选择成钉高度为 1.5 mm 钉仓，缓慢压榨之后切断胰腺，有文献荟萃分析认为，其术后胰腺残端胰瘘发生率低于用各种线缝合的方法。对于胰腺厚度大于 2 cm 者建议用带针可吸收线或无创血管缝合线间断 "8" 字缝合，在缝合胰腺组织前应仔细找到主胰管并确切缝扎 (图 4-12)。

134

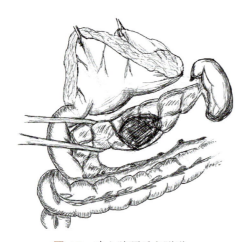

图 4-9　建立胰颈后方隧道

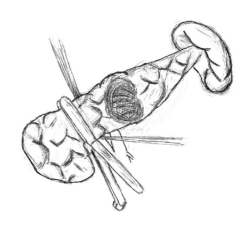

图 4-10　离断胰腺

6. 对肿瘤未侵犯脾静脉汇入肠系膜上静脉处者，离断胰腺后，向左前方牵引远端胰腺并游离脾静脉在汇合处以 4 号丝线结扎切断脾静脉，并以 5-0 无损伤血管缝合线缝合加固 (图 4-13)。若肿瘤侵犯脾静脉汇入肠系膜上静脉处或门静脉则以无损伤血管钳夹住静脉切除侵犯血管行原位血管吻合，切除长度大于 3 cm 且吻合口张力较大者可植入人造血管

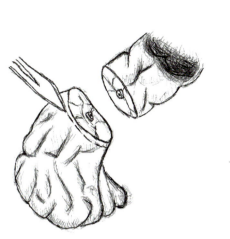

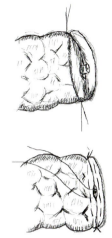

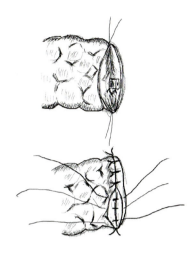

图 4-11　胰腺组织送冰冻切片病理学
　　　　　检查

图 4-12　胰腺近侧切端处理

或自体大隐静脉 ( 笔者通常使用合适口径的人造血管搭桥，术后给予抗凝治疗，已完成百
例以上手术，血栓形成发生率不到 5%)。此时脾动静脉均已处理完毕，顺结肠中动脉进行
解剖直至肠系膜上动脉，完整切除肠系膜上动脉前方及右侧淋巴结缔组织 ( 图 4-14)。向上
彻底清扫腹腔干周围神经丛和淋巴结，骨骼化腹腔干动脉。进一步向左前牵开胰腺，沿左
肾静脉前方完整切除后腹膜组织和淋巴结，如可疑左肾上腺侵犯连其一并完整切除，应注
意不要损伤左肾动静脉。在此切除过程中如发现十二指肠升部或空肠起始部侵犯或结肠左
侧则一并切除并重建肠道。向左游离并离断脾结肠韧带和下后侧脾肾韧带，若胰尾肿瘤侵
犯左肾前筋膜则应行前方肾周脂肪囊整块切除。若肿瘤侵犯肾实质应根据术前制订的方案
行左肾部分或全部切除。至此可整块切除胰腺体尾部、脾脏和周边累及组织和器官，以及
淋巴结 ( 图 4-15)。

135

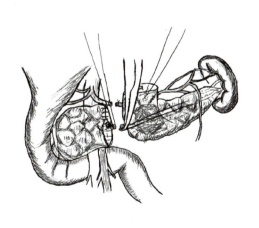

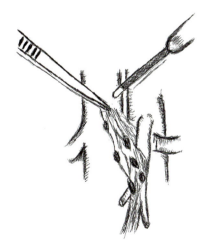

图 4-13　游离并结扎脾静脉

图 4-14　廓清腹后壁软组织

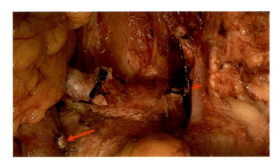

**图 4-15** 标准胰体尾切除术后观

长箭头：脾静脉结扎处；短箭头：脾动脉结扎处

7. 根据术中探查结果若需行扩大的胰体尾切除，则需清扫肝十二指肠韧带淋巴结，骨骼化胆总管、门静脉和肝固有动脉，同时需清扫腹主动脉右前方和下腔静脉前方淋巴结。

8. 以大量 (3000 ml) 温无菌蒸馏水冲洗腹腔，仔细检查有无出血和各消化道吻合口情况，确认食管下端和胃壁无损伤，在胰腺残端及脾窝内各放置引流管 1 根，由左右腹壁戳孔引出并妥善固定，根据情况可放置鼻空肠管或近端空肠造瘘，以利于早期术后给予肠内营养或一旦发生延迟性胃排空功能下降时空肠营养的供给。

## （二）手术难点及对策

1. 本手术的难点之一是如何判定肿瘤是否侵犯腹腔干或肠系膜上动脉及如何避免损伤这些重要动脉。胰腺肿瘤常伴有胰腺炎，尽管术前影像学评估为可切除，但胰腺周边严重的炎症反应有时会干扰术者对周边重要动脉的探查，这时需术中超声对重要血管进行评估，一旦超声显示动脉血管通畅且血管壁无侵犯就应为可切除。这时采用合适的手术入路尤为重要。笔者认为对于炎症较重者沿胃左动脉解剖找到腹腔干和脾动脉并优先处理脾动脉可减少处理胰腺远端时的出血。结扎切断脾动脉后再沿结肠中静脉解剖找到肠系膜上静脉，建立胰颈后方隧道，并切断胰腺再结扎切断脾静脉，可防止术中不慎挤压肿瘤时引起的肿瘤细胞沿脾静脉播散，此时容易清除肠系膜上动脉周围的组织和淋巴结。另外笔者认为，用超声刀离断组织具有出血少费时短的优点，但切勿将超声刀工作面接触动脉壁。在显露良好的情况下，超声刀能比较容易切除腹腔干和肠系膜上动脉周围组织和淋巴结。

2. 本手术的难点之二是准确寻找近端胰腺断面主胰管及如何处理胰腺断面。由于胰体尾肿瘤阻塞远端主胰管，近端主胰管无扩张，通常只有 1 ~ 2 mm，有时难以发现主胰管。因此在离断胰腺时在胰腺上下缘近远端各"8"字缝合一针既有牵引又有止血作用，然后用刀片切断胰腺后 ( 勿用电刀或超声刀切断，因其会暂时凝闭主胰管从而更难寻找主胰管 ) 在胰腺断面上后 1/3 仔细寻找，大多数情况下可找到主胰管，确切缝扎主胰管后以无损伤缝线"8"字缝合胰腺断端，打结力度要恰当以不切割胰腺组织又能确切止血为宜。如确实无法找到主胰管可交锁"8"字缝合胰腺断端。大多数学者及笔者均认为对于较薄的胰腺以切割缝合器配以成钉高度 1.5 mm 的钉舱切断胰腺能有效防止术后胰腺断端的胰瘘。

3. 本手术的难点之三为如何保证胰腺切缘阴性。对于肿瘤位于胰尾者常容易获得阴性切缘，而对于肿瘤位于胰体靠近胰颈者，如伴有较重炎症有时难以定位切割线。笔者的经验是尽量保证切除足够的正常胰腺组织，然后在胰腺近端切除厚度为 1 mm 组织薄片送冰冻切片病理学检查，在病理指导下保证切缘阴性，切忌仅凭术者经验决定切缘。

4. 本手术的难点之四为肿瘤及其所致的胰腺炎单独或共同引起的胰源性门静脉高压致手术野易出血和脾脏切除困难。对于术前就发现存在明显胰源性门静脉高压的患者，有条件单位者可于术前行脾动脉栓塞,24 h 内行远侧胰腺切除术,此方法可明显缓解区域门静脉压力和静脉曲张程度。无栓塞条件或区域性静脉曲张不严重者优先结扎脾动脉可减轻静脉系统的压力,从而减少手术野的出血。在处理脾动静脉并离断胰腺后由右向左顺行游离胰体尾,一般能顺利切除脾脏。若脾脏与胃和结肠粘连较重者可先游离脾肾韧带和脾膈韧带,后将脾脏和胃及结肠整块托到切口外直视下离断脾胃韧带和脾结肠韧带从而完整切除。

## 五、术后监测与处理

1. 术后 48 h 动态监测各项生命体征,包括心率、血压、脉搏血氧饱和度、呼吸频率和尿量。

2. 保持引流管通畅,定期观察并记录引流量及性状。

3. 术后及时恢复有效循环血量,动态监测血红蛋白和红细胞比容,根据监测结果补充红细胞以纠正由于手术失血及术后创面渗血导致的贫血。

4. 动态监测电解质,及时纠正水、电解质紊乱。

5. 对于生命体征稳定且已恢复有效循环血量者,如术中已放置鼻空肠管或行空肠造瘘,则应及早给予肠内营养,根据血糖监测情况可给予低糖配方的肠内营养液。未置管者可及早经口进少量流质饮食直至正常饮食,同时以静脉营养辅助补充。注意检测引流液的性质及淀粉酶情况,以判断是否发生胰瘘。

6. 对于行腹膜后广泛廓清的患者,术中可丢失大量蛋白质,术后早期若存在严重低蛋白血症,应及时输入白蛋白及血浆以补充丢失的蛋白,但不能以输注白蛋白代替早期的营养治疗,一旦血流动力学稳定应及时进行营养治疗。

7. 术后第一天就开始动态监测引流管淀粉酶的含量,若诊断为胰瘘但引流量小于 50 ml 可考虑拔除引流管;放置脾窝引流管若淀粉酶不高且引流量小于 100 ml 者应及时拔除。

8. 动态监测血糖变化,根据需要决定是否应用胰岛素及其用量。

9. 术后是否使用抑制胰腺外分泌的药物及应用时长目前国内外尚有争论,有的学者认为术后早期使用具有持续抑制胰液分泌的药物有利于胰腺创面与周围组织粘连,加速创面早期愈合,有利于防止术后发生胰瘘。也有学者认为胰体尾切除术后胰瘘大多数能自愈,且胰瘘为单纯胰液,不易并发感染,况且使用抑制胰酶分泌的药物不能完全避免术后胰瘘且增加了医疗费用,所以不主张使用该类药物。

10. 对于行血管切除并吻合尤其是使用人造血管搭桥者,应常规使用低分子量肝素抗凝,在此过程中应动态检查出凝血时间、凝血酶和纤溶酶的变化,及时处理纤溶酶过量引起的出血,同时动态观察门静脉血流情况,一旦血栓形成可考虑溶栓或取栓治疗。

## 六、术后常见并发症的预防与处理

1. 术后腹腔出血 分早期出血和晚期出血。

早期出血指术后 24 h 内发生的出血,多由于血管结扎线脱落所致,少数患者由于用超声刀的离断的血管开放后出血,也有手术时间过长、出血较多,导致大量凝血酶丢失致凝血功能异常而致出血，极少数患者由于术后使用抗凝药物所致。早期出血患者应根据出血原因或量的多少来决定采取何种方式止血。若术后短期内由腹腔引流出大量鲜血且血流动力学不稳定者（心动过速、血压下降、少尿甚至休克），血常规显示血红蛋白下降幅度超过 30 g/L 或短时间内输注红细胞超过 3 U 仍不能维持血压者，这时应考虑为大血管出血所致，应及时剖腹探查止血以挽救患者生命。反之若为凝血因子大量丢失或使用过量抗凝剂所致则需大量输注凝血酶、血小板和抗纤溶药物，并根据监测情况减少或停用抗凝剂。早期出血可通过对大动脉残端确切缝扎止血和避免使用超声刀闭合直径 1.5 mm 以上的血管来预防。对于手术时间较长、出血较多的患者在输注红细胞时应输注凝血酶和血小板，另术后使用抗凝剂患者应严密监测凝血系统各项指标，并根据指标变化调整抗凝剂的用量。

晚期出血指发生在术毕 24 h 后的出血，其在胰体和胰尾切除患者发生率较低，多由于胰瘘并发腹腔感染致胰腺断端腐蚀出血或假性动脉瘤破裂所致，该类腹腔出血多发生在术后 7 ~ 10 d，一旦出现应及时行选择性动脉造影排除并处理假性动脉瘤破裂出血。若非假性动脉瘤破裂出血应发现并引流腹腔感染灶并根据引流物培养结果选用敏感抗生素来控制腹腔感染，并适当使用止血药。预防主要措施有手术时不要损伤动脉壁，特别是使用超声刀时严防工作面靠近动脉壁；对于出现胰瘘患者应通畅引流，并加强支持治疗，及时行引流物培养，及早发现并使用敏感抗生素控制感染，术后 5 d 若引流量 < 50 ml/24 h，且引流物淀粉酶 < 5000 IU/L，且细菌培养阴性者可考虑拔除引流管。引流量 > 50 ml/24 h，可外退引流管 2 cm 再观察引流量及性状，采用分次退管方法拔除引流管。

2. 胰瘘　为远侧胰腺切除 (DP) 术后的主要并发症，其发生率为 15.0% ~ 40.0%，高于胰头切除术，但所导致的不良后果远低于胰头切除术。有报道显示，DP 术后胰瘘导致的病死率 < 1.0%，明显低于胰头切除术。但如对其处理不当，也可引起腹腔脓肿、出血等严重后果。因此，DP 术后胰瘘仍然是临床须关注的重要问题。

(1) DP 术后胰瘘发生的危险因素：DP 术后胰瘘发生与众多因素相关。非技术因素包括胰腺质地软、胰管直径小、术前低白蛋白血症及手术失血量较大等；技术性因素则包括胰腺残端处理方式、主胰管是否结扎、术者技术熟练程度、腹腔引流管放置与拔除等。残余胰腺的体积也可能与术后胰瘘发生有关，即残留胰腺体积越小，胰瘘发生率越低。

(2) 胰瘘预防策略

1) 尽可能找到主胰管并确切缝扎主胰管。缝扎封闭残端有学者认为术中解剖及结扎主胰管可以预防或减少胰瘘的发生。残余胰腺断面可修整为垂直、内凹呈 "<" 形或外凸呈 ">" 形再进行缝扎。前两种方式较常见，而提倡修整为 ">" 形断面者认为，其有利于寻找、结扎主胰管，同时也有利于保障次级胰管的胰液充分汇入主胰管内。亦有研究表明，使用直线切割闭合器能降低 DP 术后胰瘘发生率，其原因可能是在 DP 中，许多胰腺断面的胰管不扩张，很难进行结扎或缝合处理，而使用直线切割闭合器能更好地封闭胰管，从而减少胰瘘发生。最近的一项多中心随机对照临床研究显示，与手工缝合相比，采用切割闭合器处理远端胰腺切除断面并不能减少术后胰瘘的发生。但由于可能将胰腺质地与病理状态不适宜使用切割闭合器的患者随机分配到闭合器组，使其研究结果存在偏倚。医用生物胶可促进成纤维细胞增殖和胶原合成，具有止血、黏合、堵漏等作用。对于胰腺肥厚质脆者，可将其喷洒或涂抹于胰腺断面及周边有助于预防胰瘘的发生。也有学者采用双极电凝、超声剥离、射频等物理方法离断胰腺或处理断面，认为不仅可封闭血管减少出血，也可封堵小胰管减少术后胰瘘的发生。另外胰腺残端可采用有活力的组织或浆膜面，如大网膜、肝镰状韧带及胃浆肌瓣等覆盖包埋以减少胰瘘的发生。

2) 疏导引流胰液：有学者认为胰腺残端与胃或空肠吻合能预防 DP 术后胰瘘，但大多数学者认为胰肠或胰胃吻合存在较高吻合口瘘，一旦发生肠道内细菌易进入腹腔导致发生腹腔感染从而加重胰瘘所致各种并发症，从而反对行胰肠或胰胃吻合术。部分研究认为，术前行十二指肠乳头肌切开及放置胰管支架可预防术后胰瘘的发生。Rieder 等回顾性分析发现，术前内镜下乳头肌切开及胰管支架植入的 25 例患者 DP 术后均未发生胰瘘，而术前未行内镜处理的 23 例患者术后胰瘘发生率为 22%。Abe 等对 10 例行 DP 患者于术前放置胰管支架，术后均未发生胰瘘。

3) 术后处理：国内外大量荟萃分析表明，生长抑素能降低各种胰腺手术后胰瘘发生率。但在近年临床实践中，预防性应用生长抑素的临床疗效存在争议。Yeo 等的前瞻性、随机、对照研究结果显示，对行胰十二指肠切除术的患者预防性使用奥曲肽并不能降低术后胰瘘及其他并发症的发生。

(3) 胰瘘处理原则：一旦患者出现胰瘘，首先应保持引流通畅，避免漏出胰液集聚于局部，减少局部感染、腹腔脓肿和假性囊肿的发生。A 级胰瘘短暂，胰周无积液，通过延迟拔管即可治愈；B 级胰瘘影响临床进程，需通过腹部 B 超或 CT 检查了解胰周积液情况，并根据检查结果调整引流管位置或重新放置引流管，若患者无不适可带管出院门诊观察；C 级胰瘘对临床进程有严重影响，须在超声或 CT 引导下，经皮穿刺置管或再手术冲洗置管引流。

除处理引流管外还应进行如下治疗，包括营养支持、应用抗生素和生长抑素三方面。近年来，临床开始采用经内镜逆行胰胆管造影 (ERCP) 辅助治疗 DP 术后胰瘘。传统的外引流技术是在通畅引流腹腔内脓腔和胰液基础上等待胰瘘自愈，而 ERCP 胰管支架置入则是一种内引流技术，理论上可以通过降低近端胰管的压力减少胰液外漏以促进胰瘘愈合。已有文献报道显示，其疗效满意，能有效控制病情，促进胰瘘愈合，缩短住院时间及减少费用。

胰瘘经有效的引流和相应的内科治疗后自愈率达 75%。但对于经上述治疗后仍未治愈且病情严重者，可考虑再次手术探查修补胰瘘部位等。手术治疗的目的包括腹腔脓肿的清创及胰腺吻合引流。吻合引流的方法包括胰瘘内口与空肠的 Roux-en-Y 吻合、近端胰腺与空肠的 Roux-en-Y 吻合等，如形成假性囊肿也可行假性囊肿内引流。对于胰瘘合并出血者，可首选介入栓塞止血。介入治疗失败或效果不满意时应积极行开腹手术缝扎止血。如缝扎止血不满意，还可根据出血所在的部位结扎供应该部位血运的血管。手术应尽可能简单，以达到止血为目的。

3. 腹腔感染　为 DP 切除术少见并发症，多由于引流不畅、患者营养状况较差及引流管放置时间过长所致，多为革兰氏阴性杆菌，胰瘘长期存在者可为表皮样葡萄球菌、鲍曼不动杆菌或肺炎克雷伯杆菌。患者多表现为发热 ( 大多体温为 38 ~ 39℃，热型为弛张热 )、腹胀、乏力和食欲缺乏，如果不及时清除腹腔内存在的感染灶，患者可出现上消化道和 ( 或 ) 腹腔大出血，甚至感染性休克而危及患者生命。因此保持腹腔引流管通畅引流，加强营养支持治疗，及时发现并引流腹腔包裹性积液或积脓，及时拔除无引流作用的引流管，以上措施是预防腹腔感染的关键。另应动态监测腹腔引流物细菌生长情况，及时根据药物敏感试验结果使用敏感抗生素治疗。对于泛耐药的细菌可联合使用抗生素，中医中药对腹腔残余感染有独到的效果。

4. 延迟性胃排空功能障碍　至今胃排空延迟无统一定义，但大多数定义为术后 7 d 仍然不能进流质食物并需放置鼻胃管引流者诊断为胃排空延迟。发生原因与广泛淋巴结清扫、后腹膜组织和神经切除、术后胰瘘和腹腔感染、出血密切相关。治疗上包括一般治疗，如鼻胃管引流加 2% 高渗盐水洗胃，纠正水和电解质紊乱，鼻空肠管给予肠内营养，针灸和心理治疗等；充分引流胰瘘和治疗腹腔感染；静脉给予红霉素促使胃肠功能恢复。

5. 术后发热 ( 脾热 )　部分患者因脾切除后常出现不超过 39℃ 的发热，常持续 2 ~ 3 周，少有超过 1 个月，热退后无不适。其发生原因尚不清楚，大多认为与脾切除后机体免疫调节功能异常有关，在排除腹腔感染和门静脉系统血栓形成外可口服非甾体抗炎药 5 ~ 7 d 待症状消失，也可用中医中药治疗。

6. 血栓形成和栓塞　由脾切除术后血小板升高和血液黏度增加引起。脾切除 24 h 后即有血小板回升，一般于术后 1 ~ 2 周达高峰，为血栓形成的高发期，尤其是恶性肿瘤切除术者更易发生。最常见的是门静脉栓塞，也可发生于视网膜动脉、肠系膜动静脉等部位，引起相应的临床表现。因此，远端胰腺切除术后应常规抗凝治疗。

## 七、临床效果评价

胰体尾癌早期发现很困难，诊断时通常已是中晚期，常已经发生远处转移 ( 肝转移最常见 )，据文献报道，只有淋巴结阴性、肿瘤直径＜ 4 cm，并且没有远处转移的患者才具有生存优势。发生远处转移的患者，无论采取何种手术方式都只有平均 3、4 个月的生存时间，如果有淋巴结转移，肿瘤切除和姑息手术对生存时间的影响没有差异。扩大胰体尾切除术在理论上可以将淋巴结清扫得更为彻底，但目前没有循证医学证据支持胰体尾癌常规施行扩大的腹膜后淋巴结清扫的必要性，若患者年龄大、估计对并发症耐受能力差者不建议行扩大胰体尾切除术。虽然因胰体尾癌行胰体尾切除患者的长期生存率仍不满意，但手术对于患者的长期生存率及无病生存时间的改善优于其他任何治疗方案。因此只要患者无手术禁忌证且无远处转移者，并且耐受力较好者均建议手术治疗，并力求达到 $R_0$ 切除。欲从根本上改善临床预后，在目前条件下唯一能做到的是早期诊断及早期手术治疗。

## 附　胰体尾癌淋巴结廓清的组站 ( 图 4-16)

第一站：第 8a、8p、9、10、11、18 组淋巴结。
第二站：第 7、$12a_2$、$12b_2$、$12p_2$、13a、13b、14a、14b、14c、14d、14v、15、$16a_2$、$16b_1$、17a 及 17b 组淋巴结。

第三站：第 1 ~ 6 组、第 12a$_1$、12b$_1$、12p$_1$、12c、12h、16a$_1$ 及 16b$_2$ 组淋巴结。

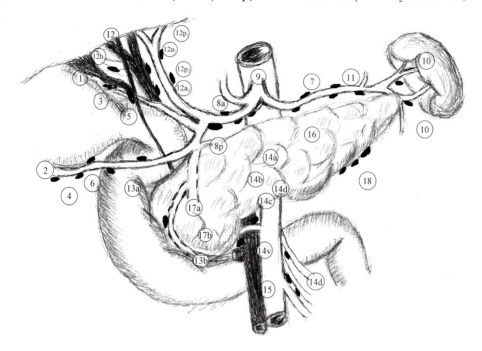

**图 4-16**　胰体尾部淋巴结组站

（吴河水　王　博）

# 第二节　腹腔镜下胰体尾 + 脾切除术

自从 Cuschieri 等在 1996 年报道了腹腔镜下胰体尾切除术 (laparoscopic distal pancreatectomy，LDP) 以来，该手术引起广泛关注。目前该技术相对较成熟，为胰体尾部良性病变及良、恶性肿瘤的手术治疗的标准术式。

## 一、适应证

原则上，LDP 的适应证与开腹胰体尾切除术相同。具体包括：

1. 胰腺良性病变　如浆液性囊腺瘤等。

2. 交界性或低度恶性肿瘤　如黏液性囊腺瘤、导管内乳头状黏液性肿瘤、实性假乳头状肿瘤及神经内分泌瘤等。

3. 胰体尾癌　病变局限于胰腺，无胰外浸润和远处转移。

4. 其他　如胰体尾部异位脾脏、炎性假瘤、局灶性胰腺炎等。

## 二、禁忌证

禁忌证同本章第一节标准的远侧胰腺切除术。

## 三、术前准备

术前准备同本章第一节标准的远侧胰腺切除术。

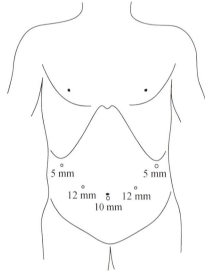

图 4-17　LDP 术 Trocar 位置示意图

## 四、手术要点、难点及对策

1. 麻醉　选择全身麻醉。

2. 体位　患者取头高足低右侧仰卧位。

3. Trocar 的布置　采用五孔法，脐下缘为观察孔，左右腹直肌外侧缘脐上 2 cm 和腋前线肋下 2 cm 各戳孔置入 Trocar，其中左侧腋前线为主操作孔，5 个 Trocar 成 "V" 字形分布 ( 图 4-17)。

4. 探查　先对腹膜、盆腔和肝脏等腹腔内脏进行全面探查，排除肿瘤转移，用超声刀离断胃结肠韧带 ( 图 4-18)，显露胰腺并确定胰腺病灶位置、大小及毗邻关系，结合术前临床判断肿瘤良恶性情况，决定是否保留脾脏。继续向左侧离断脾结肠韧带。

5. 切开胰腺与横结肠系膜根部交界处腹膜，游离胰腺下缘，显露肠系膜上静脉与胰颈后方间隙 ( 图 4-19)。

6. 沿胰颈上缘打开胰腺被膜，显露肝总动脉，清除第 8 组淋巴结 ( 图 4-20、图 4-21)。

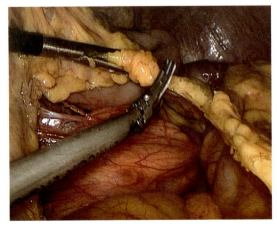

图 4-18　打开胃结肠韧带

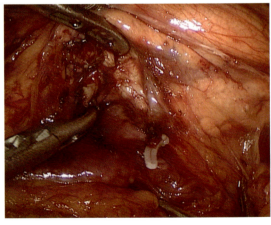

图 4-19　隧道式分离肠系膜上静脉与胰颈部间隙

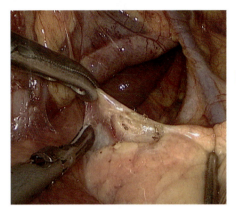

图 4-20　打开胰腺上缘的被膜

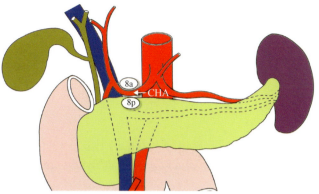

图 4-21　第 8a 组淋巴结所在的位置，其深面为肝总动脉 (CHA)，第 8p 组淋巴结则位于 CHA 后方

7. 打通胰颈后方与肠系膜上静脉间的隧道，于胰颈或拟定胰腺切线处用腔镜切割闭合器 (ENDO-GIA) 离断胰腺 ( 图 4-22)。

8. 游离脾动脉于根部予以夹闭切断。翻起远端胰腺，向左侧游离脾静脉，并显露出肠系膜下静脉，用血管夹分别夹闭并离断。

9. 切除胰体尾　提起胰腺远端，用超声刀沿胰体尾背面向左游离，离断脾胃韧带、脾膈韧带、脾结肠韧带，完全游离脾脏，整块切除标本 ( 图 4-23)。

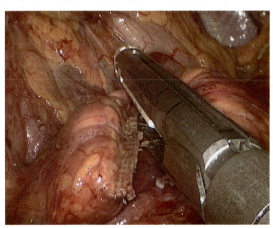

图 4-22　离断胰腺

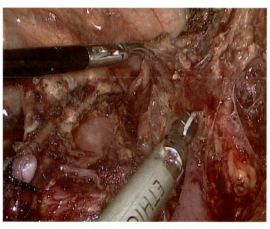

图 4-23　提起胰体尾部，向左侧切除胰体尾后方及周围组织

10. 取出标本　将标本装入袋中，经脐周取出。脾窝及胰腺断端附近各放置 1 根引流管，缝合伤口。

## 五、术后监测与处理

术后监测与处理同本章第一节标准的远侧胰腺切除术。

143

## 六、术后常见并发症的预防与处理

术后常见并发症的预防与处理同标准胰体尾切除术。

## 七、临床效果评价

与开腹远端胰腺切除术 (ODP) 相比，LDP 具有创伤小、恢复快等优点。有研究显示，采用 LDP 治疗的患者在输血率、胰瘘发生率、病死率方面与 ODP 治疗的患者差异无统计学意义。LDP 组手术时间虽然延长，但术中失血量、保脾率、禁食时间、住院时间明显优于 ODP 组。

LDP 用于治疗胰腺体尾部良性或交界性疾病安全可行。对于 LDP 是否适用于恶性肿瘤的切除目前尚存争议，主要在于 LDP 能否保证切缘的阴性及淋巴结的有效清扫。Kooby 等通过多中心研究发现，与传统开腹手术相比，LDP 切缘阳性率差异无统计学意义 (8% vs 6%，$P$=0.8)。Melotti 等报道了 5 例腹腔镜胰腺导管癌切除术，手术切缘均为阴性，中位淋巴结切除 13 枚，中位阳性淋巴结 4 枚。因此，术前 CT 扫描显示胰体尾部孤立的、边界清晰、包膜完整、与周围组织无明显粘连的肿瘤，且肿瘤直径不超过 5 cm，胰腺周围界线清晰，无胃底及脾周血管曲张者均可考虑行 LDP。

（吴河水　魏若征）

# 第三节　保留脾动静脉的保留脾脏的胰体尾切除术
## (Kimura 法 )

由于胰体尾与脾血管及脾门的解剖关系密切，传统上将胰体尾与脾脏视为一个解剖单位，故胰体尾肿瘤的经典手术方式为胰体尾及脾切除术。早在 1913 年，Mayo 医疗中心首次施行了胰体手术，之后"无辜性脾切除"就被称为经典，并一直延续了数十年。1943 年 Mallet-Guy 和 Vachon 首次介绍了保留脾脏的胰腺远端切除术后才开始引起人们对保留脾脏的思考，但由于胰腺与脾动静脉解剖关系多变，脾门区解剖复杂，以及胰腺手术的高风险性，多年来保留脾脏的胰体尾切除术未得到广泛应用，直到 1982 年 Robey 报道了成功实施保留脾脏的胰体尾切除术后该术式才广泛受到人们的关注。近年来，随着人们对脾脏解剖和功能认识的不断深入，特别是医务人员手术水平的提高及普遍接受了器官功能保护的理念，对于胰腺良性或低度恶性肿瘤的手术治疗越来越倾向于保留脾脏。目前保留脾脏的胰体尾切除术包括下述两种主要术式：1988 年由 Warshaw 提出的不保留脾动静脉的保留脾脏的胰体尾切除术 (Warshaw 法 ) 和 1996 年由 Kimura 提出的保留脾动静脉的保留脾脏的胰体尾切

除术 (Kimura 法，图 4-24)。

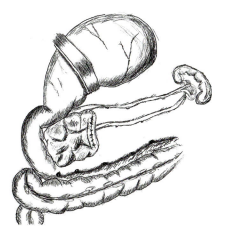

## 一、适应证

1. 胰腺体尾部良性占位性病变，如胰腺囊肿及浆液性囊腺瘤等。

2. 胰腺远端的交界性或低度恶性肿瘤，如黏液性囊腺瘤 ( 图 4-25)、导管内乳头状黏液性肿瘤、实性假乳头状肿瘤等未侵犯脾动静脉者。

3. 较小的胰腺内分泌肿瘤且未侵犯脾血管者。

4. 其他疾病，如胰腺体尾部异位腺脏、炎性假瘤、局灶性胰腺炎、胰腺损伤等病灶无法行剜除术时可考虑行保留脾脏的胰体尾切除术。

**图 4-24**　保留脾动静脉的保留脾脏的胰体尾切除术

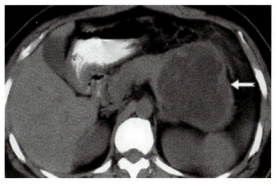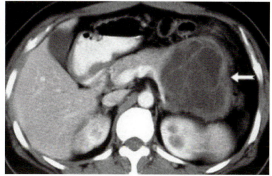

**图 4-25**　保留脾脏的胰体尾切除术适应证：胰尾部黏液性囊腺瘤 ( 箭头所示 )

145

## 二、禁忌证

1. 对于胰腺癌是否也可采取保留脾脏的胰体尾切除术，大部分学者认为由于胰腺癌高度恶性的生物学行为，大部分患者早期就会出现胰腺周围尤其是肿瘤后方脂肪、神经组织的浸润与转移，术后复发率高。为了达到手术的根治性，无论肿瘤大小及是否侵犯脾血管均不主张保留脾脏。

2. 上述良性或交界性肿瘤由于胰腺炎症而致脾动静脉与胰腺组织紧密粘连者。

3. 胰腺炎性病灶致胰源性门静脉高压者。

4. 有重要器官功能障碍或功能不全，估计不能耐受手术者。

## 三、术前准备

1. 术前全面评估心脏、肺部、肝脏、肾脏等重要器官的功能。

2. 纠正营养不良及水、电解质紊乱。

3. 调节血压、血糖至正常范围。

## 四、手术要点、难点及对策

### (一) 手术要点

1. 麻醉　采用全身麻醉或连续硬膜外麻醉。

2. 体位　患者取平卧位，左侧垫高 15°。

3. 切口　取左侧经腹直肌或上腹部正中切口逐层入腹，也可采用左肋缘下或双肋缘下切口分层入腹。

4. 全面探查后于胃结肠韧带血管弓外以超声刀离断组织或打开胃结肠韧带，将胃翻向上方，充分显露胰腺体尾部及其病变，如果显露良好无须切断脾胃韧带以保护胃短动静脉，以免影响脾脏血供（图 4-26）。为了充分显露胰腺下缘通常需切断脾结肠韧带，并将结肠脾曲压向下方，在离断该韧带时应避免过度牵拉，以免撕裂脾脏而引起出血导致保留脾脏失败。

5. 探查肿瘤　若肿瘤为实性病灶，通常需以直径 3 mm 穿刺枪取组织条行冰冻切片病理学检查定性，若为胰腺癌则放弃保留脾脏，在穿刺时穿刺枪应上下进针以免损伤脾血管，同时仔细触摸以确认脾血管无侵犯而适合采取保留脾脏的胰体尾切除术，有条件的单位最好术中以 B 超探查有无脾血管侵犯。

6. 沿胰腺体尾部上、下缘切开后腹膜，翻起胰腺体尾部下缘，在胰腺下后方找到脾静脉，沿脾静脉方向切开 Toldt 融合筋膜，显露脾静脉，沿脾静脉沟槽逐一结扎离断胰腺回流至脾静脉的属支，逐渐向左分离直达脾门。

7. 在胰腺上后缘仔细分离出脾动脉，从右向左逐一结扎离断其与胰腺的细小分支（图 4-27），也可采用从胰腺体尾部沿脾动脉向右逐次分离结扎其相关分支血管，直至肿瘤右侧 2 ~ 3 cm 处。这种由近端向胰尾方向将脾动静脉从胰腺组织中游离出来的方法称为逆

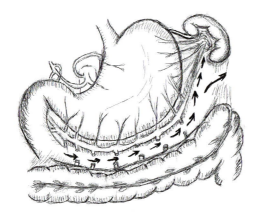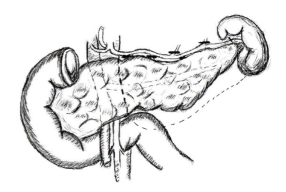

图 4-26　离断胃结肠血管，如显露良好保留　　　　图 4-27　结扎脾动静脉分支
　　　　　　胃短血管

行分离法。而从胰尾开始向近端游离脾动静脉，为顺行分离法。由于胰尾部脾血管小分支多，且胰尾与脾蒂周围的脂肪组织不易辨别，逆行分离法相对更为容易，也更易控制关键步骤。顺行分离法难度较大，对手术技巧要求较高应慎用。有学者习惯用超声刀把脾动脉从胰腺后方游离出来，对小的分支或属支在靠近胰腺组织处离断有良好止血效果且能加快手术进程，减少手术出血，但应避免血管热损伤。

8. 距病变头侧 1 ~ 2 cm 穿过阻断带，作为预定切断线。垫高脾脏或者将脾脏及胰腺体尾部托至腹部切口处，仔细从脾门处游离胰腺体尾部，分束结扎切断胰周血管，并注意保护脾血管。胰腺组织与脾静脉间多由管壁薄、细短、多分支的血管联通。当遇到出血时，切勿盲目钳夹，先可用纱布压迫止血，再给予缝扎处理。当脾动静脉完全从胰腺组织中游离出来，胰腺体尾部切除即将完成。

9. 在胰腺体尾部与脾血管分离后在预定切断线处用直线切割闭合器离断胰腺，将胰腺体尾部移出体外。也可用刀片切断胰腺，仔细寻找近侧主胰管，确切缝扎，断端以 3-0 可吸收线或 4-0 无损伤血管缝合线 "8" 字或褥式缝合闭合止血。

10. 在近端胰腺断端上下各放置一根引流管充分引流。

## (二) 手术难点及对策

该术式主要难点是保留脾血管不受损伤。对于胰腺无明显炎症，脾血管与胰腺组织粘连不重，只要仔细分离分支和属支并妥善结扎，一般都能顺利完成手术。但胰腺存在较重炎症与脾血管粘连较重时，游离脾血管应十分小心。笔者体会总结如下。

(1) 先在病变的右侧 (即靠近胰头) 游离出脾动静脉主干 (因此处炎症通常较轻)，打通胰腺与脾血管之间的隧道，离断胰腺，分别置血管牵引带牵拉脾动脉和脾静脉。

(2) 术者一手将胰腺牵向前方，助手向下后方牵拉脾静脉，然后术者以超声刀靠近胰腺组织以慢切方式逐一切断脾静脉属支。在此过程中助手切忌牵拉过度而撕破脾静脉，亦可用双极电凝凝闭静脉属支。

(3) 充分游离脾静脉后再按同样方法游离脾动脉，需要特别注意的是脾动脉与胰腺体尾部解剖关系多变，应仔细寻找辨识其分支，绝大多数分支可用超声刀稳妥切断止血，对于较大分支以超声刀切断后可用 5-0 血管缝线缝扎加固。

(4) 游离脾血管至脾门时尤应小心，此处常有较小的脾血管与胰尾联通，稍不注意就会损伤而导致难以保留脾血管。分离时应仔细辨认，以较小血管钳穿过血管间隙带线结扎切断。遇到出血时先以热止血垫轻压至出血停止后再仔细辨认分离，切忌盲目钳夹至血管主干或脾脏损伤而致手术失败。

(5) 对于胰尾部血管的解剖强调要充分显露，在良好的显露下仔细确定血管分支，所以也有专家建议充分游离脾脏 (切断脾胃韧带和脾结肠韧带) 后小心将脾脏和胰腺体尾部拖到切口外再仔细游离胰尾而切除，但此法应特别注意在游离脾脏时切勿损伤脾脏。

## 五、术后监测与处理

1. 监测生命体征　术后常规监测生命体征，需监测患者血压、脉搏、呼吸、血氧饱和度、血糖、24 h 出入量等指标的变化。

2. 常规治疗措施　术后常规禁食，胃肠减压，预防应激性溃疡，静脉营养支持，纠正水和电解质紊乱，合理应用抗生素。

3. 观察腹腔引流管的引流量及性状　保持腹腔引流管的通畅，准确记录每日引流液的量和性状。术后 5 d 若引流物量 < 50 ml/24 h，引流物淀粉酶 < 5000 IU/L，且细菌培养阴性者可拔除腹腔引流管。

4. 伴有胰腺炎或是胰腺残端处理不满意的患者，术后可使用生长抑素或类似物 7 ~ 10 d 并配合静脉营养或经空肠营养管给予肠内营养，对预防胰瘘的发生有一定的作用。

## 六、术后常见并发症的预防与处理

1. 胰瘘　是胰体尾切除术后最常见的并发症，发生原因见本章第一节相关内容。不同于切除脾脏的胰体尾切除术，保留脾血管的胰体尾切除术使脾血管完全裸露，一旦发生胰瘘且引流不畅将导致局部积液，一旦继发腹腔感染胰液腐蚀术区血管将形成假性动脉瘤或使静脉破裂出血的风险明显加大，因此一旦确定发生胰瘘应严密监测，包括动态腹部 B 超和 CT 检查，及时发现液体积聚并及时置管引流。同时动态行腹水细菌培养，根据药物敏感试验结果使用敏感抗生素治疗感染。若患者出现发热和腹胀等症状时在充分引流的同时应给予广谱抗生素预防感染，然后根据药物敏感试验结果选用敏感抗生素。对于胰瘘的预防详见本章第一节相关叙述。

2. 脾梗死和脾脓肿形成　术后脾梗死分为散在和大面积脾梗死，前者常有发热（多在 38℃左右）或左上腹疼痛、不适等临床症状，后者因梗死面积大常有高热、左上腹剧烈疼痛等临床表现，梗死若发展到脾脓肿形成则毒血症加重，严重者可致感染性休克而致患者死亡，因此应特别重视。脾梗死发生的主要原因是脾动脉受损致术后脾动脉血栓形成导致脾实质缺血坏死所致，因此术中应避免脾动脉损伤，尤其在使用超声刀切断脾动脉分支时应避免脾动脉主干热损伤，即切忌超声刀工作面靠近脾动脉壁，另注意保护好胃短动脉及胃网膜左动脉及胃后动脉，手术完成后应仔细观察脾脏色泽，如术中出现脾脏血供不良或因脾静脉损伤致脾脏明显淤血者应果断切除脾脏，以避免术后大面积脾梗死甚至脓肿形成而危及患者生命，更重要的是避免术后再次行脾切除术而导致患者的二次损伤。保脾术后应常规使用低分子量肝素抗凝，切忌使用止血药。一旦患者出现发热及左上腹疼痛，应高度怀疑发生脾梗死，及时行上腹部增强 CT 检查明确脾脏是否梗死及其范围，小面积梗死者通过镇痛和加强抗凝及使用疏通微循环的药物，同时使用广谱抗生素预防感染并加强支持治疗，大多数患者部分梗死脾脏能进一步局限甚至吸收而达到保留脾脏的功能。如果确定是大面积梗死，应在充分支持治疗基础上考虑再次行脾切除术，也有个别患者如果无明显中毒症状可严密观察，在采取预防感染和支持治疗等措施情况下梗死脾脏可完全液化吸收而无须行脾脏切除术。

3. 腹腔出血 发生原因及分期详见本章第一节相关内容。这里需特别强调的是，保脾手术后脾血管裸露，一旦胰瘘并发腹腔感染其发生晚期腹腔出血的可能性和危险性将明显增加，因此预防胰瘘和充分引流胰瘘显得尤其重要。笔者体会：一旦术后晚期(24 h 之后)出现腹腔出血，不论出血量多少，只要患者生命体征稳定均应及时行选择性腹腔干和肠系膜上动脉造影排除和治疗动脉性出血。若无动脉瘤形成和动脉出血，患者生命体征稳定可严密观察，生命体征不稳定而高度怀疑较大静脉破裂出血者应及时剖腹探查，根据术中所见采取相应处理措施。若术中未发现明显出血血管，应在保持患者体温并充分恢复血液灌注后仔细检查以发现一些暂时停止出血的血管并确切止血；经过以上处理仍然未发现出血血管者，应分别在脾动脉发出部和脾静脉汇入部结扎切断脾血管后行脾切除术，绝大多数患者可达到确切预防探查术后再出血的目的。

## 七、临床效果评价

保留脾脏的胰体尾切除术不仅显著地降低了"无辜性脾切除"的发生率，也被临床实践证明具有很好的临床意义，既缩小了手术范围，又保留了脾脏的正常功能，缩短了住院时间，减少了机体创伤，降低了由于脾切除后导致的血栓形成和感染并发症的发生率。只要严格掌握手术适应证和熟练的手术技术，完成该手术并非难事，所以保留脾脏的胰体尾切除术，将越来越引人关注，是未来的发展方向。

*149*

（关河水 周颖珂）

# 第四节 腹腔镜下保留脾脏的胰体尾切除术

随着医疗技术及设备的不断改进，腹腔镜手术已经广泛应用于腹部外科及胰腺外科领域。与传统开腹胰体尾切除术(ODP)相比，腹腔镜下胰体尾切除术(LDP)除具有创伤小、术后恢复快等优点外，还体现出一些特有的技术优势，如腹腔镜镜头的放大作用使术野更清晰，有利于辨认一些细小的血管分支及脾血管与胰腺间的疏松组织间隙；又如腹腔镜止血器械如超声刀等能有效阻断细小的血管分支，使手术野组织间隙和解剖层次更清晰，资深医师行保留脾脏血管的成功率高于开腹手术。近年来研究也显示，腹腔镜下保留脾脏的胰体尾切除术后发生胰瘘等并发症的概率与传统开腹胰体尾切除术相比无明显的差异，其手术效果明显优于传统开腹胰体尾切除术。因此对于胰体尾部良性或低度恶性肿瘤来说，腹腔镜下胰体尾切除术已成为首选术式。

## 一、适应证

适应证同本章第三节 Kimura 法。

## 二、禁忌证

禁忌证同本章第三节 Kimura 法。

## 三、术前准备

术前准备同本章第三节 Kimura 法。

## 四、手术要点、难点及对策

### (一) 手术要点

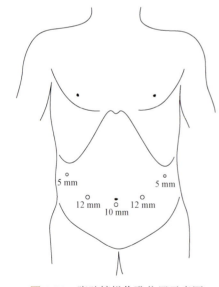

**图 4-28** 腹腔镜操作孔位置示意图

1. 麻醉　选择气管插管下全身麻醉且保证完全持续肌肉松弛。

2. 体位　患者取平卧两腿分开位 ( 大字位 )，头高足低向右侧倾斜，根据个人习惯手术者站立位不同。笔者所在单位手术者站立位置为：腹腔镜扶镜手站立于患者两腿之间，术者位于患者右侧，第一助手位于患者左侧。气腹压力 12 ~ 15 mmHg。

3. Trocar 位置　一般采取 5 孔法，即脐下缘放置 10mm 套管为观察孔，左、右腋前线肋缘下分别置 5mm 套管，左、右锁骨中线平脐分别置 12mm 套管 ( 图 4-28)。

4. 常规探查腹腔内各脏器，以超声刀切断胃结肠韧带和脾胃韧带，充分显露胰腺以利于探查。必要时可分离脾结肠韧带，充分显露胰体尾，使胰体尾周围解剖关系更加清晰，便于手术操作，避免损伤邻近脏器。分离胃结肠韧带到脾胃韧带时，均保留胃网膜左血管和胃短血管，以便 Kimura 法失败改行 Warshaw 法保脾时脾脏有充足血供。

5. 分离脾血管及切断胰腺　先在胰腺上缘切开后腹膜，在胰腺上后方解剖找到脾动脉，由于腹腔镜器械的局限性有时因为脾动脉位于胰腺后方难以解剖，这时改为从胰腺下缘解剖更容易处理脾动脉及其分支。如果从胰腺上缘显露脾动脉困难时则从胰腺下缘切开后腹膜，向上向左分离，显露脾静脉，以分离钳游离脾静脉和胰腺组织之间的间隙，有时用血管牵引带悬吊脾静脉有利于牵拉，小心牵拉脾静脉，以超声刀靠近胰腺组织切断回流至脾静脉的小属支，较大属支可用 5 mm Hemo-lock 夹夹闭或带线结扎。遇到小的属支撕裂出血可用纱条压迫数分钟可达到止血目的。尽量将脾静脉分离直至胰尾部，然后向上可显露脾动脉，分离脾动脉和胰腺组织间隙，置血管牵引带悬吊脾动脉一方面利于牵拉保留，另一方面可控制在游离脾动脉过程中可能引起的大出血，同样将脾动脉尽量向胰腺尾部游离，脾动脉分支大多数可用超声刀凝闭，对凝闭效果不佳者可用 5 mm Hemo-lock 夹夹闭或带线结扎 ( 图 4-29)。充分游离脾动脉与胰腺组织后，离病灶 1 ~ 2 cm 处以腹腔镜下切割缝合器切断胰腺，遇断端出血者可缝扎止血，渗血者以纱条压迫数分钟能良好止血，无须缝扎。

6. 游离胰尾和取出胰腺标本　切断胰腺后以无损伤钳夹住胰体远侧断端向前牵拉胰腺，显露胰尾与脾血管之间的间隙，以分离钳小心游离，确切处理脾血管分支和属支后完成胰体尾切除 ( 图 4-30)。仔细检查有无出血，并详细观察脾脏的颜色，确定脾脏供血正常且腹腔无明显出血和渗血后再上腹正中做合适切口或延长 Trocar 孔后完整取出装入标本的标本袋。

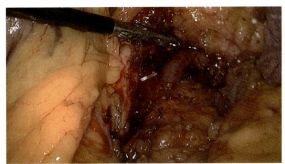

图 4-29　分离脾血管分支

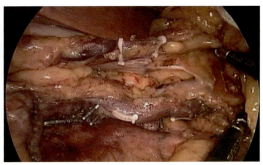

图 4-30　切除胰体尾后术野观，可见保留的脾动静脉

7. 放置引流管　一般在胰腺断端上下缘各放置引流管一根，由左边 Trocar 孔引出并妥善固定于腹壁。

## (二) 手术难点及对策

腹腔镜下保留脾动脉的胰体尾切除术对术者和助手的要求较高，需要默契的配合才能顺利完成手术。血管的处理，尤其是游离脾动静脉为该术式的难点，应着重注意以下几点。

1. 做到良好显露，操作必须轻柔　要充分发挥腹腔镜放大作用，在有限空间里做到良好显露。通常从胰腺下缘顺行显露脾静脉和脾动脉，在胰腺颈部后方与脾血管之间为疏松结缔组织且多无血管穿支，由此分离出脾血管并置血管牵引带悬吊血管既有利于显露，必要时还可控制出血。但一定要动作轻柔，力度过大会引起血管破裂出血，必要时可用腔镜纱条轻推分离，切忌暴力操作。

2. 遇出血时应保持冷静，采取合适方法止血　遇血管分支或属支破裂出血时切忌慌张，静脉属支破裂出血常以腹腔镜纱条压迫数分钟即可止血，大的属支破孔出血先用分离钳夹住破口，吸引器吸净血液显露后以无损伤血管夹暂时夹闭，再以 5-0 血管缝合线缝扎止血后移除血管夹，确实止血困难者结扎脾动静脉止血改行 Warshaw 法保脾或切除脾脏。对在腹腔镜下止血困难者应果断中转开腹以保证患者生命安全。

## 五、术后监测与处理

术后监测与处理同本章第三节 Kimura 法。

## 六、术后常见并发症的预防与处理

术后常见并发症的预防与处理同本章第三节 Kimura 法。

（吴河水　王　博）

# 第五节　不保留脾动静脉的保留脾脏的胰体尾切除术（Warshaw 法）

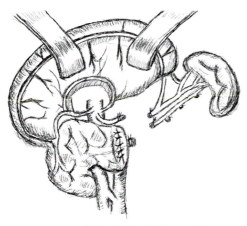

**图 4-31**　保留脾脏的胰体尾切除术

1988 年 Warshaw 首先提出的不保留脾动静脉的保留脾脏的胰体尾切除术 (Warshaw 法，图 4-31)。脾脏存在双重血液循环系统：一是脾动静脉系统；二是连接于脾门与胃网膜左血管的胃短血管侧支循环系统。一般情况下脾动静脉结扎后脾脏仍能通过侧支循环维持正常血运。两种保脾术式各有利弊：Kimura 法保存了脾脏完整血供，充分保证了脾脏的正常功能，术后脾脏缺血坏死发病率较低，应为首选方法，但手术难度相对较大，对手术技巧要求相对较高；Warshaw 法操作相对简单，但可能由于侧支循环不足，导致脾脏中下极出现缺血，影响其功能并导致术后脾梗死或脾脓肿，且由于脾静脉被结扎切断引起区域性门静脉高压，从而导致胃底静脉曲张甚至出血。术中选择哪种方法主要取决于病变与脾动静脉的关系，应首先争取行 Kimura 法保留脾脏，但在炎症反应较重或胰腺体尾部病变与脾血管粘连紧密、难以剥离时，也可行 Warshaw 法保留脾脏。

## 一、适应证

适应证同本章第三节 Kimura 法。

## 二、禁忌证

禁忌证同本章第三节 Kimura 法。

## 三、术前准备

术前准备同本章第三节 Kimura 法。

## 四、手术要点、难点及对策

1.取左侧经腹直肌切口逐层入腹。

2.全面探查后于胃网膜血管弓外切开胃结肠韧带，将胃翻向上方，充分显露胰腺体尾部及其病变。切断脾胃韧带时要靠近胃侧，保护胃短动静脉，以免影响脾脏血供。

3.切断脾结肠韧带，将结肠脾曲压向下方。

4.探查肿瘤，确认胰腺病变的范围和性质。确认适合采取保留脾脏的胰体尾切除术时，应首先采用 Kimura 法保留脾脏。

5.沿胰腺体尾部上、下缘切开后腹膜，翻起胰腺体尾部下缘，沿脾静脉方向打开 Toldt融合筋膜，显露脾静脉，沿脾静脉沟槽逐一结扎离断脾静脉和胰腺的穿支，向左逐渐分离直达脾门。

6.然后在胰腺上缘分离出脾动脉，从右向左逐一结扎离断其与胰腺的细小分支。也可采用从胰腺体尾部沿脾动脉向右逐次分离结扎其相关分支血管，直至肿瘤右侧 2 ~ 3 cm 处。

7.距病变头侧 1 ~ 2 cm 处穿过阻断带，作为预定切断线。垫高脾脏或者将脾脏及胰腺体尾部托至腹部切口处，仔细从脾门处游离胰腺体尾部，分束结扎切断胰周血管，并注意保护脾血管。

8.在胰腺体尾部与脾血管分离后在预定切断线处用直线切割闭合器离断胰腺，将胰腺体尾部移出体外。褥式缝合胰头侧鱼口状断端，断端置管充分引流。

9.术中若发现胰腺体尾部病变与脾血管粘连紧密，难以将病变从脾血管剥离下来，可采用 Warshaw 法保留脾脏。切断脾血管的位置应距脾门 4 ~ 6 cm，即脾动脉发出胃网膜左动脉及胃短动脉之前，这样在切断脾动脉后，从胃区来的动脉血可经上述动脉逆行灌注脾脏。

10.行 Warshaw 法手术时，在切断脾动静脉后应确切触摸到胃短动脉及胃网膜左动脉的搏动，并观察脾脏色泽。Warshaw 认为，若脾脏表面出现边界清晰的、呈深灰色或黑色的区域，常提示有梗死的可能，是否切除脾脏取决于其严重缺血坏死的体积，通常小于 1/3 表面积的脾颜色改变常为暂时性缺血所致，可暂不予处理。若怀疑脾脏存在血运障碍，应果断切除脾脏。

## 五、术后监测与处理

1.监测生命体征　术后常规监测生命体征，需监测患者血压、脉搏、呼吸、脉搏血氧饱和度、血糖、24 h 出入量等指标的变化。

2. 常规治疗措施　术后常规禁食，胃肠减压，预防应激性溃疡，静脉营养支持，纠正水和电解质紊乱，合理应用抗生素。

3. 观察腹腔引流管的引流量及性状　保持腹腔引流管的通畅，准确记录每日引流液的量和性状。如引流量每日小于 10 ml，淀粉酶检测正常，进食后引流液未增加，同时患者无发热等感染症状，可拔除腹腔引流管。

4. 伴有胰腺炎或是胰腺残端处理不满意的患者，术后使用生长抑素，预防胰瘘的发生。有胰瘘的患者术后须给予静脉营养支持或是经空肠营养管给予肠内营养支持。

## 六、术后常见并发症的预防与处理

1. 胰瘘　是胰体尾切除术后最常见的并发症。胰瘘若引流不畅将导致局部积液继发腹腔感染，胰液腐蚀术区血管加大出血风险，同时腹腔感染和出血也会引起或加重胰瘘。所以术后胰瘘、腹腔感染和腹腔出血常互为因果形成恶性循环。术中胰腺断端的处理对于预防胰瘘至关重要，目前直线切割闭合器的应用及操作技巧的成熟（缓慢持续钳夹）在一定程度上降低了胰瘘的发病率。术后应早期检测引流液淀粉酶，发现胰瘘后应保证胰液引流通畅。

2. 脾梗死　预防脾梗死的关键是术中注意保护好胃短动脉及胃网膜左动脉，术中认真观察脾脏色泽及胃短动脉及胃网膜左动脉的搏动情况。术后监测体温，如有脾梗死征象及时行增强 CT 明确诊断。术后出现严重脾梗死，保守治疗效果欠佳，通常需要再次手术切除。术前仔细评估肿瘤与血管关系、局部炎症情况及肿瘤大小可作为决定手术方式及评估手术风险的重要参考指标。

（吴河水　王　博）

# 第六节　改良 Appleby 手术

Appleby 手术是 1953 年 Appleby 为胃癌根治术提倡的手术方法，手术包括全胃切除加胰腺体尾部和脾脏切除，将腹腔干、脾动脉及肝总动脉切除，廓清腹腔干及肝总动脉周围的淋巴结。肝动脉的血流从肠系膜上动脉通过胰头、十二指肠动脉弓到达肝固有动脉。胰体尾癌浸润胃、肝总动脉、脾动脉或腹腔干时可行 Appleby 手术。

1976 年 Nimuray 等将 Appleby 手术首先应用于胰体尾的扩大根治术，进行彻底后腹膜区域清扫。此后，Appleby 手术开始逐渐应用于胰体尾癌的切除治疗。1991 年 Hishinuma 等为提高患者术后营养状态及生活质量，以及期望患者后期能接受辅助治疗，在 Appleby 手术基础上进行改进，术中保留全胃，保存了消化道的完整性，术后患者未

出现严重并发症和死亡，表明改良 Appleby 手术
安全可行 ( 图 4-32)。改良 Appleby 手术的应用使
侵犯腹腔干、肝总动脉的胰体尾癌患者得到手术机
会，使手术切除率，尤其是 $R_0$ 切除率得到提高。
但与标准胰体尾切除术比较，改良 Appleby 手术过
程中需切除胰腺体尾部、脾脏、腹腔干、肝总动脉、
胃左动脉、腹腔神经丛、腹膜后脂肪组织和腹主动
脉旁淋巴结，切除范围广，手术时间较长，术后因
切除腹腔干有特异性并发症。但随着医学发展，外
科医师对 Appleby 手术不断探索及改进，有效降低
了患者的手术风险。

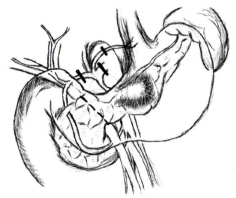

图 4-32　改良 Appleby 手术

黑线示切割线

## 一、适应证

改良 Appleby 手术适用于胰体尾癌侵犯肝总动脉、脾动脉或腹腔干，但未侵犯胰头、
肝固有动脉、胃十二指肠动脉、肠系膜上动脉，且并无远处脏器转移的患者 ( 图 4-33、
图 4-34)。

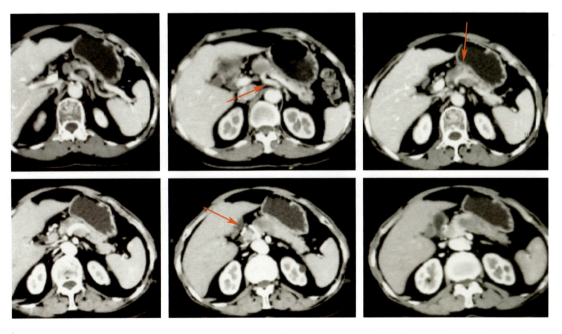

图 4-33　改良 Appleby 手术可切除：胰体尾部肿瘤包绕腹腔干主干、肝总动脉近段、脾动脉主干，而肝固
　　　　　有动脉、胃十二指肠动脉、肠系膜上动脉未受侵犯。

*155*

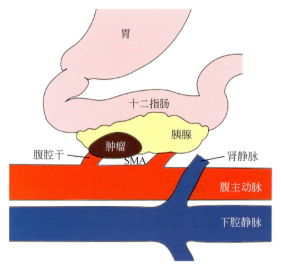

**图 4-34** 肿瘤侵犯部位示意图

胰体尾癌侵犯腹腔干, 但未侵犯胰头及肠系膜上动脉 (SMA)

## 二、禁忌证

1. 腹腔干与肠系膜上动脉共干, 或是肠系膜上动脉受癌浸润 (图 4-35)。

2. 阻断肝总动脉后肝固有动脉无搏动。

3. 年龄较大、一般情况较差, 估计难以耐受该手术者。

## 三、术前准备

术前评估心脏、肺部、肝脏、肾脏的各项功能, 纠正营养不良及电解质紊乱, 调节血压、血糖至正常范围。

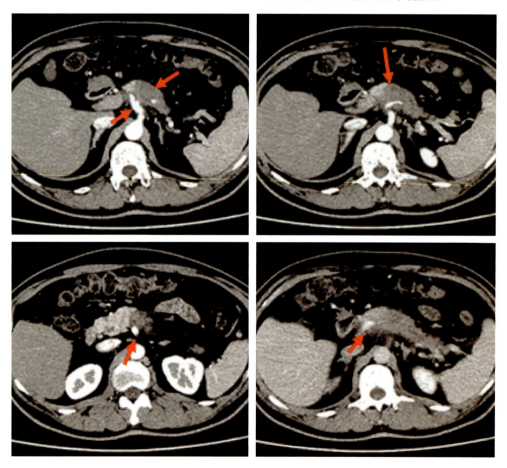

**图 4-35** 改良 Appleby 手术不可切除: 胰体部肿瘤包绕腹腔干、脾动脉, 与肠系膜上动脉分界不清, 肠系膜上静脉近肝端及门静脉远肝端受累狭窄

## 四、手术要点、难点及对策

常规腹腔镜探查,若发现肝脏或腹膜转移则取活检明确诊断以备后续治疗,并完成手术,若无转移,则行开腹手术。

1. 切口　选择上腹部正中切口、左上腹正中旁切口或左上腹"L"形切口。

2. 进一步探查肝脏、第一肝门区、肠系膜根部等部位。确认无转移者,行十二指肠降部外侧 Kocher 切口,将十二指肠、胰头拉向左侧显露下腔静脉、左肾静脉,探查胰头、腹腔干和肠系膜上动脉根部有无侵犯,解剖肝固有动脉和肝总动脉,探查胃十二指肠动脉和肝总动脉分叉处有无肿瘤侵犯(图 4-36),若以上任何部位有肿瘤侵犯应终止手术,仅取肿瘤组织活检,以备后续治疗。再以无损伤血管夹夹闭肝总动脉,仔细触摸肝固有动脉,若肝固有动脉无搏动也应终止手术(图 4-37)。

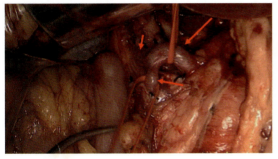 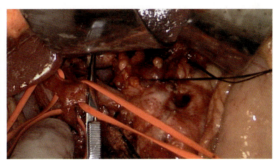

图 4-36　解剖肝总动脉、肝固有动脉、胃十二指肠　　图 4-37　钳夹肝总动脉,触摸肝固有动脉、胃十二
　　　　　动脉　　　　　　　　　　　　　　　　　　　　　　　　指肠动脉有无搏动

长箭头:肝总动脉;中箭头:胃十二指肠动脉;短箭头:肝固
有动脉

3. 经以上探查确定可以手术者则开始行胰腺切除手术。开始应注意保护胃右动脉、胃网膜左右动脉弓,在弓外游离胃结肠韧带,完整切除胃结肠韧带前叶至胰腺下缘,沿肠系膜上静脉游离胰腺颈部至胰腺颈部上缘,离肿瘤边缘至少 1.5cm 处以直线型切割吻合器切断胰腺,切缘送快速冰冻切片病理学检查确定切缘为阴性。此外,术中如发现肿瘤侵犯门静脉时应考虑行门静脉切除和重建。Tanaka 等研究结果显示, 门静脉的切除与重建在 Appleby 手术中出现比例为 67%。切除与重建的方式有楔行切除后直接缝合或补片修补,袖套样切除长度 > 2cm 时需血管移植重建。血管移植物可取患者右髂外静脉或左肾静脉。若需要补片,一般取肠系膜下静脉。

4. 在胃十二指肠动脉和肝固有动脉分叉的左侧切断肝总动脉,断端用无损伤线缝扎(图 4-38)。向左前方牵拉胰腺颈部断端显露脾静脉,在脾静脉汇入门静脉处离断脾静脉,断端无损伤线缝扎(图 4-39)。继续向左分离胰腺肿瘤及后腹膜组织,显露肠系膜上动脉、腹腔干(图 4-40),在腹腔干根部离断腹腔干并以无损伤线缝扎腹腔干断端,靠近胃小弯侧结扎切断胃左动脉,并完整切除小网膜。继续向左离断胃脾韧带、胃结肠韧带,骨骼化左肾动静脉、并切除左肾上腺和左肾周脂肪囊和脾脏，在这过程中尽量避免损伤胃大弯侧血管弓。切开胰腺体尾部上下缘后腹膜，从胰尾处钝性分离胰腺后壁直至胰颈部。

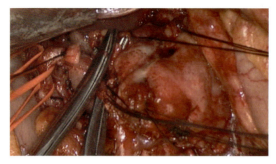

图 4-38　胃十二指肠动脉和肝固有动脉分叉的左侧切断肝总动脉

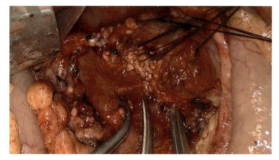

图 4-39　脾静脉汇入门静脉处离断脾静脉

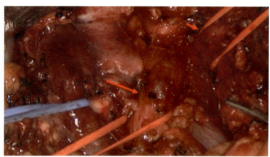

图 4-40　分离肠系膜上动脉、腹腔干根部
长箭头：肠系膜上动脉；短箭头：腹腔干根部

5. 手术切除的范围　一般包括胰体尾、脾、腹腔干、肝总动脉、胃左动脉、腹腔神经丛、腹膜后脂肪组织及腹主动脉旁淋巴结（图 4-41）。由于肿瘤侵犯的周围器官有所不同，因此，联合切除的其他器官也不相同，必要时可联合近端胃切除、左肾切除、左肾上腺切除或结肠部分切除，甚至联合左肝部分切除等，以期达到 $R_0$ 切除（图 4-42）。

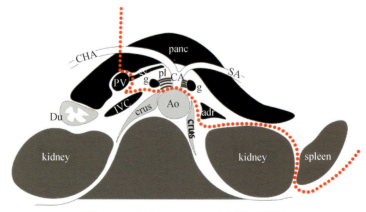

图 4-41　改良 Appleby 手术切除的范围

panc. 胰腺；adr. 肾上腺；Ao. 腹主动脉；CA. 腹腔干；CHA. 肝总动脉；crus. 膈肌脚；Du. 十二指肠；g. 腹腔干神经节；IVC. 下腔静脉；pl. 腹腔干淋巴丛；PV. 门静脉；SA. 脾动脉；spleen. 脾；kidney. 肾

## 五、术后监测与处理

1. 监测生命体征 术后常规监测生命体征，需监测患者血压、脉搏、呼吸、脉搏血氧饱和度、血糖、24 h 出入量等指标的变化。

2. 常规治疗措施 术后常规禁食，胃肠减压，预防应激性溃疡，静脉营养支持，纠正水和电解质紊乱，合理应用抗生素。

3. 观察腹腔引流管的引流量及性状 保持腹腔引流管的通畅，准确记录每日引流液的量和性状。若引流量每日小于 10ml，淀

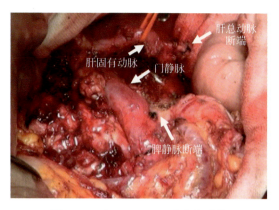

图 4-42 改良 Appleby 手术术后观

粉酶检测正常，进食后引流液未增加，同时患者无发热等感染症状，可拔除腹腔引流管。

4. 伴有胰腺炎或是胰腺残端处理不满意的患者，术后使用生长抑素，预防胰瘘的发生。有胰瘘的患者术后须给予静脉营养支持或是经空肠营养管给予肠内营养支持。

## 六、术后常见并发症的预防与处理

1. 缺血导致的肝功能及胃黏膜损伤 手术中应该尽量保证肝、胃动脉足够血流，可避免术后如胃黏膜缺血所致的胃溃疡或胃穿孔形成，以及肝局灶性坏死，肝功能异常等并发症的发生。术后应加强抗酸治疗及对肝功能的维护。术后通过 CT 动脉成像，了解动脉血管情况 ( 图 4-43)。

2. 感染 术后若患者出现腹痛、发热、WBC 计数升高，应考虑腹腔感染，须及时予以 B 超或是 CT 等检查，明确腹腔有无积液，积液应在 B 超或是 CT 导向下穿刺引流。无法穿刺引流者应考虑剖腹探查引流并加强支持治疗。若腹腔无感染证据应检查有无肺部或其他部位感染并做相应的处理。

3. 胰瘘 腹腔引流液淀粉酶检查大于 3 倍以上且引流量达 10 ml 者可诊断为胰瘘，若胃肠动力正常且引流量小于 500 ml 者可正常进食低脂饮食，流量大于 500 ml 者可禁食 7 ~ 10 d，同时使用生长抑素抑制胰酶的分泌，待引流量明显减少者可向外退腹腔引流管，若培养物无细菌生长且引流量小于 10 ml/24 h 者应及时拔除引流管，大多数患者能痊愈，极少数瘘管形成且经久不愈的患者可行瘘管空肠吻合术。

4. 腹腔出血 分早期腹腔出血和晚期腹腔出血，发生在术后 24 h 内的出血为早期腹腔出血，多为手术创面的渗血，一般量较小，不引起血流动力学的异常波动或血红蛋白的明显下降，可通过输注止血药物和支持治疗减少渗出而达到止血的目的。少数由于结扎线脱落或使用超声刀、能量平台切割血管致术后血管断端开放，导致早期腹腔大出血而致血流动力学紊乱甚至休克或血红蛋白的明显下降者，应在快速扩容和输血的条件下及时手术止血以挽救患者生命。迟发性出血指发生在术后 24 h 以后发生的腹腔出血，这类患者多伴有胰瘘及腹腔感染，多发生在术后 7 d 以后，表现为腹胀且腹腔引流管短时间内引流出较多

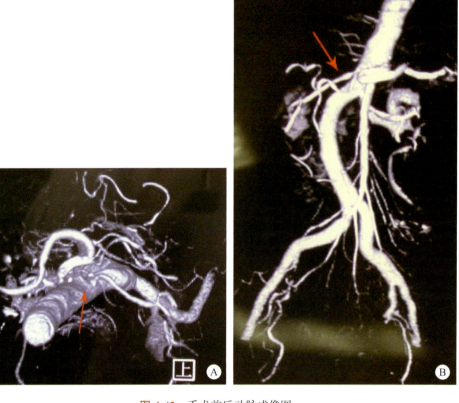

**图 4-43** 手术前后动脉成像图
A. 术前；B. 术后

红色或暗红色液体，并有心率增快或血压下降，严重者有神志改变，这类出血多由于腹腔感染性动脉瘤破裂出血所致，其特征是来势凶猛、出血量大、迅速出现休克，应积极输血、输液抗休克治疗，同时迅速行选择性动脉造影确定出血部位并做栓塞治疗；若造影未能发现出血部位且患者继续出血不止应及时剖腹探查止血。少数出血量较少患者造影未发现动脉出血且血流动力学稳定可严密观察并使用止血药物，并加强腹腔感染的治疗可达到止血目的，若再发生大出血可再行选择性动脉造影检查，无动脉出血者应考虑较大静脉出血应停止观察及时剖腹探查止血。这类晚期出血多由于胰瘘并发腹腔感染所致，若抢救不及时可危及患者生命，所以应重点预防和治疗术后胰瘘及腹腔感染。

## 七、临床效果评价

改良 Appleby 手术与传统胰体尾癌根治术相比，可提高手术切除率，特别是 $R_0$ 切除率。据现有报道，该术式手术死亡率及严重手术并发症发生率均较低。改良 Appleby 手术理论上因为完整切除血管周围神经节及后腹膜组织，从而可以更好地解决顽固性腹痛或腰背痛，提高了生活质量，证明此种手术是安全和有效的。

尽管有个案报道 Appleby 手术后生存期可达到 5 年甚至以上，但大部分中心研究结果显示，术后平均生存期仍少于 1 年。由于缺乏长期随访和大宗病例的循证医学证据，Appleby 手术能否延长生存期尚有待进一步研究。

由于符合 Appleby 手术指征的病例已是局部进展相当严重的胰管癌，在术中发现肿瘤不能完全切除且伴危险时，就要从肿瘤外科学角度作出正确的判断，有时只能寄希望于术中放射治疗或术后综合治疗了。

（吴河水　王春友）

# 第七节　RAMPS

2003 年，Strasberg 等首先报道了一种全新的胰体尾癌手术方式——根治性顺行模块化胰脾切除术 (radical antegrade modular pancreatosplenectomy, RAMPS)。目前在日本癌症研究会有明病院，RAMPS 已成为治疗胰体尾癌的标准手术方式，安全性得到较多病例验证，而国内仅有少数单位开展这一手术。RAMPS 手术设计初衷包括：①提高胰体尾癌的 $R_0$ 切除率，降低后切缘阳性率；②彻底清扫第 1 站淋巴结。与胰头癌一样，胰体尾癌为高度恶性肿瘤，侵袭性强，易突破胰腺被膜，侵犯左肾上腺，甚至突破肾筋膜 ( 又称 Gerota 筋膜 )

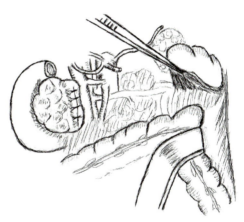

图 4-44　切除肾前脂肪囊

进入肾脂肪囊。传统胰体尾切除术游离层面为胰腺后被膜与肾筋膜间，易导致肿瘤残留。RAMPS 手术强调更深层面的切除，包括肾筋膜、肾前脂肪囊甚至左侧肾上腺等，以期提高 $R_0$ 切除率并改善患者预后 ( 图 4-44)。根据 Morchoe 对胰周淋巴引流的研究，胰体尾部可分为 4 个相等区域，发生于某一区域的肿瘤，其淋巴首先引流至对应的胰腺上缘或下缘，随后至脾门及胰颈部，并形成一个引流环，此为胰体尾癌的第 1 站淋巴结；腹腔干及肠系膜上动脉 (superior mesenteric artery, SMA) 旁淋巴结可接受前述第 1 站淋巴引流，也可直接接受来自胰腺的淋巴引流。因此，不能将其完全归为第 2 站淋巴结。在 Strasberg 等的 RAMPS 中，腹腔干及 SMA 前方及左侧淋巴结归为第 1 站清扫的范围。

## 一、适应证

拟行根治性手术切除的胰体尾癌 ( 包括可切除及可能切除胰体尾癌 ) 均为 RAMPS 的适

应证。

## 二、禁忌证

1.虽然近期有文献提出，单发肝转移患者可能从手术切除中获益，但多认为远处转移者不再适合进行切除手术。因此，尝试 RAMPS 前应明确除外合并远处转移的情况。

2.第 16 组淋巴结转移及腹腔脱落细胞学检查阳性是否等同于远处转移仍有一定争议，但目前多认为第 16 组淋巴结阳性及腹腔脱落细胞学检查结果阳性患者预后不如阴性者。术中应常规进行第 16 组淋巴结及腹腔脱落细胞学检查，以便进行准确的预后分析。

## 三、术前准备

术前准备同本章第一节标准的远侧胰腺切除术。

## 四、手术要点、难点及对策

### (一) 手术要点

1.胰腺颈部分离　切开胃结肠韧带，并将大网膜自横结肠上分离，以备切除。自胰腺颈部下缘分离出肠系膜上静脉 (SMV) 和门静脉 (PV)。于胰腺上缘分离出肝总动脉，并向远端分离，分离出胃右动脉，为便于清扫可切断胃右动脉，进一步显露胃十二指肠动脉及肝固有动脉。清扫肝动脉前方、肝动脉和门静脉左侧的淋巴结。将胃十二指肠动脉牵向右侧，显露门静脉前方，随后打通胰腺颈部后方隧道。切断胰腺，将残端送快速冰冻切片病理学检查，以保证胰腺切缘阴性。

2.腹腔干周围淋巴结清扫　将小网膜自肝尾状叶、膈肌脚及胃小弯侧分离，切断胃左动脉及冠状静脉，其中部分患者肝左动脉来源于胃左血管，应予以保留。将清除的肝十二指肠韧带淋巴脂肪组织向左侧牵引，沿肝总动脉分离至腹腔干，再次在近端切断冠状静脉及胃左动脉。自此，脾动脉根部显露，予以结扎、切断。随后切断脾静脉。

3.后腹膜组织切除　后腹膜组织切除上方起自腹腔干根部水平，下方达左肾静脉。依据术前 CT 显示的肿瘤对后方组织侵犯的判断，RAMPS 分为前 RAMPS 及后 RAMPS。若肿瘤未突破胰腺后背膜，可行前 RAMPS：沿腹腔干及 SMA 分离至腹主动脉，切除腹腔干和 SMA 之间腹腔动脉前方及 SMA 前方和左侧的脂肪淋巴组织，随后转向左侧行前 RAMPS，注意保留左侧肾上腺静脉及左肾上腺；若肿瘤已突破胰腺后被膜，甚至侵犯左侧肾上腺，需行后 RAMPS：到达腹主动脉后继续向深面分离，沿主动脉左侧分离至膈肌，再转向左侧行后 RAMPS，一并切除左侧肾上腺。不论前或后 RAMPS，左侧肾筋膜、肾前脂肪囊均需切除 (图 4-45，图 4-46)。

162

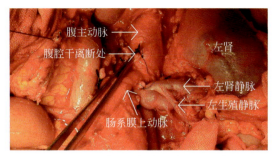

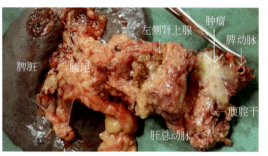

**图 4-45**　RAMPS 术切除标本后术野观 ( 术中连同　　　　　**图 4-46**　RAMPS 术切除的标本
　　　　　腹腔干一并切除 )

## ( 二 ) 手术难点及对策

1. 腹腔镜探查　胰腺癌有较高的肝转移及腹腔播散可能。腹腔镜探查有助于以较小创伤检出常规影像学检查无法发现的微小转移。在此过程中，可首先进行腹腔脱落细胞学检查除外转移 ( 腹腔脱落细胞学检查结果阳性 )。虽然腹腔脱落细胞学检查结果阳性并非是绝对手术禁忌，但其是导致胰腺癌患者不良预后的因素。需要指出的是，腹腔镜探查的步骤尚无规范，应特别注意极少量的小肠系膜及腹膜转移，谨防遗漏。

2. 扩大 Kocher 切口　Strasberg 等未使用扩大 Kocher 切口，但在日本癌研究会有明病院这一操作常规进行，目的有两点：①进行第 16 组淋巴结活检；②显露左肾静脉，为随后在 SMA 左侧的操作提供标志。左肾静脉前方无血管，组织疏松，在显露左肾静脉近端后，可使用血管钳紧贴左肾静脉扩大其前方间隙，并通向 SMA 左侧。在此间隙内放置纱布，当由浅至深切除 SMA 前方及左侧组织时，此纱布为解剖停止的标志。

3. 第 16 组淋巴结活检　第 16 组淋巴结转移通常被视为有远处转移，患者预后差。在部分医院，第 16 组淋巴结转移甚至被认为是胰腺癌不可切除的标志。第 $16b_1$ 组的转移率通常高于第 $16a_2$ 组，因此在日本癌研究会有明病院，RAMPS 中首先进行第 $16b_1$ 组淋巴结活检，若为阳性，则分析患者的全身情况，若患者已属高龄，全身情况较差，则终止手术；否则扩大进行第 $16b_1$ 组及第 $16a_2$ 组淋巴结活检，若仍为阳性则终止手术，若为阴性，在进行第 $16b_1$ 组及第 $16a_2$ 组淋巴结清扫后继续手术。

4. 肠系膜下静脉 (inferior mesenteric vein，IMV)　切断 IMV 可汇入脾静脉或 SMV。在 IMV 汇入 SMV 的病例，IMV 通常跨越 SMA 前方，在分离 SMA 前方及左侧前，需先在 IMV 汇入 SMV 处切断 IMV，在随后的后腹膜组织切除中，在胰腺下缘再次切断 IMV；而在 IMV 汇入脾静脉的病例，只需在胰腺下缘进行一次切断。

5. 左上腹器官游离　在行后腹膜组织切除时，由于位置深在，特别是肥胖患者，显露及手术常有一定困难。为了更好地使后腹膜组织显露于切口下方，日本癌研究会有明病院使用左上腹器官整体游离的方式，具体操作如下：于降结肠近脾区的外侧 Toldt 线切开进入肾后间隙，双手交叉交替钝性分离肾后间隙至主动脉左侧，向上扩大后腹膜切口至脾脏上缘。在靠近脾上极处切除左侧大网膜时，应紧贴胃大弯进行，切断胃网膜左血管及胃短血管，将其与脾脏完全分离。在肾后脂肪囊后方放置两块纱布垫，以将整个肾脏、胰体尾、脾脏及结肠脾区显露于切口下方，有利于手术操作。

6. **肾门处的分离** 在自右向左行后腹膜组织切除时，通常沿左肾静脉表面进行，在左肾静脉下缘有腰升静脉、左侧睾丸（卵巢）静脉汇入，应注意保护。肾动脉在深静脉后上方走行，在肾门处分为前后干入肾。但肾动脉变异较多，在入肾门前可分为上极和下极动脉分别入肾，应避免损伤这些动脉，以免导致肾脏缺血坏死。肾盂、输尿管起始部位于肾静脉后下方，在后腹膜组织切除至肾门处时应注意这三者间的关系。

7. **胆囊切除** 在行 RAMPS 时胆囊切除不是必需的。但在日本癌研究会有明病院，若手术过程中为清扫淋巴结切断了支配胆囊的迷走神经，则需进行胆囊切除以防止因胆囊收缩功能障碍而发生炎症或结石。

## 五、术后监测与处理

术后监测与处理同本章第一节标准的远侧胰腺切除术。

## 六、术后常见并发症的预防与处理

术后常见并发症的预防与处理同本章第一节标准的远侧胰腺切除术。

## 七、临床效果评价

为了克服传统 DPS 的不足，Strasberg 等于 2003 年在完整切除肿瘤同时保证切缘阴性及对该区域淋巴结清除彻底的原则下，率先提出了胰体尾癌的从右向左联合脾脏的顺行整块切除的根治性手术方式，即根治性顺行模块化胰脾切除术。理论上讲，RAMPS 效果应优于传统 DPS，而且 RAMPS 还能在肿瘤切除之前对病变的性质、部位、大小、局部的浸润范围、肠系膜上血管和腹腔动脉是否被侵犯及肿瘤的可切除性进行预判。1999—2002 年 10 例行 RAMPS 的患者中，9 例获得 $R_0$ 切除，平均清除 9 枚淋巴结，无死亡等并发症发生。截至 2012 年 Strasberg 和 Fields 累积对 80 例患者行 RAMPS，其术后 $R_0$ 切除率约为 89%，5 年生存率由 26% 升至 35%。RAMPS 的诞生既是胰腺外科医师对胰腺的胚胎发育学、解剖学理论上深入认识的提升，也是胰腺外科医师对胰体尾癌治疗理念转变的体现。

然而也有文献报道：RAMPS 与传统 DPS 术后疗效无明显差别，但其研究是单中心的、标本数量较少、各组患者处于肿瘤的分期未明确，在一定程度上影响了该结果的说服力。

随着微创外科的快速发展，RAMPS 不仅用于传统的开腹手术，也逐渐应用于腹腔镜胰体尾癌的切除。近年来机器人手术的不断发展，RAMPS 也逐渐被应用于机器人手术，并且已有浅层 RAMPS 模式应用于机器人手术中，术后 5 年未见肿瘤复发的报道。

（吴河水　王春友）

164

# 参 考 文 献

曹锋，大庭笃志，斋浦明夫，等，2016. 胰体尾癌的根治性顺行模块化胰脾切除术. 中华外科杂志，54(11):833-838.

程东峰，任家俊，沈柏用，2013.Appleby 手术的抉择. 肝胆外科杂志，21(3):169-173.

代文杰，朱华强，姜洪池，2008. 保留脾脏胰体尾切除术临床应用与评价. 中国实用外科杂志，28(9):776-777

李昂，方育，李非，等，2011. 无需血管及消化道重建切除侵犯腹腔干的胰体癌：改良 Appleby 手术. 国际外科学杂志，38(6):411-413.

刘荣，陈洋，赵国栋，等，2016. 联合腹腔干切除的机器人胰体尾癌扩大根治术. 中华腔镜外科杂志(电子版)，9(5):305-306.

乔海泉，姜洪池，代文杰，2001. 保留脾脏的胰体尾切除术. 中国现代手术学杂志，5(2)：93-95.

申权，姜青锋，田玉伟，等，2016. 改良的 Appleby 手术治疗胰体尾癌的效果观察. 中华医学杂志，96(6):431-434.

石宁，2017. 基于大数据分析的胰体尾部肿瘤手术方式与术后结局的临床研究. 北京：北京协和医学院.

温天富，崔云甫，2016. 根治性顺行模块化胰脾切除术在胰体尾癌外科治疗中的应用进展. 中华消化外科杂志，15(6):641-644.

徐冬，蒋奎荣，陆子鹏，等，2016. 根治性顺行模块化胰脾切除术治疗胰体尾癌的临床疗效. 中华消化外科杂志，15(6):567-573.

原春辉，修典荣，2010. 联合腹腔干切除在胰体尾癌扩大根治术中的应用. 中华医学信息导报，25(14):20-21.

周静，李祥，朱耀明，等，2013. 胰体尾癌的外科治疗. 现代中西医结合杂志，22(18):1991-1993.

Bilimoria KY, Bentrem DJ, Ko CY, et al, 2007. Validation of the 6th edition AJCC pancreatic cancer staging system: report from the national cancer database. Cancer, 110(4):738-744.

Canto MI, Goggins M, Hruban RH, et al, 2006. Screening for early pancreatic neoplasia in high-risk individuals: a prospective controlled study. Clin Gastroenterol Hepatol, 4(6):766-781.

Dawson DL, Scott-Conner CE, 1986. Distal pancreatectomy with splenic preservation: the anatomic basis for a meticulous operation. J Trauma, 26(12):1142-1145.

Edwin B, Mala T, Mathisen Ø, et al, 2004. Laparoscopic resection of the pancreas: a feasibility study of the short-term outcome. Surg Endosc, 18:407-411.

Egorov VI, Yashina NI, Zhurenkova TV, et al, 2011. Spleen-preserving distal pancreatectomy with resection of the splenic vessels. Should one rely on the short gastric arteries? JOP, 12(5):445-457.

Farma JM, Santillan AA, Melis M, et al, 2008. PET/CT fusion scan enhances CT staging in patients with pancreatic neoplasms. Annals of Surgical Oncology, 15(9):2465-2471.

Giger U, Michel JM, Wiesli P, et al, 2006. Laparoscopic surgery for benign lesions of the pancreas. J Laparoendosc Adv Surg Tech A, 16:452-457.

Grossman JG, Fields RC, Hawkins WG, et al, 2016. Single institution results of radical antegrade modular pancreatosplenectomy for adenoeareinoma of the body and tail of pancreas in 78 patients. J Hepatobiliary Pancreat Sei, 23(7):432-441.

Hirabayashi K, Imoto A, Yamada M, et al, 2015. Positive intraoperative peritoneal lavage cytology is a negative prognostic factor in pancreatic ductal adenocarcinoma:a retrospective single—center study. Front Oncol, 5:182.

Hishinuma S, Ogata Y, Tomikawa M, et al, 2007. Stomach- preserving distal pancreatectomy with combined resection of the celiac artery:radical procedure for localy advanced cancer of the pancreatic body. J Gastrointest Surg, 11(6):743- 749.

Kanda M, Fujii T, Nagai S, et al, 2011. Pattern of lymph node metastasis spread in pancreatic cancer. Pancreas,

40(6):951-955.

Kimura W, Inoue T, Futakawa N, et al, 1996. Spleen-preserving distal pancreatectomy with conservation of the splenic artery and vein. Surgery, 120(5):885-890.

Lee KF, 2014. Management of the pancreatic stump after pancreaticoduodenectomy. Surgical Practice, 18(3):143-148.

Lee SY, Goh BK, Tan YM , et al, 2008. Spleen-preserving distal pancrectomy. Singapore Med J, 49(11):883-885.

Lwagami Y, Eguchi H, Wada H, et al, 2015. Implications of pefitoneal lavage cytology in reseetable left-sided pancreatic cancer. Surg Today, 45(4):444-450.

Mallet-Guy P, Vanchon A, 1943. Pancreatites Chroniques Ganches. Paris:Masson.

Murakawa M, Aoyama T, Asari M, et al, 2015. The short-and long-term outcomes of radical antegrade modular pancreatosplenectomy for adenocarcinoma of the body and tail of the pancreas. BMC Surg, 15:120.

Nakamura M, Ueda J, Kohno H, et al, 2011. Prolonged peri-firing compression with a linear stapler prevents pancreatic fistula in laparoscopic distal pancreatectomy. Surg Endosc, 25:867-871.

Nimuray Y, Haflofi T, Miura K, et al, 1976. Experience of Appleby' s operation for advanced carcinoma of the pancreatic body and tail. Shujutsu, 30:885-889.

O' Morchoe CC, 1997. Lymphatic system of the pancreas. Microse Res Tech, 37(5-6): 456-477.

Paiella S, Sandini M, Gianotti L, et al, 2016. The prognostic impact of para-aortic lymph node metastasis in pancreatic cancer:a systematic review and meta—analysis. Eur J Surg Oncol, 42(5):616-624.

Robey E, Mullen JT, Schwab CW, 1982. Blunt transection of the pancrease treated by distal pancreatectomy, splenic salvage and hyperalimentation. Four caese and review of the literature. Ann Surg, 196(6):695-699.

Strasberg S M, Linehan DC, Hawkins WG, 2007. Radical antegrade modular pancreatosplenectomy procedure for adenocarcinoma of the body and tail of the pancreas: ability to obtain negative tangential margins. J Am Coll Surg, 204(2):244-249.

Strasberg SM, Drebin JA, Linehan D, 2003. Radical antegrade modular pancreatospleneetomy . Surgery, 133(5):521-527.

Tachezy M, Gebauer F, Janot M, et al, 2016. Synchronous resections of hepatic oligometastatic pancreatic eancer:disputing a principle in a time of safe pancreatic operations in a retrospective muhicenter analysis. Surgery, 160(1):136-144.

Tanaka E, Hirano S, Tsuchikawa T, et al, 2012. Important technical remarks on distal pancreatectomy with en-bloc celiac axis resection for localy advanced pancreatic body cancer (with video). J Hepatobiliary Pancreat Sci, 19(2):141-147.

Tempero MA, Malafa MP, Alhawary M, et al, 2017. Pancreatic adenocarcinoma, version 2. 2017, NCCN clinical practice guidelines in oncology. Journal of the National Comprehensive Cancer Network Jnccn, 15(8):1028.

Varadarajulu S, Wallace MB, 2004. Applications of endoscopic ultrasonography in pancreatic cancer. Cancer Control Journal of the Moffitt Cancer Center, 11(1):15.

Vege SS, Pandol SJ, 2018. Advances in pancreatic cancer, IPMN and pancreatitis. Gastroenterology, 2018.

Warshaw AL, 1988. Conservation of the spleen with distal pancreatectomy. Arch Surg, 123(5):550-553.

Xie K, Zhu YP, Xu XW, et al, 2012. Laparoscopic distal pancreatectomy is as safe and feasible as open procedure:a meta-analysis. World J Gastroenterol, 18(16):1959-1967.

Ziegler KM, Nakeeb A, Pitt HA, et al, 2010. Pancreatic surgery: evolution at a high-volume center. Surgery, 148:702-709; discussion 702-709.

# 第五章 胰腺节段切除及局部切除术

## 第一节 胰腺节段切除术

胰十二指肠切除术或胰体尾切除术的实施过程不可避免地会导致过多的正常胰腺组织及周围脏器被切除。胰腺的良性或低度恶性肿瘤患者术后生存期一般较长，过多的胰腺切除，可能会影响患者术后内分泌和外分泌功能，导致糖尿病发生率增加，出现长期的腹部不适及消化道症状，影响患者生活质量。

胰腺节段切除术 (segmental pancreatectomy) 因其良好的保留正常胰腺组织，最大程度地保护了胰腺内分泌和外分泌功能，对于胰腺良性或者低度恶性

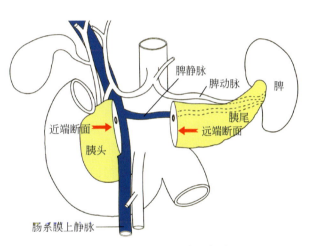

图 5-1 胰腺中段切除示意图

肿瘤较为适用。胰腺节段切除术又称为中段胰腺切除术 (middle segmental pancreatectomy)、胰腺颈体部切除术 (neck-body pancreatectomy)，其实施的目的是在切除病变胰腺的同时，最大程度地保留正常胰腺组织 (图 5-1)。

## 一、适应证

病灶位于胰颈或胰体的良性或低度恶性肿瘤，病灶远端的胰体尾有足够的胰腺组织以保证吻合和阴性切缘。

## 二、禁忌证

1. 对于胰腺恶性肿瘤及胰头、钩突、胰体远端肿瘤则不适合行此手术方式。

2. 胰腺肿块过大，节段切除后不能保留足够的远端胰腺组织或胰腺远端明显萎缩者。

3. 胰体、胰尾共同血管供血（单独来自胰横动脉、胰背动脉左支）。

## 三、术前准备

术前评估全身重要脏器的功能，纠正潜在的营养不良及内环境紊乱状态。

## 四、手术要点、难点及对策

### （一）手术要点

1. 根据肿瘤的部位确定切口的选择，切口可选择上腹部正中、右侧或左侧腹直肌旁切口，探查腹腔情况。

2. 打开胰周韧带，显露胰腺，探查肿瘤的部位、大小、与周围组织的毗邻关系，判断肿瘤的可切除性，确定手术方式。术中可行活组织检查、送快速冰冻切片病理学检查判断病变性质，排除恶性肿瘤。必要时可行术中 B 超明确肿瘤的部位边界等。

3. 在胰腺下缘分离肠系膜上静脉，在胰腺后方建立隧道，根据肿瘤大小确定双侧的切断线。确定靠胰头部切除线后在胰腺上下缘各缝一针，用以牵引和止血，沿切断线通过电刀或超声刀离断胰腺头侧，也可通过剪刀片离断胰腺，无论通过何种方式离断胰腺，一定要对胰腺断面的止血进行确切缝扎。对于胰腺头侧残端的主胰管，尽可能找到并确切缝扎，若主胰管太细无法辨认者，可用可吸收线 U 字封闭胰腺残端。有条件者也可以采用直线切割缝合器离断胰腺，根据胰腺厚度选用合适长度的钉仓予以确切离断胰腺。

4. 将肿瘤及胰体尾向左侧翻转，显露胰腺后方的脾静脉属支，并予以结扎、切断，同时结扎、切断脾动脉到胰腺的分支。沿肿瘤左侧切断线以电刀或超声刀切断胰腺，必要时可于两侧胰腺切缘行快速病理学检查证实无肿瘤残留。

5. 消化道重建　仔细辨认远端胰腺断面的主胰管，准备胰肠吻合。根据胰管的粗细选择适合的胰管支撑管，将支撑管固定缝合于胰腺断面。根据患者胰腺的质地、胰管的粗细、结合术者的经验选择合适的胰肠吻合方式，胰肠吻合方式较多，各有优缺点，目前应用较多的有套入式或导管对黏膜吻合（图 5-2、图 5-3）。无论采用何种胰肠吻合方式应保证吻合口无张力，且有良好的血液供应。胰腺头侧残端常用的方法为缝闭，也有同时行远端和近端胰肠吻合，但该术式胰瘘发生率高。吻合完毕后在胰肠吻合口附近及胰腺残端处放置引流管。

### （二）手术难点与对策

1. 肿瘤定性　胰腺节段切除术多用于处理胰腺的良性疾病或者低度恶性疾病，术中若鉴别困难时要对肿瘤行术中快速冰冻组织病理学检查，排除恶性病变时才能行本术式。

2. 胰腺残端的处理　胰腺头侧残端是术后胰瘘的重要原因之一，对胰腺头侧残端要妥

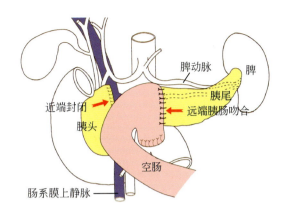
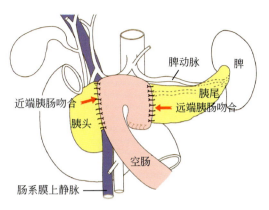

图 5-2　胰腺中段切除的胰肠吻合，图示采用
远端胰腺导管对黏膜吻合，胰腺近端封闭

图 5-3　胰腺中段切除的胰肠吻合，胰腺远端及近
端断端均与空肠行导管对黏膜吻合（双吻合）

善处理。胰腺头侧残端多采用可吸收线封闭或者直接采用直线切割闭合器闭合。术中尽可能找到并结扎胰管断端。患者在处理胰头侧残端的时候要注意胆总管胰腺段的走行，勿损伤胆管，尤其是胰头侧切断线靠近十二指肠内侧的时候。

3. 胰肠吻合　胰腺节段切除术后胰瘘的概率较高，患者胰腺质地一般都为正常胰腺组织，胰腺质地较软，胰管纤细是导致胰瘘发生的重要原因。对胰腺远端的胰肠吻合要重视，确保吻合成功。远端胰腺一般采用远端胰腺残端与空肠 Roux-en-Y 吻合术，吻合方式应根据胰腺质地及胰管粗细情况结合术者本身的熟练程度进行选择，若胰管能够容易找到，可行导管对黏膜吻合术，术后胰瘘发生概率相对较低，如果患者的胰管纤细难以辨认时可直接行套入式胰肠吻合较为适宜。

*169*

## 五、术后监测与处理

术后监测与处理参见第三章第一节标准胰十二指肠切除术。

## 六、术后常见并发症的预防与处理

术后常见并发症的预防与处理参见第三章第一节标准胰十二指肠切除术。

## 七、临床效果评价

与胰十二指肠切除术或远端胰腺切除术相比，胰腺节段切除术具有以下优点：①保留了更多的正常胰腺组织，胰腺内分泌和外分泌功能得以最大限度保留。有资料显示，长期随访的过程中行胰腺节段切除的患者术后糖尿病的发病率明显低于远端胰腺切除术和胰十二指肠切除术的患者。②保持了胃、十二指肠及胆道等消化道的生理连续性，患者术后生活质量较高。

但是胰腺节段切除术术式较为复杂，仍需行消化道重建。胰腺节段切除术后形成了两侧胰腺残端，远侧胰腺残端行胰肠吻合，术后胰瘘发生率相对较高，文献报道，胰腺节段切除术后胰瘘发生率可高达 40%。胰腺节段切除术多用于治疗胰腺良性肿瘤，这些类型疾病的胰腺组织质地较软，胰管纤细，甚至难以找到，也是术后胰瘘高发的重要原因。

（殷　涛　王春友）

# 第二节　胰腺钩突切除术

胰腺钩突切除术或胰头下部切除术 ( 本章第三节 ) 是针对局限于胰腺钩突或胰头下部的良性或者低度恶性肿瘤，实施胰头病变组织的局部切除手术，避免切除胰十二指肠。其目的同样是为了保留患者的正常胰腺组织，保护了胰腺内分泌和外分泌功能。

胰腺钩突一般是指胰头后面的突出部分，日本胰腺癌处理规约将其定义为"自胰头左下方突出的、位于肠系膜上动静脉后方的钩状突起"。

胰腺钩突属于腹胰，而腹胰和背胰的界线，须田等报道通过组织切片检查有无 PP 细胞可确定两者的分界。超声检查时，有时也只有腹胰表现为低回声，这可作为一个参考。虽然胆总管属于腹胰，但是它在胰腺实质内走行的部位是腹胰和背胰的结合处，即胆总管相当于腹胰和背胰的分界线。

从胰管的分支形态来看，胰腺钩突属腹胰，是 Wirsung 管 ( 主胰管 ) 的引流区域，具体而言，胰腺钩突是 Wirsung 管下头支的引流区域。在多数的病例中，下头支最粗且引流区域广泛。由于主胰管本身并不位于胰腺钩突，因此胰腺钩突部是由几个上头支和下头支的引流区域构成 ( 图 5-4)。

胰头钩突的切除是对胰管下头支区域进行的切除。实际操作时，切除的是剥离肠系膜上动静脉后见到的向其背面突起的那部分胰腺组织。

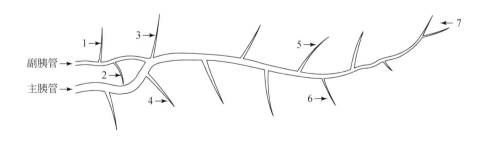

**图 5-4**　胰管形态示意图，来自副胰管的上头支 (1) 和下头支 (2)，来自主胰管的上头支 (3)、下头支 (4)、上体支 (5)、下体支 (6)，以及上、下尾支 (7)

## 一、适应证

适应证为病灶位于胰腺钩突的良性或低度恶性肿瘤。

## 二、禁忌证

1. 病变的进展范围包括整个胰头部。
2. 有周围淋巴结的转移或肿瘤侵犯至十二指肠或胰腺实质。
3. 胰腺恶性肿瘤。
4. 胰腺钩突肿块过大，不适合行胰头局部切除术。

## 三、术前准备

1. 术前评估全身重要脏器的功能，纠正潜在的营养不良及内环境的紊乱状态。
2. 完善相关检查，如增强 CT、增强 MRI 等影像学检查，完善肿瘤标志物等实验室检查，排除恶性病变。

## 四、手术要点、难点及对策

### （一）手术要点

1. 切口　选择上腹部正中或右侧腹直肌旁切口，探查腹腔情况。
2. 打开胰周韧带，显露胰腺，探查肿瘤的部位、大小、与周围组织的毗邻关系，判断肿瘤的可切除性，确定手术方式。术中可取活组织送快速冰冻切片病理学检查判断病变性质，排除恶性肿瘤。必要时可行术中 B 超明确肿瘤的部位边界等。
3. 打开右侧胃结肠韧带，直至十二指肠降部，分离横结肠系膜和胰头前方及十二指肠之间的疏松组织，完整显露胰头前方。
4. 打开十二指肠侧腹膜，分离胰头和后腹膜之间的疏松结缔组织。充分游离结肠肝区，并连同结肠系膜牵向足侧。再向右方充分牵拉、游离十二指肠水平部，充分显露出胰腺钩突的下缘。
5. 游离胰腺下缘分离出肠系膜上静脉，右侧由胰头汇入的小静脉分支结扎离断。胃网膜右动静脉保留，不要结扎切断。进一步于钩突下缘与十二指肠水平部前方游离肠系膜上静脉，并向头侧进行剥离。在该部位常见走向胰腺和十二指肠水平部左侧的血管分叉，故紧贴胰腺进行处理非常重要。
6. 前方对肠系膜上动脉的分支进行处理。胰十二指肠下前、后动脉常形成共干发自肠系膜上动脉，紧贴肠系膜上动脉右侧缘对钩突部血管神经丛进行离断结扎，胰头钩突即成为游离状态。

7. 由背侧看，从肠系膜上动静脉剥离开了的胰头钩突呈向外突出的形态，该部分即为要切除的部位 ( 图 5-5)。切除线可以以胆总管作为标志，其背面可作为钩突与胰头侧 ( 十二指肠侧 ) 的分界线。在分离胰腺实质时，不能沿着胆总管背面进行剥离，否则会造成胆总管的损伤和缺血。同时不要进入太深而损伤主胰管。

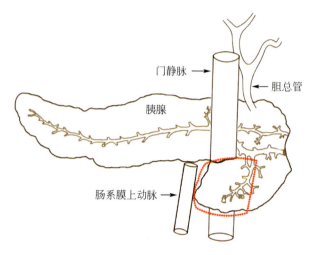

**图 5-5** 胰头背面观显示钩突切除的范围 ( 红色虚线 )，术中不离断主胰管

8. 沿十二指肠水平部内侧分离并剥除胰腺钩突，注意保护十二指肠和胰头之间的筋膜组织，保护十二指肠血管弓，以免术后十二指肠缺血。

9. 胰腺切缘附近放置腹腔引流管。

## ( 二 ) 手术难点及对策

1. 胰腺钩突切除主要用于处理胰腺的良性疾病或者低度恶性疾病，术中若鉴别困难时要对肿瘤行术中快速冰冻切片病理学检查，排除恶性病变时才能行本式式。

2. 胰腺钩突的显露及处理　胰腺钩突位置隐蔽、深在，可以通过打开胃结肠韧带，将横结肠系膜与十二指肠降部和水平部游离之后显露，在游离过程中可以通过打开十二指肠侧腹膜之后将手指放在胰头后方辅助进行胰头的游离和显露。

3. 胰腺钩突切除之后的胰腺断面为胰瘘的重要原因，对胰腺断面的胰管要仔细缝扎，胰腺断面的缝扎要确切。

4. 术中要避免对主胰管的损伤，若发现主胰管损伤要改行胰肠吻合术。

5. 术中注意十二指肠血供的保护，十二指肠和胰头之间存在一层疏松结缔组织，十二指肠血管弓存在此组织以内，要加以保护，在剥离胰头时勿过度剥离，尤其是胰头背侧疏松结缔组织内有保护胰十二指肠下后血管弓，避免损伤，否则容易造成十二指肠缺血，若术中发现十二指肠缺血坏死时，要更换手术方式。

6. 胆管的保护　在切除胰头部分时，注意胆总管胰腺段的走行，并加以保护，避免损伤。若发现胆总管损伤，需加做胆肠吻合术或 T 管引流术。

## 五、术后监测与处理

术后监测与处理同第三章第一节标准胰十二指肠切除术。

## 六、术后常见并发症的预防与处理

1. 胰瘘　只要是切入胰实质，胰瘘就几乎不可避免，可用生长抑素等药物进行保守治疗。但是如果同时发生主胰管损伤，胰瘘便会迁延，有必要进行再次手术。

2. 胃潴留　一般认为是由于 Kocher 游离和游离肠系膜上动脉造成的，用保守疗法就可得到改善。

## 七、临床效果评价

胰腺钩突切除术或胰头下部切除术（第三节）是针对局限于胰腺钩突或胰头下部的良性或者低度恶性肿瘤，实施钩突的局部切除手术，避免行胰十二指肠切除术。术后多数患者的生活质量较好，因为保留了正常胰腺组织，胰腺内分泌和外分泌功能得以保护。

（王春友　殷　涛）

# 第三节　胰头下部切除术

与胰腺钩突切除术的范围不一样，胰头下部切除术则需要离断主胰管，切除钩突在内的胰头下部的胰腺组织。胰头下部切除术的范围如图 5-6 所示。

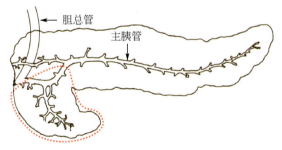

图 5-6　胰头下部切除术的范围（红色虚线）示意图，术中须离断主胰管

## 一、适应证

局限于胰头下部、胰头钩突部的胰管内乳头状瘤、小胰岛细胞瘤、浆液性囊腺瘤等良

性肿瘤。

## 二、禁忌证

1. 如果病变的进展范围包括整个胰头部，则可改行保留十二指肠的胰头切除术。

2. 如果有周围淋巴结的转移或肿瘤侵犯至十二指肠或胰腺实质，则可以考虑施行保留幽门的胰头十二指肠切除术。

## 三、术前准备

为确定胰头下部切除术的切除范围，术前的影像学诊断非常重要，特别是薄层增强螺旋 CT 扫描或是磁共振增强对于确定肿瘤浸润范围非常重要。此外，三维重建图像对掌握病变的范围及病变与胰管和胆管的立体关系也非常有用。经超声内镜、胰管内超声检查、动态 CT 等重要检查对评估病变的进展范围也非常有价值。

## 四、手术要点、难点及对策

### (一) 手术要点

1. 麻醉　选择全身麻醉。

2. 体位　患者取仰卧位，上腹部正中切口或右侧经腹直肌切口。

3. 打开胃结肠韧带，分离胰头与结肠肝区间韧带，充分显露出胰头前方。术中用超声再次确认病变的进展范围，决定最终的切除范围。

4. 游离牵起胰十二指肠下前动脉，切断其胰腺支，并从十二指肠上剥离胰腺，剥离至胰十二指肠下后动脉时也要将其悬吊。

5. 充分游离肠系膜上静脉与肠系膜上动脉，将胰头钩突部从血管上剥离下来。将钩突向前方翻起，以便下一步进行钩突部的切除。

6. 于胰腺钩突下缘开始，向上方进行十二指肠和胰头部的剥离，到达 Vater 壶腹部水平，分离出主胰管及胆总管，并分别将主胰管 (Wirsung 管) 胰内胆管及两者的共干进行悬吊。

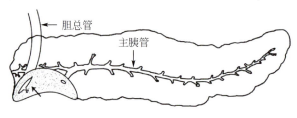

**图 5-7**　胰头下部切除后

切除时沿胆总管壁但不要损伤胆总管，近端胰管断端要妥善结扎
（箭头所示）

7. 主胰管于近端进行结扎离断　沿胆总管左侧缘分离切断胰腺组织，原则上，胰内胆管可以剥离半周 (图 5-7)。由右向左进行胰腺实质的切除，并完整切除病灶。如果病变累及 Santorini 区域的一部分，则需要合并切除 Santorini 管。

8. 胰管消化道的重建　可采用胰腺十二指肠吻合术，也可以采用胰腺空肠

吻合术 (图 5-8)。

8. 胰肠吻合口附近置入引流管引流。

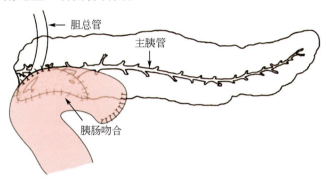

**图 5-8**　胰头下部切除后，胰腺创面与空肠吻合

## (二) 手术难点及对策

1. 尽量保留胰十二指肠下前动脉与胰十二指肠下后动脉两支血管，如损伤了其中一支，一般也不会造成十二指肠的循环障碍。

2. 不进行 Kocher 游离术，保留胰头后方的十二指肠系膜。

3. 原则上切除范围是胰头下部和胰头钩突部。在切断 Wirsung 管的过程中，要注意不要让含有黏液的胰液向周围漏出。

4. 其余同本章第二节胰腺钩突切除术。

## 五、术后监测与处理

术后监测与处理同第三章第一节标准胰十二指肠切除术。

## 六、术后常见并发症的预防与处理

术后常见并发症的预防与处理同本章第二节胰腺钩突切除术。

## 七、临床效果评价

临床效果评价同本章第二节胰腺钩突切除术。

(王春友　殷　涛)

### 参 考 文 献

木村理, 2010. 要点与盲点：胰脾外科. 北京：人民卫生出版社.

秦锡虎，柳咏, 2012. 胰头下部切除术. 肝胆外科杂志, 20 (06):474-475.

杨镇, 2009. 胰腺外科学图谱. 上海：上海科学技术出版社.

# 第六章　全胰腺切除术

全胰腺切除术即将胰腺及十二指肠全部切除，然后重建消化道，其优点是有利于更加彻底地切除病变胰腺组织，清扫胰周淋巴结，避免术后切缘阳性和术后胰瘘的发生，对累及整个胰腺的病变较为合适。然而全胰腺切除术手术创伤大，患者恢复慢，且彻底丧失了胰腺内分泌和外分泌功能，术后血糖控制困难，消化功能障碍，严重影响患者的生活质量，所以全胰腺切除术的实施尚存在争议。一般认为，对胰腺癌患者即使行全胰腺切除术，也无助于改善其生存期，要严格掌握手术适应证。

## 一、适应证

1. 全胰癌或多中心性胰腺癌。
2. 主胰管型 IPMN 弥漫至整个胰腺。
3. 多发性神经内分泌肿瘤。

4. 既往接受过胰十二指肠切除术或胰体尾切除术，残余胰腺再次出现肿瘤性病变需要行手术切除者。
5. 慢性胰腺炎胰管内多发结石、多发囊肿病变弥漫至整个胰腺，行胰管空肠吻合或远端胰腺切除不能缓解症状者。

## 二、禁忌证

1. 晚期胰腺癌，局部进展期胰腺癌。
2. 无条件接受手术后长期糖尿病治疗者。
3. 不能承受手术者。

## 三、术前准备

1. 术前准备同胰十二指肠切除术相关章节。全胰腺切除术对患者的影响较大，术前要对患者的全身脏器功能进行严格的评估，纠正存在的基础性疾病及营养不良状态，向家属或患者交代手术的风险，并将术后可能长期应用胰岛素的情况进行说明。

2. 这类患者因为体重明显降低和可能并发糖尿病而使手术风险升高。所以术前要检测血糖、补充血容量，术前几天进行全胃肠道营养。如果有深度黄疸，术前还需要行经皮经肝胆管减压术或在逆行性胰胆管造影时插管进行胆道减压。同时行胆汁培养，应用敏感抗生素。如果有消化不良 ( 稀便 ) 还要补充维生素及行胰酶替代治疗。必要时予以输血、胃肠减压、全身应用抗生素。

## 四、手术要点、难点及对策

### (一) 手术要点

1. 切口　全胰腺切除术多采用上腹部正中切口或旁正中切口，也有采用上腹部横切口或肋缘下 "人" 字形切口 。

2. 入腹之后探查　包括明确诊断、有无转移、胰腺活动度及与门静脉的关系。如果有远处转移包括大网膜、横结肠系膜根部、肝脏、附近淋巴结等转移存在均只能做姑息性手术。如果没有转移，胰腺活动度好则行进一步探查。打开胃结肠韧带，游离并切断胃网膜右血管，探查小网膜囊。采用 Kocher 切口游离十二指肠和胰头。对怀疑肿瘤肿块和局部淋巴结行穿刺活检或局部切除组织送冰冻切片病理学检查。

3. 全程打开胃结肠韧带，向右到达十二指肠降部，向左断胃结肠韧带直至脾下极，显露胰体尾部，Kocher 手法探查打开十二指肠降部侧腹膜，探查胰腺后方，将胰头与后腹膜游离，显露下腔静脉，直至腹主动脉，检查腹主动脉周围淋巴结有无肿大。可用活检枪对可疑病变组织行多点穿刺，送术中快速冰冻切片病理学检查，判断病变性质。

4. 在胰腺颈部下缘找到肠系膜上静脉，钝性游离胰腺颈部和肠系膜上静脉之间的间隙，建立隧道，直至胰腺上缘，探查肠系膜上静脉、门静脉有无侵犯，判断是否需要行联合静脉切除。探查肝总动脉、腹腔干的侵犯情况。

5. 肝十二指肠韧带的处理及胰腺区域淋巴结的清扫参照胰十二指肠切除术及胰体尾切除术相关章节。

6. 胰体尾切除术　在行胰体尾切除术之前，可以先预先阻断脾动脉，以减少术中出血，在胰腺颈部上方找到脾动脉，在脾动脉起始部近端切断双重结扎，然后从胰腺下缘游离胰腺体尾部，直至脾脏。游离脾周韧带，将游离后的胰体、胰尾和脾同时向右翻起，在脾静脉汇入肠系膜上静脉处切断结扎或缝扎并切断脾静脉，脾静脉汇入门静脉的残端要妥善处理，既要确切止血，又要避免导致门静脉的狭窄 ( 图 6-1)。具体实施过程中可以单独切除脾也可以将脾和胰腺一并切除。

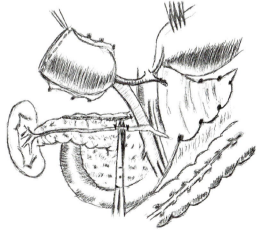

**图 6-1**　结扎切断脾动脉及脾静脉

7. 行远端胃切除术时，根据病变性质也可以保留幽门。

8. 于 Treitz 韧带远端约 10 cm 处结扎切断空肠系膜，离断空肠。打开 Treitz 韧带，将离断的空肠于肠系膜血管下方向右侧牵拉，可以显露胰头与肠系膜上血管之间的分支联系，小心游离，分离并结扎胰头及钩突与肠系膜上静脉，肠系膜上动脉之间的血管联系，注意胰十二指肠下动脉及空肠动脉第一支的走行，必要时可以通过牵引带将肠系膜上静脉悬吊后将肠系膜上动脉向左侧牵拉，以显露分支血管的起始部及走行，并仔细结扎处理，将胰腺钩突及胰头完全自肠系膜血管完全切除 ( 图 6-2)。

9. 由于胰腺完整切除，重建消化道无胰肠吻合步骤，胆肠吻合及胃肠吻合同胰十二指肠切除术。封闭空肠残端，将空肠经横结肠系膜孔上提，行胆肠吻合术，胆肠吻合口远端处行胃空肠吻合 ( 图 6-3)，吻合完毕之后封闭系膜裂孔，于胆肠吻合附近，以及胰床、脾窝处放置腹腔引流管。

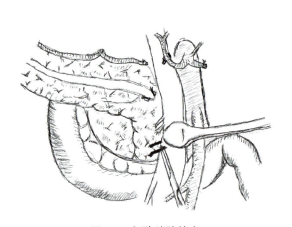

图 6-2　切除胰腺钩突

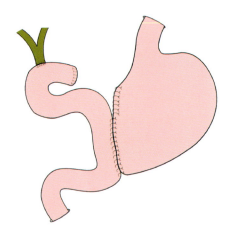

图 6-3　全胰腺切除消化道重建示意图

## ( 二 ) 手术难点及对策

全胰腺切除术的手术步骤实际上包括胰十二指肠切除术和胰体尾切除术两个手术过程，具体内容参见相关章节。

# 五、术后监测与处理

术后重点观察腹腔引流液的引流量、性状，术后使用抗生素，监测血糖，观察全身情况。

# 六、术后常见并发症的预防与处理

1. 患者胰腺完全切除，无胰瘘发生可能，术后重点监测全身情况，观察有无出血、吻合口瘘等并发症发生。

2. 因为胰腺完全切除，患者的内分泌和外分泌功能完全丧失，术后患者通常会出现高血糖，需要长期监测及应用胰岛素，很多时候术后患者血糖的控制非常棘手。术后应严密监测血糖的变化情况，根据患者的血糖波动，应用并及时调整胰岛素用量。

3. 患者术后出现消化功能障碍也是常见的并发症之一，患者进食之后应长期服用胰酶制剂。

## 七、临床效果评价

全胰腺切除术的优点是完整切除了包含肿瘤在内的全部胰腺组织，彻底清除了胰管内的肿瘤种植细胞。同时淋巴结清扫较为彻底，降低了术后肿瘤复发的风险。全胰腺切除术简化了上消化道重建，最大程度地减少了胰肠吻合术后胰瘘、出血、感染的并发症。全胰腺切除术后糖尿病处理棘手，因血糖波动较为剧烈，术后通过胰岛素调控血糖时需要进行认真的、频密的血糖监测和评估。患者术后会因胰酶缺乏引起严重的脂肪泻，需要长期补充胰酶改善消化功能。

（殷　涛）

### 参 考 文 献

木村理, 2010. 要点与盲点：胰脾外科. 北京：人民卫生出版社.

杨镇, 2009. 胰腺外科学图谱. 上海：上海科学技术出版社.

# 第七章　胰腺发育异常手术

胰腺是由卵黄囊顶部的内胚层演化而来。人胚第 3 ~ 4 周，胚盘向腹侧卷曲，形成胚体，卵黄囊内胚层被包绕成弓形的圆管状，称原始消化管或原肠 (primitive gut)。其头端起自口咽膜，由外胚层和内胚层直接接触而形成的口凹所封闭，第 4 周破裂、消失；尾端止于泄殖腔膜，由外胚层和内胚层直接接触而形成的肛凹所封闭，第 8 周破裂、消失。所以，消化系统的上皮组织除口腔、肛管来自于外胚层外，其余的消化管和消化腺都来自于内胚层，而结缔组织和肌组织则来自于原肠内胚层周围的脏壁中胚层。

原肠主要由腹腔动脉、肠系膜上动脉和肠系膜下动脉分段供应，并依次分为 3 段，分别称前肠 (fore gut)、中肠 (mid gut) 和后肠 (hind gut)。前肠将分化为部分口腔底、咽、呼吸系统、食管、胃、十二指肠球部及降部的近侧、肝、胆囊和胆管系统、胰腺及导管等器官；中肠将分化为十二指肠其余部分、空肠、回肠、盲肠、阑尾、升结肠和横结肠右侧半；后肠将分化为横结肠左侧半、降结肠、乙状结肠、直肠、肛管上段。

胚胎第 4 周时，从前肠末端的背腹两侧壁上，各突出一个内胚层芽，此两芽为胰腺的两个原基。背侧芽直接从十二指肠发出，称背胰芽 (dorsal pancreatic bud)；腹侧芽则从肝憩室基部的下方分出，称腹胰芽 (ventral pancreatic bud)。背胰芽和腹胰芽的上皮细胞增生，形成细胞索。这些细胞索反复分支，其末端形成腺泡，与腺泡相连的各级分支形成各级导管。背胰芽和腹胰芽分化成为背胰 (dorsal pancreas) 和腹胰 (ventral pancreas)，它们各有一条贯穿腺体全长的总导管，分别称背胰管 (dorsal pancreatic duct) 和腹胰管 (ventral pancreatic duct)。胚胎第 6 ~ 7 周时，由于十二指肠的旋转，使腹胰转向右侧，而背胰转向左侧，后因十二指肠壁生长速度不均等，腹胰的附着点移位于十二指肠的左侧，转至背胰的下方，胚胎第 7 周时，腹胰与背胰融合为一体 ( 图 7-1)。通常情况下，大部分背胰管通入腹胰管的近侧段形成主胰管 (main pancreatic duct)，而背胰管近侧段常存留成为副胰管 (minor pancreatic duct)。由以上可知，胰头的上半部分、胰颈、胰体和胰尾来自背胰，而胰头的下半部分和钩突来自腹胰。

胰芽的内胚层突入周围间充质，反复分支并中空形成原始胰管。原始胰管反复分支后形成各级导管。胎儿第 9 ~ 10 周时，原始胰管的二级或三级导管壁上，局部上皮细胞增生，向外突出并脱离导管系统，成为游离的管旁细胞团，即胰岛原基 (pancreatic primordia)。胎儿第 12 周时，胰腺出现被膜及疏松的小叶结构，其导管末端膨大，从而形成外分泌部腺泡。原始胰管上皮细胞是胰腺所有分泌细胞的干细胞。胎儿第 8 ~ 10 周，原始胰管上皮细胞分

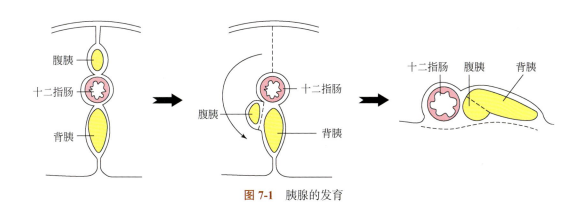

**图 7-1**　胰腺的发育

化产生分泌胰高血糖素的 A 细胞、分泌胰岛素的 B 细胞和分泌生长抑素的 D 细胞，而分泌胰多肽的 PP 细胞则出现稍晚。背胰产生大多数的 A 细胞，而腹胰产生大多数的 PP 细胞。B 细胞在整个发育期间及新生儿期发生自导管上皮。胎儿第 10 ~ 15 周，部分原始导管上皮细胞分化成为腺泡细胞，其余的则最终分化成为导管细胞。

　　由于胰腺在发生过程中的一些异常，临床上可以遇到胰腺及胰管在解剖学上的变异，如异位胰腺组织、环状胰腺、胰管与胆管和胰管间的汇合变异等。胰腺先天性发育异常种类较多，按照胰腺病理及功能异常分类，可分为先天性胰腺发育不全、先天性胰腺功能低下、先天性胰腺增生、先天性秃胰腺肥大。按照胰腺解剖和病理异常分类，可分为异位胰腺 (heterotopic pancreas )、环状胰腺 (annular pancreas)、胰腺囊性纤维化 (cystic fibrosis of pancreas)、胰腺分裂 (pancreas divisum)、胰疝 (pancreatic hernia)、胰胆管汇流异常、胰腺血管变异、先天性胰腺囊肿、马蹄胰等。胰腺先天性发育异常发病率低，本章将重点介绍异位胰腺及环状胰腺的外科治疗方法。

*181*

# 第一节　异位胰腺切除术

　　异位胰腺 (heterotopic pancreas) 属于一种先天性畸形，是存在于正常胰腺组织以外的孤立胰腺组织。异位胰腺可见于腹腔的任何部位，最常见于十二指肠；其他常见的部位为胃、空肠、回肠与 Meckel 憩室，偶尔也可见于胆囊、胆管、肝、脾、肠系膜、大网膜、横结肠、阑尾、脐孔等处。

　　异位胰腺的临床表现比较复杂，主要根据其寄居的部位和体积的大小而表现出相应的症状，如幽门梗阻(异位胰腺位于胃窦部)、胆道梗阻(异位胰腺位于十二指肠乳头或胆管内)。因为异位胰腺可继发产生多种病变，故多认为异位胰腺一旦发现均应手术切除。

## 一、适应证

　　一旦确诊为异位胰腺，不论患者有无症状均应进行手术切除。在剖腹术中偶然发现的异位胰腺一经确认也应手术切除。

## 二、禁忌证

心肺等重要脏器疾患、一般状况差不能耐受手术者。

## 三、术前准备

术前重点明确异位胰腺的部位，术前行薄层螺旋 CT 增强扫描及内镜超声等辅助检查明确病变的部位。

## 四、手术要点、难点及对策

根据异位胰腺的部位选择合适的手术方式。例如，证实病变位于胃或十二指肠黏膜下层而未累及肌层或浆膜层者可选择内镜下高频电刀切除或圈套切除；若显示异位胰腺累及胃或十二指肠肌层或浆膜层，则以手术局部切除为宜。

胃体部的异位胰腺可行局部切除术，胃窦部、十二指肠球部的异位胰腺可行十二指肠球部切除、毕 II 式吻合术；壶腹部周围的异位胰腺如体积较小，与 Vater 壶腹分界明显，可行局部切除加胆胰管成形术，如关系密切，则主张行胰十二指肠联合切除术；十二指肠水平部、升部、空回肠的异位胰腺则行病变肠段切除、吻合即可。

切除的标本应行术中快速冰冻切片分析，排除癌变，否则应行扩大切除手术。

对有各种症状的异位胰腺，具有切除的指征均应予以切除。切除方法应做部分胃壁或肠壁切除，再缝合胃壁或做肠管吻合；绝对禁止从肠壁中单纯剥出异位胰腺组织。

## 五、术后监测与处理

术后监测生命体征，引流物的情况、性质等。

## 六、术后常见并发症的预防与处理

术后根据手术的部位预防相应的瘘、出血及腹腔感染的发生。

## 七、临床效果评价

异位胰腺的治疗取决于诊断的准确性与及时性。异位胰腺缺乏特异性临床表现，诊断困难。术前超声内镜及组织活检可明确诊断，但取材要深达黏膜下或肌层，否则易出现假阴性。一经诊断，不论有无症状，均以手术治疗为宜。手术方式选择主要根据术前影像学诊断及定位，手术切除效果确切。

（殷　涛）

# 第二节　环状胰腺切除术及旁路手术

环状胰腺 (annular pancreas) 是一种先天性的发育畸形，由于胰腺胚胎发育异常导致胰腺组织完全或不完全环绕十二指肠，为先天性十二指肠梗阻的原因之一。在胚胎发育过程中，十二指肠向左旋转，而腹侧胰腺始基尖端固定，不能协同十二指肠一起旋转而遗有一带状胰腺组织环，导致十二指肠上部或降部被部分或完全包绕 (图 7-2)，致使肠腔狭窄导致一系列临床征象。

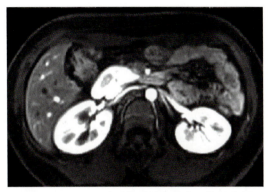

**图 7-2**　MRI 显示环状胰腺包绕十二指肠降部

## 一、适应证

对于没有症状或症状不明显的环状胰腺，可不必手术，但若引起十二指肠狭窄及梗阻，消化道溃疡引起的出血或幽门梗阻等并发症时，则需要手术治疗。

## 二、禁忌证

心肺等重要脏器疾患、一般状况差不能耐受手术者。

## 三、术前准备

环状胰腺患者的病程一般较长，患者多存在营养或代谢障碍，术前应仔细排查和纠正，营养匮乏者应给予营养支持，包括肠外或肠内营养，纠正内环境紊乱。

## 四、手术要点、难点及对策

1. 麻醉　一般选择全身麻醉。
2. 体位　患者取仰卧位。
3. 切口　选择上腹正中切口或右上经腹直肌切口。
4. 探查　进入腹腔后，首先探查十二指肠狭窄并梗阻的部位，再进一步探明是完全性环状胰腺还是不完全性环状胰腺，还需注意探查胆总管和胆囊等脏器的变化 (图 7-3)。仔

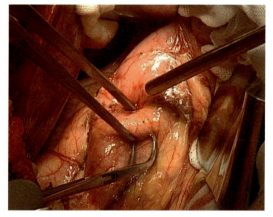

图 7-3 位于十二指肠降部的环状胰腺

细探查是选择何种术式的前提。

5. 手术方式及要点

(1) 环状胰腺切除术：目的是为了解除异位胰腺引起的梗阻。具备以下指征时可行环状胰腺切除术：①环状胰腺组织较薄；②与肠壁粘贴不紧。

手术要点：将环状胰腺自十二指肠游离后 (图 7-4)，紧贴胰头侧离断 (图 7-5)，将环状胰腺提起向外侧分离直至胰头背侧，并结扎离断，以期部分切除环状胰腺 (图 7-6)，解除肠管梗阻 (图 7-7)。

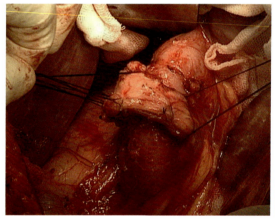

图 7-4 从十二指肠外侧表面分离胰腺组织

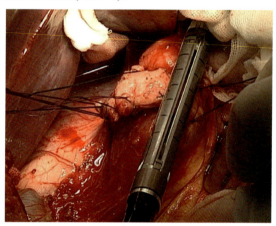

图 7-5 贴近胰头前方切断环状胰腺

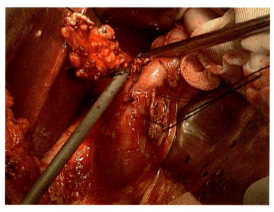

图 7-6 向外侧掀起胰腺组织，至胰头背侧离断

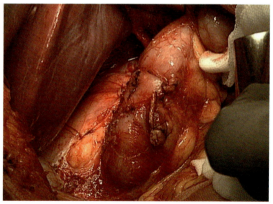

图 7-7 环状胰腺切除后

环状胰腺切除术后存在的并发症包括胰瘘、十二指肠瘘和胰腺囊肿，部分患者术后十二指肠狭窄或梗阻不能彻底解除，可能需再次手术，其治疗效果不如旁路手术。

(2) 旁路手术

1) 胃空肠吻合术：在成年病例中较为常用，包括胃空肠吻合术联合迷走神经切除术，

184

或胃大部切除后行毕Ⅱ式吻合术。

2) 十二指肠空肠吻合术：婴幼儿患者首选此术式。其包括：①十二指肠空肠 Roux-en-Y 吻合术，离断近端空肠，远端与十二指肠梗阻近端扩张肠管吻合，空肠近端与远端吻合；②空肠不离断，提起与十二指肠梗阻部位上端行侧侧吻合，吻合空肠输入袢和输出袢。无论通过何种吻合均应选择十二指肠梗阻近端的最低点吻合。

3) 十二指肠-十二指肠侧侧吻合术：方法是打开十二指肠侧腹膜，游离梗阻的十二指肠，然后在梗阻近端的扩张部分前壁做两针牵引线，在梗阻远端肠管前壁也做两针牵引线，在梗阻近端肠壁做横行切口，在远端肠壁做纵行切口，将梗阻近端肠管和远端肠管做全层吻合。此术式创伤小、符合生理，适用于新生儿和婴幼儿。

4) 术中应探查其他可能合并的畸形，如合并胆总管下端梗阻，还要解除同时合并的胆道梗阻，加做胆肠吻合术。例如，胃大部切除术、毕Ⅱ式吻合术加胆总管与十二指肠梗阻远段端侧吻合术。

6. 手术难点及对策　术中应充分探查，注意有无其他并存的消化道畸形存在。选择环状胰腺切除时应注意保护胰管、肠管，避免损伤而导致术后胰瘘或十二指肠瘘的发生。

## 五、术后监测与处理

术后观察引流物颜色、量、性质变化。术后加强营养支持，避免术后吻合口瘘的发生。

## 六、术后常见并发症的预防与处理

术后严密观察避免吻合口瘘、消化性溃疡的发生，行环状胰腺切除术的患者应检测避免胰瘘或肠瘘的发生。

## 七、临床效果评价

新生儿患有环状胰腺所致的十二指肠梗阻时，只要诊断及时且无严重的伴随异常，其总体预后较好。与其他类型的先天性肠道形成不良一样，长期随访是必要的。成人患者的预后与十二指肠狭窄的程度、伴随的病理表现及个体的一般情况有关。

（王春友　殷　涛）

### 参 考 文 献

沈魁，钟守先，张圣道，2000. 胰腺外科. 北京：人民卫生出版社.

杨镇, 2009. 胰腺外科学图谱. 上海：上海科学技术出版社.

# 第八章 保留十二指肠的胰头切除术

## 第一节 Beger 术

保留十二指肠的胰头切除术 (duodenum-preserving pancreatic head resection，DPPHR) 首先由 Beger 报道，手术仅切除病变的胰头，保留了胃、十二指肠和胆管的正常连续性 (图 8-1、图 8-2)。经过近 30 年的临床实践，证明这是一个切实可行的手术方法，并在此基础上有很多改良或变化。对于慢性胰腺炎而言，此术式不仅能够较为彻底地去除胰头的结石，而且对于同时伴有的胰头炎性增生性包块也可以一并切除。胰头炎性增生性包块常被认为与顽固性疼痛有关。保留十二指肠的胰头切除术其衍变的术式特别适用于胰头部位的胰管结石和合并胰头炎性包块的病例，对于伴有胆总管梗阻、胰管梗阻的病例也极为适用。

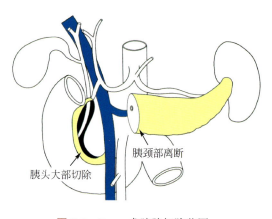
**图 8-1** Beger 术胰腺切除范围

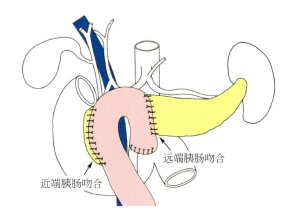
**图 8-2** Beger 术消化道重建

## 一、适应证

1. 慢性胰腺炎伴胰头炎性包块或增生，伴有或不伴有胆总管压迫性梗阻 (图 8-3)。
2. 慢性胰腺炎胰头多发结石，特别是胰头分支胰管多发结石和狭窄 (图 8-4)。
3. 慢性胰腺炎合并胰头潴留性导管扩张和囊肿。

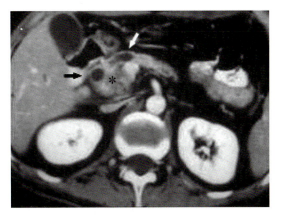

**图 8-3** 胰头炎性肿块伴胰管及胆总管的梗阻扩张

*胰头炎性肿块；黑色箭头：胆总管；白色箭头：胰管

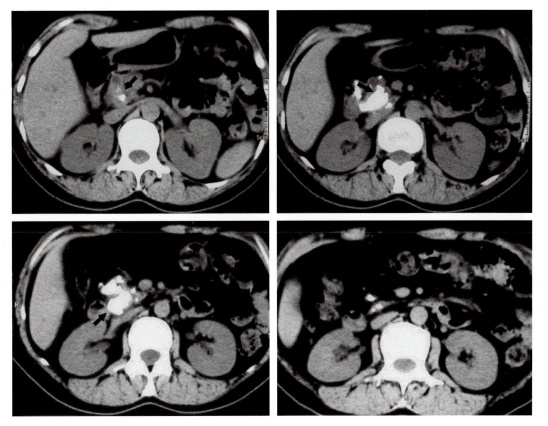

**图 8-4** 胰管结石与钩突钙化（黑色箭头所示）

# 二、禁忌证

1. 慢性阻塞性胰腺炎。
2. 外伤等导致的胰体、胰尾部局限性慢性胰腺炎。

3. 慢性胰腺炎合并胰头癌。

## 三、术前准备

慢性胰腺炎常可能伴有营养不良和可能存在的脂溶性维生素缺乏，因此，术前营养支持和补充维生素有助于患者平稳渡过围手术期。

1. 常规实验室检查和心肺功能检查　包括血常规、凝血功能、肝肾功能、血糖、血电解质和大小便常规。同时需要做胸部 X 线片、肺功能和心电图检查，如有异常，需要相关的处理和纠正。

2. 影像学评估　应用 CT 或 MRI 技术进行术前评估。若有条件应行超声内镜检查，影像学评估确定其是否适于保留十二指肠的胰头切除术。

3. 营养支持　慢性胰腺炎常伴有营养不良，有脂肪泻者可能存在脂溶性维生素缺乏，需要术前改善和纠正，特别是注意补充维生素 K 和纠正与维生素 K 缺乏导致的凝血功能障碍。术前常规给予胰酶制剂。

4. 外分泌功能检查　分为直接外分泌功能试验和间接外分泌功能试验两类。通常采用的间接外分泌功能试验是利用配方餐等方法 (如 Lunclh 试验) 刺激胰泌素和胰酶泌素分泌，继而达到刺激胰腺分泌，并通过测量胰腺分泌的胰液量、胰液电解质浓度和胰酶量来评估胰腺外分泌的功能；也可通过测量患者口服一些胰酶消化底物后所生成的产物 (如苯甲酸 - 酪氨酸 - 对氨基苯甲酸 BT-PABA 试验)，来评估胰腺外分泌功能；而最常用的是直接测定粪便脂肪量、氮量、弹性蛋白酶 I 等评估胰腺外分泌功能。术前外分泌功能试验评估可以作为术后评估的基础，以判断术后外分泌功能的状态。如果发现外分泌功能障碍，需要给予胰酶制剂，如胰酶每次 600mg，随餐服用，以改善患者的消化功能。

5. 预防性抗生素使用　术前通常不需要使用抗生素。预防性使用抗生素应在当日手术开始前。

## 四、手术要点、难点及对策

1. 麻醉、体位及切口　麻醉方式首选气管插管下全身静脉复合麻醉。患者通常取仰卧位，做上腹部正中切口、上腹部横切口或依据术者的习惯而定。

2. 探查　明确胰头包块的性质和是否合并胰腺癌的发生，以确定是否适宜行此手术是探查的主要目的。入腹后，探查肝和整个腹腔，进一步了解有无可疑的转移灶等，确定病变的性质。重点探查胰头。

(1) 切开胃结肠韧带打开网膜囊，分离胃后壁与胰腺之间的腹膜粘连，显露胰颈、胰体、胰尾前面 (图 8-5、图 8-6)。

(2) 于十二指肠降段外侧切开后腹膜 (Kocher maneuver)，解剖分离胰头、十二指肠与下腔静脉之间的潜在间隙 (Treitz 筋膜)，直至腹主动脉前面。

(3) 剪开胰头和十二指肠降段前方的胰前筋膜，解剖出胃网膜右静脉与副右结肠静脉及其汇合形成的汇入肠系膜上静脉的胃结肠干，并切断结扎 ( 图 8-7)。

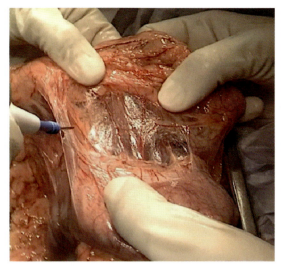

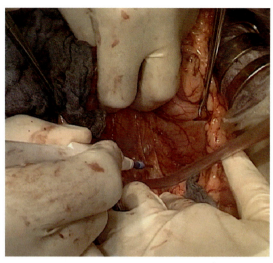

**图 8-5**　切开胃结肠韧带　　　　　　**图 8-6**　分离胃后壁与胰腺间粘连

(4) 切断结肠肝曲与十二指肠降部和水平部之间的横结肠下部的胰前筋膜，将胰头和十二指肠降部和水平部胰头侧与结肠肝曲分开，完全显露胰头和肠系膜上静脉。完成上述步骤后，胰头则完全显露，用手抬起胰头和十二指肠，扪摸了解胰头炎性肿块的大小和结石部位，不完全满足慢性胰腺炎的诊断时，可用术中超声进一步了解胰头长大的性质和结石部位，并排除其他的胰腺疾病，必要时用切割式活检针进行活检，明确病变性质 ( 图 8-8)。

*189*

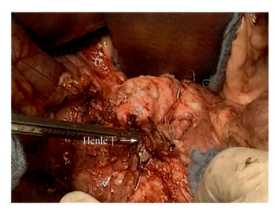

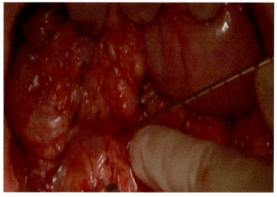

**图 8-7**　结扎切断胃结肠干 (Henle 干 )　　**图 8-8**　活检枪多点穿刺胰头肿块

3. 切除胰头　解剖出胃十二指肠动脉，并解剖出其分支胃网膜右动脉切断结扎，使胰头显露更为充分 ( 图 8-9)。同时确定和保护胰十二指肠上后动脉，以保证十二指肠、胰内胆总管和胰头残留组织的血供。类同于胰十二指肠切除术，分离肠系膜上静脉、肝门静脉与胰腺颈部之间的间隙，在肠系膜上静脉、肝门静脉前方切断胰腺 ( 图 8-10)。距十二指肠内缘 0.5 ～ 1.0cm、即胰十二指肠上前动脉和胆总管的左侧呈弧形向深部切开胰腺组织，切开的同时，冲洗切缘，直至主胰管，并显出主胰管汇入胆管处。距胰管汇入胆管处 0.5cm切断主胰管，继续切开胰腺组织直至胰后背膜，可采用电刀逐步分层切开的方法，并触摸动脉血管，保护好胰十二指肠前后动脉血管弓和胆总管 ( 必要时打开胆总管，用 Bakes 扩张器或尿管作为胆总管的引导 )，最后移出切除的胰头组织。断面出血可以采用 3-0 吸收线缝扎 ( 图 8-11)。

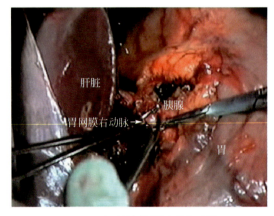

图 8-9　切断结扎胃网膜右动脉

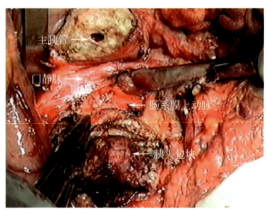

图 8-10　胰头血管关系解剖

　　4. 重建　采用空肠 Roux-en-Y 膜肠吻合重建。距 Treitz 韧带 8 ～ 15cm 切断空肠，将空肠远断端经结肠后提到远侧胰腺旁，与远侧胰腺的吻合可以采用套入式吻合或端侧黏膜对黏膜的吻合 ( 图 8-12)。十二指肠侧的胰肠吻合采用侧侧吻合，将完成远侧端胰腺胰肠吻合后的空肠袢距吻合口 5 ～ 8cm 处对系膜缘做一与胰头残留断缘相对应的浆肌层切口，与主胰管对应处做一与主胰管直径相同的黏膜切口，行主胰管与空肠黏膜对黏膜吻合和胰头断缘与空肠浆肌层吻合 ( 图 8-13、图 8-14)。空肠近侧断端与空肠袢在距胰肠吻合口45 ～ 50cm 处行空肠与空肠的端侧吻合。在吻合口旁，放置 1 或 2 根引流管。

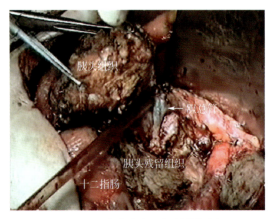

图 8-11　胰头残留组织断缘解剖

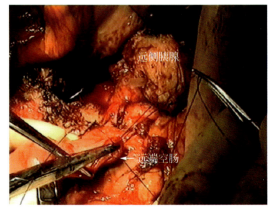

图 8-12　远端空肠胰腺端端吻合

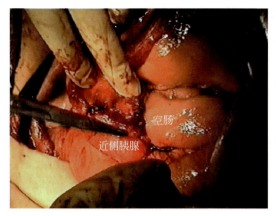
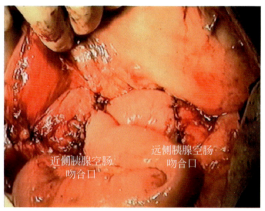

图 8-13　近侧胰腺空肠端侧吻合　　　　图 8-14　已完成的胰肠吻合口

在临床实际工作中，对重建方式有了不少改进，主要是对胰头残留的处理。远侧胰体、胰尾的处理同前所述。针对胰头残留组织的一种处理方法是结扎主胰管，间断缝闭断缘。其优点是简单，缺点是缝合中容易导致胰腺段胆总管的狭窄。另一种处理方法是在保护好胰十二指肠前后血管弓的情况下，近胆总管切断结扎主胰管，采用钝性方法尽量剥离残留的胰腺组织，只在胆总管壶腹部周围保留少许胰腺组织，并用医用胶封闭残留的胰腺组织防止残留胰腺小胰管发生胰瘘。

## 五、术后监测与处理

1. 循环的监护与处理　必要时，应在术前置入中心静脉导管，方便术中和术后监测。术后通过血压、脉搏、中心静脉压和尿量等综合监测，判断血容量的状况，及时调整液体治疗方案，以维持足量的循环血容量和水电解质平衡。

2. 肺功能监测与处理　脱离呼吸机和拔除气管导管后，应给予面罩或鼻塞吸氧。鼓励患者深吸气、咳嗽，并给予呼吸道雾化治疗，必要时给予面罩正压通气，以避免急性呼吸功能不全或肺部感染等并发症的发生。同时监测肺活量、潮气量、血氧饱和度或动脉氧分压，必要时行胸部 X 线片检查。

3. 肾功能监测与治疗　老年患者术后 72 h 内应密切监测每小时尿量。必要时应检查尿电解质、比重、渗透压和肌酐清除率。治疗包括恢复有效血容量、利尿、纠正水和电解质紊乱及酸碱失衡。

4. 凝血功能的监测和治疗　术后早期应监测患者的出凝血时间和凝血酶原时间，如有出血倾向时，及时给予止血药物、凝血酶原复合物，并及时补充维生素 K、新鲜冰冻血浆。

5. 血糖监测　除了术前已经发生糖尿病的患者术后给予定期监测和采用胰岛素控制血糖外，对于尿糖异常的临界患者，也需要特别予以监测。

## 六、术后常见并发症的预防与处理

术后常见并发症的预防与处理同其他胰腺手术一样，术后常见的局部并发症包括早期可能发生的胰肠瘘、出血和腹腔感染等，胆管损伤和十二指肠缺血坏死也有报道。

1. 胰瘘　此手术包含两个胰肠吻合，因此，胰瘘是术后的主要并发症之一，瘘的发生与患者的年龄、营养状况、术者的手术技巧及经验有关。可能存在与慢性胰腺炎和胰腺组织纤维化有关的原因，相比较之下，慢性胰腺炎比其他疾病术后胰肠瘘发生率低。术后常规的预防措施如下所述。

(1) 维持足量的有效循环血容量，术后通过多次小剂量输血、血浆和白蛋白制剂，以维持血红蛋白浓度（多 90 g/L）和血清白蛋白浓度（> 30 g/L）。

(2) 给予肠外营养，纠正负氮平衡。

(3) 使用生长抑素及其衍生物抑制胰腺外分泌。

发生胰瘘后，应首先考虑非手术治疗，绝大多数术后胰肠瘘患者可以经过非手术治疗痊愈。非手术治疗的关键点是保证引流畅通、控制感染、营养支持和纠正水和电解质紊乱。如果术中放置的引流管不畅通，不能起到良好的引流效果造成吻合口周围液体积聚，需要 CT 或超声引导下的经皮穿刺，重新置引流管。如果同时存在腹腔严重感染，应选择再次手术，目的是清除感染的积聚液体，并重新置放引流管，而不强求缝合瘘口。胰瘘常合并感染，应选用针对性抗生素治疗。患者适当禁食和使用生长抑素，有利于瘘管的闭合。可以考虑使用全胃肠外营养和肠内营养。同时，补充由于瘘而引起的液体丢失和电解质。

2. 消化道出血和腹腔内出血　出血是致死性并发症，主要表现为消化道出血和腹腔内出血。消化道出血主要的原因是胰腺断端出血和胃肠应激性糜烂、溃疡出血有关，前者由于是胰腺空肠 Roux-en-Y 吻合，因此患者主要表现的是便血，后者主要表现为便血和呕血。早期的消化道出血主要与吻合技术、凝血功能等有关，对于凝血功能不良者给予新鲜血浆和维生素 K 是必要的，以调整凝血功能。一般认为胰腺断端出血主要是胰液消化腐蚀胰腺断面，导致血管破裂所致，而胃管内引出的消化液中可能不含血液，与常见上消化道出血不符。预防的重点在于胰腺断面的处理。术后出现胰腺断端出血，除常规加快输液速度和输血外，应给予止血药物，部分患者的出血可能会自动停止。同时积极准备动脉造影，明确出血的原因和动脉支，如果证实为动脉性出血，试行实施介入栓塞止血。如果上述措施不能奏效，手术探查止血是必要的。针对胃肠应激性出血，除输血和输液纠正血容量不足或休克及使用止血药物外，还应立即大剂量使用制酸药如奥美拉唑等。如果出血不能迅速纠正，则应考虑手术止血。

术后早期腹腔内出血多由于止血不好和创面渗血，突然发生大出血，短时间内引流管引出大量鲜血或引流量 > 200 ml/h，或在足量补液和输血的情况下，出现心率加快和血压不稳、下降，需立即动脉造影和栓塞止血或再次手术止血。后期出血多与存在的胰肠瘘和腹腔内感染有关，所以，预防胰瘘和腹腔内感染的发生可以显著降低后期出血的发生概率。如果感染存在，应该采取手术止血，同时清除感染性积液和引流。

3. 腹腔内感染　多与胰瘘有关。表现为术后患者畏寒、高热、腹胀、肠麻痹等，血常规和血生化检查可见白细胞明显升高、低蛋白血症和贫血。如果局限性感染，可以借助 CT 和超声检查定位和置管引流。如果感染广泛，则需要再次手术处理。同时选择广谱抗生素和加强营养支持治疗。

4. 胆总管损伤　胆总管损伤以狭窄较为常见，表现为术后出现胆管梗阻性黄疸和肝功能酶学升高，多与残留胰头断缘的处理或止血操作有关，如缝针过深导致胆总管胰腺段的狭窄。因此，术中需要仔细操作才能避免这类问题。术后胆管狭窄的患者因为梗阻不完全，胆红素可能在 2 ~ 3 d 后开始升高，黄疸的出现可能更晚一些。发现患者黄疸应高度重视胆管狭窄的可能，应采用 MRCP 或 ERCP 证实。术后胆管狭窄需要再次手术，行标准 Beger 术式的患者可考虑实施胆肠吻合。如果行残留胰头断缘封闭者，可以先切开胆总管，用纤维胆管镜了解狭窄的部位后，拆除残留胰头断缘缝合线，再用胆管镜了解是否狭窄已经解除，如果已经解除，为保证无狭窄再次发生或后期狭窄的发生，应通过胆总管切口放置胆管支架，一端通过十二指肠乳头置入十二指肠肠腔内，另一端通过发生胆管狭窄的部位。胆管的切口可以直接缝合或留置"T"形管，同时再次仔细缝合胰头断缘。支撑 3 ~ 6 个月后通过十二指肠镜拔除胆管支架管。

5. 十二指肠坏死　这是保留十二指肠胰头切除术的严重并发症，但并不常见，主要是绝大多数患者的胰十二指肠上后动脉走行于胆总管的后方，不易受到损伤。但过度强调切除胰头组织则有可能损伤胰十二指肠上血管和胰十二指肠下血管，导致十二指肠缺血而引起十二指肠坏死。术中发现十二指肠缺血，则毫不犹豫地改为胰十二指肠切除术。术后出现发热、腹痛和引流液中出现肠液、胆汁等应考虑到十二指肠坏死的可能，选择性胃十二指肠动脉造影可以证实诊断。明确诊断或高度怀疑时应尽早再次手术，手术是切除坏死的十二指肠和胆总管，行胃肠吻合和胆肠吻合。

## 七、临床效果评价

与 Whipple 手术比较，其优点在于保留正常的十二指肠和胆管及壶腹的解剖，在胰十二指肠切除术，特别是保留幽门胰十二指肠切除术后常见的胃排空延迟并发症在本术式中的发生率极低，且术后生活质量较高。5 年随访的长期疼痛缓解率高于 80%，且其并发症发生率低于 10%，手术仅摘除了含有胰管结石或炎性增大的部分胰头，充分保留了其余的胰腺组织，对内分泌和外分泌功能的影响较小，部分患者出现术后糖代谢功能的改善，这与手术对胰岛素和胰多肽的分泌干扰作用不大有关。Beger 术后新发糖尿病的发生率为 8% ~ 21%，外分泌功能不全也有一定的发病率，这是因为潜在的炎症病变过程仍然在进展的缘故。因此，这个手术术式现在已被广泛应用，除个别特殊病例，Whipple 手术已经逐渐被 Beger 术在北美以外的地区所取代。需要注意的是胰头切除后，应找到十二指肠侧残留胰头的主胰管断端，并确保其进入十二指肠并通畅，因为胰头十二指肠侧的残留部分的外分泌依然通过主胰管引流，这也是确保患者疼痛彻底缓解的一个重要方面。保留十二指肠的胰头切除术是在肠系膜上静脉和肝门静脉前方彻底切断胰腺颈部，距十二指肠 0.5 ~ 1.0 cm 处离断胰头，胰尾侧胰腺断面与空肠行 Roux-en-Y 吻合，胰头侧断面或与空肠吻合或结扎主胰管并缝合其余断面，这是传统的 Beger 术式。其他还有一些改良的方法 (Berne modification of Beger procedure)，即不离断胰腺，而是在距十二指肠 0.5 ~ 1.0 cm 和肠系膜上静脉和肝门静脉右侧之间做一保留侧壁和后壁的胰头部分切除，在胰头部保留一个 "壳"，即胰头去 "核" 术，保留侧壁和后壁的厚度约为 0.5 cm，在彻底止血后，在 "壳" 内找到主胰管的远侧和近侧断面,证实近段主胰管无狭窄和结石，如果远侧主胰管存在结石，可以通过主胰管的断端取石。然后胰头留下的 "壳" 与空肠行 Roux-en-Y 吻合。如果远侧主胰管存在狭窄或多发性结石，可以切开主胰管、纠正狭窄和取出结石 (Frey 术式 )。

（王春友　陶　京）

# 第二节　改良的 Beger 术

　　Beger 术关键是在保证十二指肠、胆总管及壶腹部血供的基础上，尽量完整切除胰头部占位病变。具体术式的选择根据术前检查、术中探查、快速冰冻切片病理学检查结果及患者情况决定，对于十二指肠无挤压，其内缘与肿块间有足够距离 ( 约 1 cm) 质地正常的胰腺组织者，选择改良的保留十二指肠的胰头切除术 ( 图 8-15、图 8-16) 或 Beger 术；肿块邻近十二指肠或十二指肠受压无侵犯者行改良的 Beger 术；术中探查胰管多处狭窄或多发结石，胰管管径大于 3.5 mm，行 Frey 胰头部局限性切除、主胰管全程纵行切开行胰管空肠吻合术。

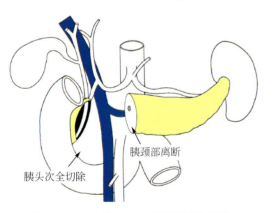

图 8-15　改良的 Beger 术胰腺切除范围

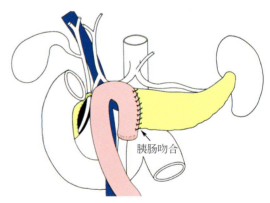

图 8-16　改良的 Beger 术后消化道重建

## 一、适应证

　　1. 慢性胰腺炎伴治疗无效的严重腹痛、胰头炎性肿块压迫周围组织引起胰管梗阻、胆总管梗阻及十二指肠梗阻狭窄等并发症者。

　　2. 慢性胰腺炎胰头部多发结石及广泛胰头钙化，伴顽固性腹痛者。

3. 局限于胰头或胰头颈部的良性肿瘤 ( 如神经内分泌瘤、淋巴上皮囊肿、真性囊肿、假性囊肿、黏液性及浆液性囊腺瘤等 )( 图 8-17、图 8-18)。

4. 局限于胰头或胰头颈部的低度恶性肿瘤 ( 如黏液性囊腺癌、神经内分泌瘤及实性 - 假乳头状瘤等 )，无门静脉、肠系膜上血管及十二指肠腔侵犯者 ( 图 8-19、图 8-20)。

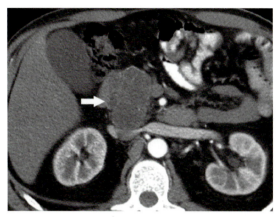 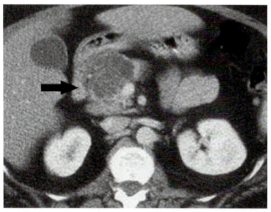

图 8-17　钩突黏液性囊腺瘤 ( 白色箭头所示 )　　图 8-18　钩突浆液性囊腺瘤 ( 黑色箭头示圆形病灶不强化 )

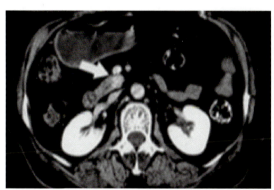 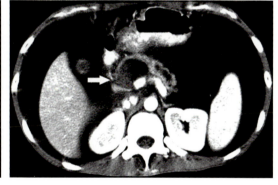

图 8-19　胰头与钩突的胰岛素瘤 ( 白色箭头所示为强化的边界清晰的病灶 )　　图 8-20　胰头导管内乳头状黏液瘤 ( 白色箭头所示 )

## 二、禁忌证

禁忌证同本章第一节 Beger 手术。

## 三、术前准备

术前准备同本章第一节 Beger 手术。

## 四、手术要点、难点及对策

1. 采用右上腹经腹直肌切口显露并探查胰腺，当胰头病变局限时活检枪多点穿刺快速病理学检查证实为良性病变后决定行保留十二指肠的胰头次全切除术 (单吻合, 本中心术式, 图 8-21)。

2. 打开肝十二指肠韧带，仔细解剖显露胆总管、肝总动脉和胃十二指肠动脉，明确胰头十二指肠供血血管。

3. 在胰颈后方推开门静脉，在门静脉的左侧离断胰腺颈部 (图 8-22)。

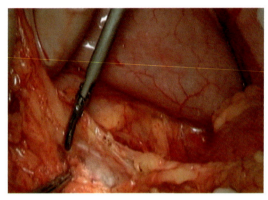
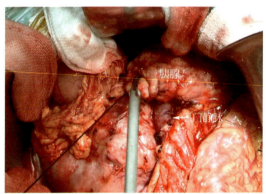

图 8-21　分离胃结肠韧带　　　　　　图 8-22　自胰颈部离断胰腺

4. 将胰十二指肠上动脉前支推向十二指肠壁，明确十二指肠内侧缘胰头切线。

5. 向右翻转胰头显露胰头和钩突，完整切除胰头钩突及炎性肿块结扎主胰管远侧断端。术中注意保护胆总管与胰十二指肠动脉弓 (图 8-23 ~ 图 8-27)。

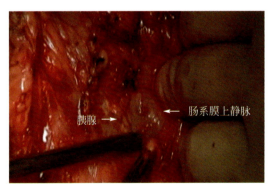
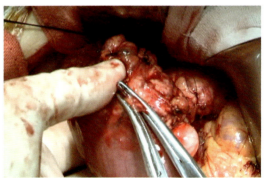

图 8-23　钝性分离胰腺与肠系膜上静脉间联系　　　图 8-24　胰头无血管区分层切断胰腺组织

6. 距 Treitz 韧带 15 ~ 20 cm 处离断空肠 (图 8-28)，于结肠后行胰肠吻合及肠肠 Roux-en-Y 吻合 (图 8-29、图 8-30)。术中注意观察胆总管血运情况，如血供欠佳或胆道梗阻仍不能缓解时行胆肠吻合；如近侧主胰管存在狭窄时，则剖开主胰管与空肠行侧侧吻合。

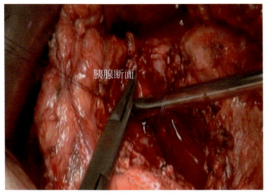

图 8-25 缝扎胰腺断面出血点

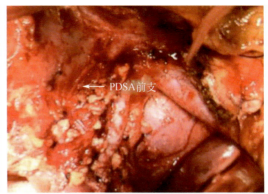

图 8-26 胰十二指肠上动脉 (PDSA) 前支

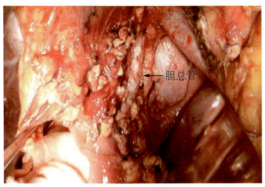

图 8-27 胆总管

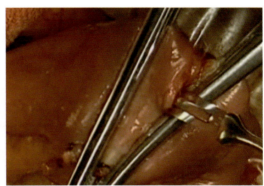

图 8-28 离断空肠

197

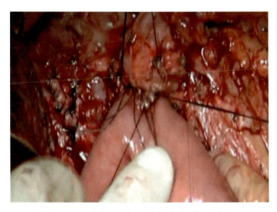

图 8-29 胰肠吻合 ( 胰管空肠黏膜吻合 )

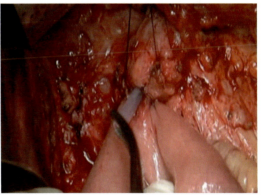

图 8-30 主胰管置入硅胶管作支撑

根据十二指肠血供的解剖特点，本术式在不破坏十二指肠与胆总管连续性的情况下，完全切除胰头，并保障十二指肠降部及胆总管下段的血供，其主要特点如下：①注意保护十二指肠及其血供，防止发生术后缺血性十二指肠损伤。不行 Kocher 切口游离十二指肠，以保护来自腹膜后的小血管；术中仔细解剖十二指肠降部的供血血管，保留至少一支胰十二指肠动脉弓 ( 图 8-31)；部分慢性胰腺炎患者胰头严重纤维化且与周围组织粘连，将胰头从十二指肠和动脉弓上剥离下来十分困难，此时可以保留十二指肠内侧少许胰腺组织，防止十二指肠壁和血管损伤。②注意保护胆总管，保证其血供。胆总管胰腺段与胰头组织间有明显界线，但其血供血管走行于周围的胰头组织中，若将胆总管过度剥离，术后易因胆总管缺血发生胆瘘。因而术中应该在十二指肠与胆总管间及胆总管后侧保留一薄层胰腺组织。③完全切除胰头，仅行远端胰腺与空肠吻合。在行胰肠吻合时，具体吻合方式应根据胰腺断端与空肠口径大小来选择。当空肠口径大于胰腺断端口径时，选择端端套入式吻合；当两者口径相当时，选择捆绑式吻合；当空肠口径小于胰腺断端口径时，宜选择端侧吻合。其中伴主胰管明显扩张时，采用胰管空肠吻合，无明显扩张时采用套入式胰腺空肠吻合。当胰体尾主胰管存在多处梗阻时，可剖开主胰管与空肠行侧侧吻合。

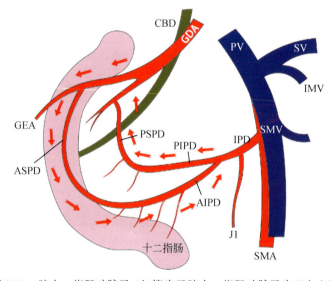

**图 8-31** 胰十二指肠动脉弓（红箭头示胰十二指肠动脉弓为双向血流）

CBD. 胆总管；GDA. 胃十二指肠动脉；GEA. 胃网膜右动脉；ASPD. 胰十二指肠上前动脉；PSPD. 胰十二指肠上后动脉；PIPD. 胰十二指肠下后动脉；AIPD. 胰十二指肠下前动脉；IPD. 胰十二指肠下动脉；J1. 空肠动脉管第 1 支；PV. 门静脉；SV. 脾静脉；IMV. 肠系膜下静脉；SMV. 肠系膜上静脉；SMA. 肠系膜上动脉

## 五、术后监测与处理

术后监测与处理同本章第一节 Beger 手术。

## 六、术后常见并发症的预防与处理

术后常见并发症的预防与处理同本章第一节 Beger 手术。

## 七、临床效果评价

与经典 Beger 术比较，本术式无须行剩余胰头与空肠的吻合，手术步骤减少，降低了发生胰瘘的风险。与胰头全切除＋十二指肠节段切除术比较，本术式在一定程度上保留了十二指肠乳头的功能，同时减少了十二指肠端端吻合和胆肠吻合，仅必要时对部分患者行胆肠吻合。术中操作需要保护胆总管血供，对于胆总管下段显著炎性狭窄及术中可疑或确定损伤与缺血者，附加行胆肠吻合术是减少术后胆汁漏或胆道梗阻的有效方法。

本术式对胰头部肿块切除的彻底性要优于 Beger 术及 Frey 术，这解决了胰头部残余病变继续发展需再手术或癌变的可能。本中心前期对 51 例伴胰头炎性肿块慢性胰腺炎患者的回顾性研究表明，本术式治疗伴胰头炎性肿块慢性胰腺炎安全、有效，对患者糖代谢及消化功能的影响小，术后患者疼痛症状得到明显缓解，能显著提高患者术后生活质量。

（王春友　赵　刚）

# 第三节　Frey 术

与 Beger 法保留十二指肠的胰头切除术比较，Frey 法手术简单、手术并发症少，但与 Berne 法不同的是 Frey 法不仅切除了病变的胰头，同时切开了胰体、胰尾部主胰管（图 8-32、图 8-33），对胰体、胰尾部主胰管的多发结石和狭窄进行处理。即结合了胰头切除术、胰管切开减压、胰管空肠侧侧吻合术的优点，因此更适合于多数慢性胰腺炎的病理改变，包括胰头、胰体、胰尾部病变的患者。

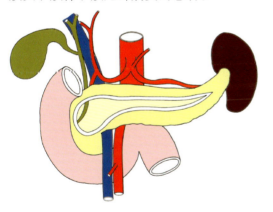

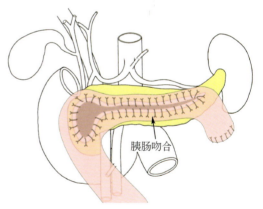

图 8-32　Frey 术胰腺组织切除的范围（箭头指示的区域）

图 8-33　Frey 术消化道重建

## 一、适应证

Frey 术主要针对慢性胰腺炎的胰头炎性包块和（或）胰头多发性小胰管结石及胰体、胰尾部主胰管多发性结石和狭窄，不宜用于肿瘤等病变（图 8-34）。

1. 慢性胰腺炎伴胰头炎性包块或增生，伴有或不伴有胆总管压迫性梗阻，伴有胰体、胰尾部胰管狭窄和结石。

2. 慢性胰腺炎胰头多发结石，特别是胰头分支胰管多发结石和狭窄伴有胰腺体尾部胰管狭窄和结石。

3. 慢性胰腺炎合并胰头潴留性导管扩张和囊肿。

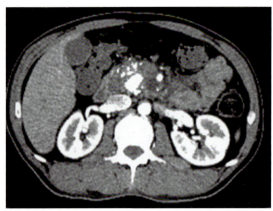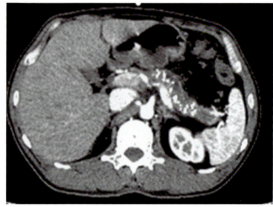

图 8-34　胰头肿块型慢性胰腺炎伴钙化、胰管结石

## 二、禁忌证

1. 慢性阻塞性胰腺炎。
2. 外伤等导致的胰体、胰尾部局限性慢性胰腺炎。
3. 慢性胰腺炎合并胰头癌

## 三、术前准备

术前准备参见本章第一节 Beger 术，但由于同 Berne 术一样，主要用于慢性胰腺炎，因此营养支持和维生素 K 缺乏导致的凝血功能异常的纠正是术前准备的重点。

## 四、手术要点、难点及对策

1. 麻醉　气管插管下全身静脉复合麻醉为首选。
2. 体位　患者取仰卧位。
3. 切口　选择上腹部正中切口或依据术者的习惯而定。
4. 显露胰腺　同 Beger 术一样，常规切开胃结肠韧带打开网膜囊，分离胃后壁与胰腺之间的腹膜粘连，显露胰腺颈体尾前面。在十二指肠降段外侧切开后腹膜 (Kocher 切口 )，解剖分离胰头十二指肠与下腔静脉之间的潜在间隙 (Treitz 筋膜 )。然后剪开胰头和十二指肠降段前方的胰前筋膜，解剖出胃网膜右静脉与副右结肠静脉及其汇合形成的汇入肠系膜上静脉的胃结肠干，并切断结扎。切断结肠肝曲与十二指肠降部和水平部之间的横结肠下部的胰前筋膜，将胰头和十二指肠降部和水平部胰头侧与结肠肝曲分开，直至显露肠系膜上静脉 ( 图 8-35)。解剖出胃网膜右静脉和动脉并切断结扎，胰头显露更为充分。完成上述步骤后，胰头、胰体、胰尾侧完全显露，扪摸和术中超声了解肿块和结石的部位，并排除其他的胰腺疾病，必要时用切割式活检针进行活检明确病变性质。同时明确包块与血管、胆管和主胰管的关系。

5. 切开主胰管和切除胰头　有时可以在胰体部扪及扩张的主胰管或术中超声找到主胰管，并用注射器穿刺抽出胰液确定后 (图 8-36)，切开主胰管，并向胰尾部延长切口直至胰体、胰尾部主胰管内所有狭窄解除和结石显露为止，取尽结石 (图 8-37)。再将切口向胰头侧延长直至胰腺颈部肠系膜上静脉的右侧。用左手握住胰头和十二指肠，沿肠系膜上静脉的右缘呈弧形向深部切开胰腺组织，并将切口延长至胰头上下缘和十二指肠内缘 (距十二指肠缘 0.8 ~ 1.0 cm)，沿胰十二指肠上前动脉和胆总管的左侧同样呈弧形向深部切开胰腺组织，直至胰头包块或结石在内的胰头部分组织切除 (图 8-38)。注意不要完全切断胰腺组织，而是在胰头后方留下一层胰腺组织，胰头大部分切除后在胰头留下一个"壳"。在胰头"壳"内找到主胰管的近侧断口，并确定近端与十二指肠乳头之间通畅，如果近端不通畅是由于胰管狭窄的原因，应沿胰内胆总管左侧缘继续切除一部分胰腺组织直至找到主胰管汇入胆总管处的主胰管切口，或在"壳"内切开狭窄的胰管直至主胰管汇入胆总管的部位。

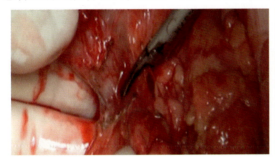
**图 8-35**　分离十二指肠水平部与结肠之间的联系

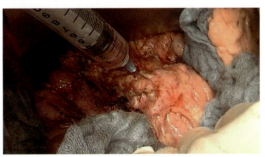
**图 8-36**　注射器穿刺抽出胰液确定主胰管位置

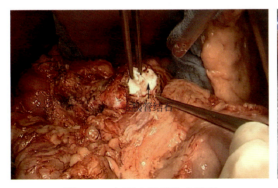
**图 8-37**　切开主胰管取出结石

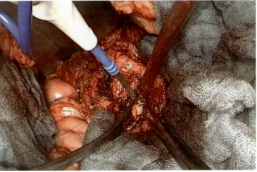
**图 8-38**　切除胰头结石及病变组织

6. 重建　采用空肠胰肠 Roux-en-Y 吻合重建。距 Treitz 韧带 8 ~ 15 cm 切断空肠 (图 8-39)，将空肠远断端经结肠后提到胰旁，缝合封闭空肠断缘 (图 8-40)。在空肠对系膜缘做一与胰头残腔和胰管切开长度相对应的切口，用 3-0 吸收线做间断的胰腺切缘与空肠浆肌层吻合 (图 8-41)。空肠近侧断端与空肠袢在距胰肠吻合口 45 ~ 50 cm 处行空肠与空肠的端侧吻合 (图 8-42 ~图 8-44)。

*201*

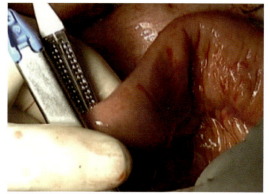

图 8-39  离断空肠

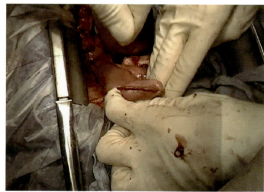

图 8-40  缝合封闭空肠断缘

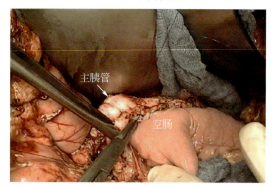

图 8-41  胰腺切缘空肠浆肌层吻合

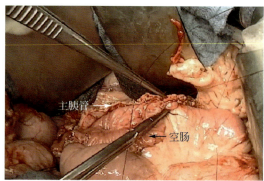

图 8-42  主胰管空肠全层吻合

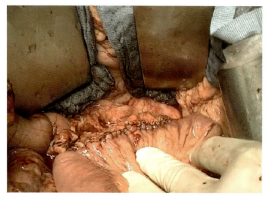

图 8-43  已完成胰腺切缘空肠吻合

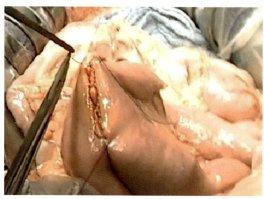

图 8-44  Roux-en-Y 空肠袢端侧吻合

## 五、术后监测与处理

术后监测与处理参见本章第一节 Beger 术。

## 六、术后常见并发症的预防与处理

术后常见并发症的预防与处理参见本章第一节 Beger 术。

## 七、临床效果评价

临床效果评价参见本章第一节 Beger 术。

（赵　刚）

# 第四节　Berne 术

与 Beger 术比较，Berne 术操作简单、手术并发症少，但使用较为局限。

## 一、适应证

Berne 术主要针对慢性胰腺炎的胰头炎性包块和胰头多发性小胰管结石，不宜用于肿瘤等病变。

1. 慢性胰腺炎伴胰头炎性包块或增生，伴有或不伴有胆总管压迫性梗阻。
2. 慢性胰腺炎胰头多发结石、特别是胰头分支胰管多发结石和狭窄。
3. 慢性胰腺炎合并胰头潴留性导管扩张和囊肿。

## 二、禁忌证

1. 慢性阻塞性胰腺炎。
2. 慢性胰腺炎合并胰头癌。

## 三、术前准备

术前准备参见本章第一节 Beger 术，但由于 Berne 术主要用于慢性胰腺炎，因此，营养支持和维生素 K 缺乏导致的凝血功能异常的纠正是术前准备的重点。

## 四、手术要点、难点及对策

1. 麻醉　气管插管下全身静脉复合麻醉为首选。
2. 体位　患者取仰卧位。
3. 切口　选择上腹部正中切口、上腹部横切口或依据术者的习惯而定。
4. 显露胰腺　常规切开胃结肠韧带打开网膜囊，分离胃后壁与胰腺之间的腹膜粘连，显露胰腺颈体尾前面。在十二指肠降段外侧切开后腹膜 (Kocher maneuver)，解剖分离胰头十二指肠与下腔静脉之间的潜在间隙 (Treitz 筋膜 )。然后剪开胰头和十二指肠降段前方的

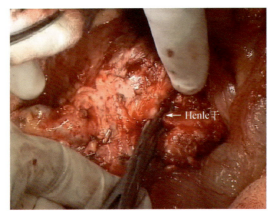

图 8-45　结扎切断胃结肠干 (Henle 干 )

胰前筋膜，解剖出胃网膜右静脉与副右结肠静脉及其汇合形成的汇入肠系膜上静脉的胃结肠干，并切断结扎 ( 图 8-45)。最后切断结肠肝曲与十二指肠降部和水平部之间的横结肠下部胰前筋膜，将胰头和十二指肠降部和水平部胰头侧与结肠肝曲分开，完全显露胰头和肠系膜上静脉 ( 图 8-46)。完成上述步骤后，胰头、胰体、胰尾则完全显露，扪摸了解肿块的部位，并用术中超声排除其他的胰腺疾病，并明确包块与血管、胆管和主胰管的关系。必要时用切割式活检针进行活检明确病变性质 ( 图 8-47)。

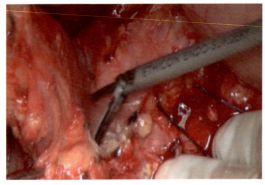

图 8-46　分离胰头

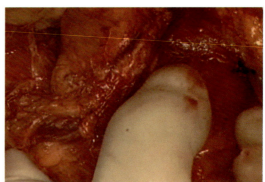

图 8-47　触诊探查肿块部位

5. 切除胰头　解剖出胃网膜右静脉和动脉并切断结扎，使胰头显露更为充分。用左手握住胰头和十二指肠，距十二指肠内缘 0.5 ~ 0.8 cm、沿胰十二指肠上前动脉和胆总管的左侧呈弧形向深部切开胰腺组织，并将切口延长至胰头上下缘和胰腺颈部，同样呈弧形向深部切开胰腺组织，注意不要完全切断胰腺组织，而是在胰头后方留下一层胰腺组织，胰头大部分切除后在胰头留下一个"壳" ( 图 8-48)。可以在胰头包块上缝 1 或 2 针牵引线，方便切开的同时显露切缘和止血，断面出血可以采用 4-0 吸收线缝扎 ( 图 8-49)。在胰头"壳"内找到主胰管的近侧和远侧断口，并确定近端与十二指肠乳头之间通畅 ( 图 8-50)，如果近端不通畅是由于胰管狭窄的原因，应沿胰内胆总管左侧缘继续切除一部分胰腺组织直至找到主胰管汇入胆总管处的主胰管切口，或在"壳"内切开狭窄的胰管直至主胰管汇入胆总管的部位，如果存在十二指肠乳突狭窄，则需要同时切开十二指肠行乳突和壶腹部切开成形术。同时探查远侧主胰管，如存在结石，应予以取出 ( 图 8-51)。

6. 重建　采用空肠胰腺 Roux-en-Y 吻合重建。距 Treitz 韧带 8 ~ 15 cm 切断空肠，将空肠远断端经结肠后提到胰旁，缝合封闭空肠断缘。距断缘 3 cm 处对系膜缘做一与胰头残腔相对应长度的切口，用 3-0 吸收线做间断的胰腺切缘与空肠浆肌层吻合 ( 图 8-52、图 8-53)。空肠近侧断端与空肠祥在距胰肠吻合口 45 ~ 50 cm 处行空肠与空肠的端侧吻合。在胰肠吻合口旁，放置 1 或 2 根引流管。

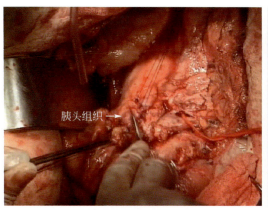

**图 8-48**　沿十二指肠内侧缘切开胰头组织

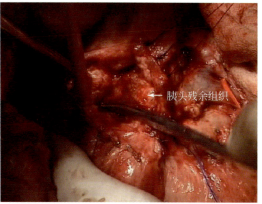

**图 8-49**　4-0 缝线缝扎止血并牵拉胰头残余组织

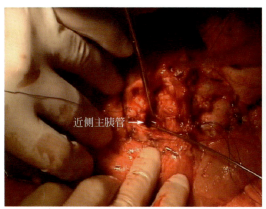

**图 8-50**　探针探查近侧主胰管

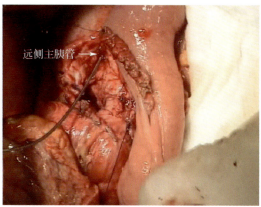

**图 8-51**　探针探查远侧主胰管

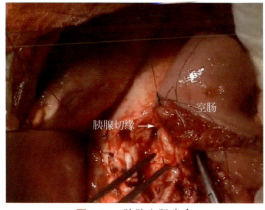

**图 8-52**　胰腺空肠吻合

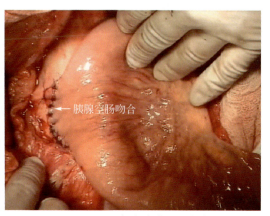

**图 8-53**　已完成胰腺空肠吻合

# 五、术后监测与处理

术后监测与处理参见本章第一节 Beger 术。

## 六、术后常见并发症的预防与处理

术后常见并发症的预防与处理参见本章第一节 Beger 术。

## 七、临床效果评价

临床效果评价参见本章第一节 Beger 术。

（赵　刚）

# 第五节　胰管切开取石 + 胰管空肠吻合术（Partington 术）

虽然临床证明胰体尾切除或胰尾切除、胰管空肠吻合术对于多数慢性胰腺炎患者的整个胰腺导管系统的减压效果不佳，但 Puestow 和 Gillesby 在 1958 年报道的将胰腺体尾部胰管纵向切开、胰腺体尾部与空肠行套入式吻合的胰管减压引流手术则取得了较好的临床疗效。1960 年 Partington 和 Rochelle 将其胰肠吻合方法进行了改进，将体、尾部胰腺空肠吻合改良成胰腺导管空肠侧侧吻合，并命名为 Partington 术，其后 50 年这一手术术式成为标准的减压引流术式，获得了广泛的临床应用，适用于伴有胰管扩张和胰管结石的慢性胰腺炎的病例。但很显然并非所有的慢性胰腺炎都有胰管的扩张，此外，尽管有高达 80% 以上的疼痛缓解率，但是行此手术 3 ~ 5 年后，30% 的患者出现复发性疼痛。除了胰头发生炎性包块的原因外，Partington 术的技术问题也是导致疼痛复发的原因之一，如细小胰管的吻合问题和难以对主胰管近段和胰头部的分支导管进行有效地减压和引流构成了手术失败或疼痛复发的主要原因。

## 一、适应证

Partington 术适用于胰管切开减压、胰管空肠吻合术治疗的慢性胰腺炎患者应符合胰管存在梗阻因素导致的胰管高压、又无炎性增生性包块的患者，特别是胰头无多发的小胰管结石的患者。同时还需要考虑慢性胰腺炎并发症的自然结果和围手术期的风险。主要适应于本术式的慢性胰腺炎的主观症状和病理改变因素包括下述几项：①顽固性疼痛。这是患者就医的主要原因，也是手术的主要适应证。但患者是否适于行胰管切开减压、胰管空肠吻合术，还需要参考胰腺的主要病理形态改变，特别是存在非胰头炎性增生导致胰管 - 组织压力增高因素，在切开主胰管后可以获得全胰的导管和组织压力的明显降低。②主胰管扩张（直径 > 7 ~ 8mm）。③主胰管结石。

## 二、禁忌证

除慢性胰腺炎外，其他原因导致的胰管 - 组织压力增高形成的导管扩张均属于本术式的禁忌证。而慢性胰腺炎伴有下面任何一项病理形态改变也不适用于本术式。

1. 胰腺炎性包块。
2. 胰管结石以小胰管为主，主胰管扩张不明显。
3. 伴有胆管梗阻者。
4. 伴有十二指肠梗阻者。
5. 伴有肠系膜上静脉压迫者。
6. 伴有不能除外胰腺癌的增生病灶。

## 三、术前准备

1. 常规实验室检查和心肺功能检查　包括血常规、凝血功能、肝肾功能、血糖、血电解质和大小便常规。同时需要做胸部 X 线片、肺功能和心电图检查，如有异常，需要相关的处理和纠正。

2. 血清淀粉酶和血清脂肪酶　患者可能有与胰管梗阻有关的血清淀粉酶和血清脂肪酶轻度升高，并不影响手术，但出现伴有疼痛的血清淀粉酶和血清脂肪酶明显增高，提示急性发作，宜非手术治疗待症状和体征缓解后再行手术治疗。

3. 血糖水平　部分患者因胰腺损害而出现糖尿病，提示病程晚期。术前需要调整胰岛素用量控制空腹血糖在 9 ～ 10 mmol/L 或以下。

4. 营养支持　由于慢性胰腺炎因长期餐后疼痛及担心进食后发生疼痛，常导致营养摄入不足。加之后期患者内分泌和外分泌功能出现障碍，引起消化功能和代谢功能紊乱。这些因素使患者在术前均存在不同程度的营养不良，特别是晚期患者容易发生脂溶性维生素缺乏。因此，术前除积极营养支持外，尤其注意补充包括维生素 K 在内的脂溶性维生素。可以饮食的患者，需要给予胰酶制剂，一方面帮助消化、增加吸收，另一方面也可预防疼痛的发作，如胰酶 ( 得美通 )600 mg，进食时服用。

## 四、手术要点、难点及对策

1. 麻醉　首选气管插管下全身静脉复合麻醉。
2. 体位　患者取仰卧位。
3. 切口　最常采用上腹部正中切口，或依据术者的习惯而定。
4. 探查要点　入腹后需要重点探查胆管和胰腺，以确定是否适宜实施此术式。
(1) 胆管探查：术前影像学提示胆囊结石或胆总管扩张者，应予以仔细探查，并切除胆囊。发现胆总管扩张者，则不适于行本手术，应改行胰头切除术。

207

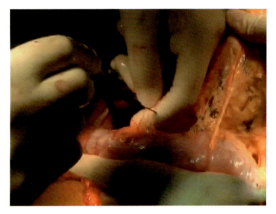

图 8-54 切开胃结肠韧带打开网膜囊

(2) 胰腺的显露与探查：在行手术前需要完全显露包括胰头在内的整个胰腺，显露胰腺同 Beger 术一样。① 切开胃结肠韧带打开网膜囊 ( 图 8-54)，分离胃后壁与胰腺之间的腹膜粘连，显露胰腺颈体尾前面。② 剪开胰头和十二指肠降部前方的胰前筋膜，解剖出胃网膜右静脉与副右结肠静脉及其汇合形成的汇入肠系膜上静脉的胃结肠干，并切断结扎，胰头完全显露。首先检查胰腺大小，是否有包块、囊肿和能否扪及结石和扩张的胰管。如果发现胰头存在炎性包块，即使不伴有十二指肠梗阻或胆管扩张，也应放弃这个术式，改为胰头切除术。

5. 切开扩张的主胰管　通常可以扪及扩张的主胰管，如果不能确切扪及主胰管，可以尝试用注射器穿刺或术中超声检查确定主胰管的位置 ( 图 8-55)。沿主胰管走行方向切开，主胰管胰头侧在靠近十二指肠时的走向通常向下、向后，因为前面的胰腺组织相对较厚，所以，切开主胰管时不宜太靠近十二指肠 ( 图 8-56)。主胰管切开的长度一般为 6 ~ 8 cm，但实际长度以确保主胰管所有的狭窄均被解除为准。取出胰管内的结石，尽力取尽胰头剩余一段胰管内的结石 ( 这可能需要花费一些时间 )，使胰头主胰管和 Vater 壶腹及十二指肠乳头通畅。如果胰头的主胰管狭窄或结石嵌得过紧难以取出，应考虑切除部分胰头的胰腺组织达到解除狭窄和取出结石的目的，使胰头主胰管和 Vater 壶腹畅通，并用探条证实。

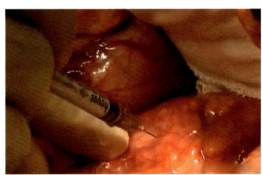

图 8-55　注射器穿刺确定主胰管位置

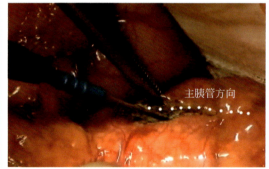

图 8-56　沿主胰管方向切开胰腺 ( 虚线示主胰管方向 )

6. 胰肠吻合　采用结肠后位 Roux-en-Y 空肠袢做胰管空肠侧侧吻合。在 Treitz 韧带下 10 ~ 16 cm 切断空肠 ( 图 8-57)，将远侧空肠袢从结肠后提到胰旁，封闭断端，在对系膜缘做一与主胰管切开长度相对应的长度的纵向切口。用 3-0 吸收线间断缝合肠壁和胰腺切口，缝线全层穿过肠壁，胰腺侧缝合贯穿胰腺被膜至主胰管全层 ( 图 8-58 ~ 图 8-62)。

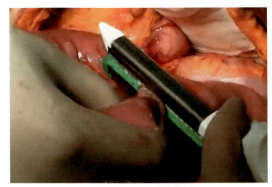

图 8-57 离断空肠

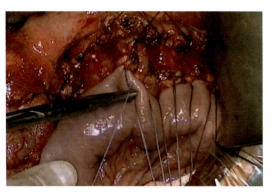

图 8-58 胰腺切缘空肠浆肌层吻合

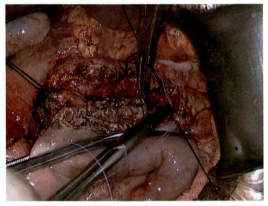

图 8-59 主胰管空肠全层缝合

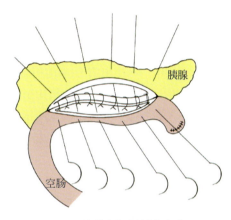

图 8-60 胰腺空肠侧侧吻合术

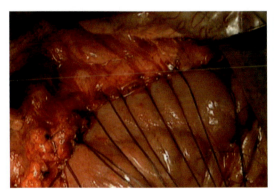

图 8-61 胰腺空肠侧侧吻合完成后

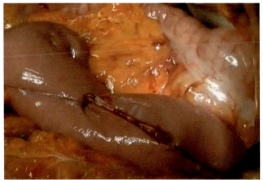

图 8-62 Roux-en-Y 空肠袢端侧吻合

## 五、术后监测与处理

慢性胰腺炎由于胰腺纤维化和外分泌功能受损，因此，术后局部并发症如胰肠瘘发生率极低，术后监测重点是全身并发症的发生。

1. 循环的监护与处理 术后 72 h 内实施心电监护仪监测动脉血压和心率，并实施 24 h 尿量监测。通过血压、心率和尿量等综合监测，判断血容量的状况，及时调整液体治疗方案，以维持足量的循环血容量和水、电解质平衡。如果血压稳定，而心率快、尿量少，在排除术后手术野出血的可能后，提示血容量不足，应加快补液。

2. 肺功能监测与治疗　术后脱离呼吸机和拔除气管导管后，应给予面罩或鼻塞吸氧。肺功能的监测是术后 72 h 内的重点之一，特别是年龄大、支气管炎的患者，其肺部并发症发生率高。腹部手术后患者均存在不同程度的肺容量降低，应连续观察患者的呼吸频率，如果大于 30 次 / 分，提示患者的肺活量和通气储备降低，应采取使肺扩张的方法，如鼓励患者深吸气、咳嗽，同时给予呼吸道雾化吸入治疗，必要时给予化痰药物如盐酸溴环己胺醇，甚至给予面罩正压通气，以减轻肺不张，避免急性呼吸功能不全或肺部感染等并发症的发生。同时，监测肺活量、潮气量、血氧饱和度或动脉氧分压，必要时行胸部 X 线片检查。

3. 肾功能监测与治疗　监测尿量和液体入量，特别是老年患者术后 72 h 内应密切监测每小时尿量，必要时应检查尿电解质、比重、渗透压和肌酐清除率。治疗包括恢复有效血容量、利尿、纠正水和电解质紊乱及酸碱失衡。

4. 营养支持　治疗患者手术前可能存在不同程度的营养不良，应早期行胃肠外营养，同时注意补充谷氨酰胺制剂。待消化道功能恢复，尽早进食，并补充胰酶帮助消化。

5. 血糖监测　对于部分继发糖尿病的患者，术后需要定时监测血糖的变化。根据血糖水平静脉输液或胃肠外营养按胰岛素 (U)：糖 (g) 为 1：2 或 1：4 给予。如果血糖水平波动大，可以考虑微泵输注胰岛素。

6. 镇痛　部分患者可能由于慢性乙醇 ( 酒精 ) 中毒而使镇痛困难，应适当调整镇痛药的类型和剂量。

7. 预防感染　常规抗生素预防术后感染。

# 六、术后常见并发症的预防与处理

术后常见的局部并发症包括早期可能发生的胰肠瘘、出血、胰腺炎和腹腔感染等，但发生率极低，绝大多数患者恢复顺利。

1. 胰瘘　是术后的主要并发症之一，发生率极低，华西医院近 10 年 289 例手术患者中无一例胰瘘的发生。主要原因是多数患者存在明显的胰腺纤维化和外分泌功能低下，这些病理改变反而有利于胰肠吻合后的愈合。

改善术前患者的营养状况、纠正贫血和低蛋白血症，术中精细的吻合是预防术后胰瘘的基础。一般患者并不需要使用生长抑素预防胰肠瘘，但如果患者胰腺功能良好、胰腺实质纤维化轻微，则建议使用生长抑素及其衍生物抑制胰腺外分泌，如奥曲肽 ( 善宁，0.6 ~ 1.2 mg/d) 或施他宁 (6 ~ 9 mg/d)。术后主要的预防措施包括维持足量的有效循环血容量，术后通过多次小剂量输血、血浆和白蛋白制剂，以维持血红蛋白浓度 ( > 90 g/L) 和血清白蛋白浓度 ( > 30 g/L)，并给予肠外营养和肠内营养，纠正负氮平衡。

胰瘘一旦发生，在无合并胰腺出血和感染的情况下，应首先考虑非手术治疗，绝大多数术后胰肠瘘患者可以通过非手术治疗措施而获治愈。治疗的关键是保证通畅的引流、控制感染、营养支持和纠正水和电解质紊乱。若发现吻合口周围胰液积聚，需要 CT 或超声引导下的经皮穿刺，重新放置引流管。术后发生胰瘘后，患者容易导致感染，故控制感染也是治疗胰瘘的一个重要方面，应选用针对性的抗生素治疗。患者适当禁食和使用生长抑素，有利于瘘管的闭合，可以考虑使用全胃肠外营养，如果禁食时间较长，可考虑将喂食管 (feeding tube) 插入空肠，进行肠内营养。需要注意高流量瘘由于每天丢失大量碱性胰液，易导致代谢性酸中毒，必须予以纠正。每天计量胰液的引流量，以等渗晶体液补充丢失的胰液。遵循上述处理原则，经积极非手术治疗的胰瘘患者中，多数患者能够自然闭合。对于引流不畅或伴有严重腹腔感染的病例，需要再次手术。目的主要是清除感染性积液，重新放置引流管，为胰瘘闭合提供必要的条件。同时需要探查胰肠吻合口的情况，必要时可以行胰肠吻合腔内的减压，即在旷置肠袢造口，将减压引流管的头端置入胰肠吻合腔，远端固定于肠壁和腹壁，并引出体外。

2. 出血　是术后的严重并发症，发生率低。其主要表现为消化道出血。主要原因与胰肠吻合口的胰腺切缘和部分切除增生灶胰腺创面出血及胃肠应激性糜烂、溃疡出血有关，表现为便血和呕血。

胰肠吻合口的胰腺切缘和部分切除增生灶胰腺创面出血主要为胰腺创面受胰液消化腐蚀、血管破裂所致，部分与凝血功能等有关。预防的重点在于胰腺创面的处理，对于在主胰管切开过程中发现的动脉血出血点，一定要缝扎。对于凝血功能不良者给予新鲜血浆和维生素 K 是必要的，以调整凝血功能。术后出现胰腺创面出血，常规加快输液速度和输血外，还应给予止血药物。凝血酶原复合物 300 ～ 600 U、新鲜冰冻血浆和血凝酶 ( 立止血 ) 2 ～ 3 U 肌内注射和静脉注射，期望通过提供凝血因子和生物性止血药物达到止血目的。部分患者的出血可能会自动停止。如果上述的处理不能止血，在条件允许时，应考虑动脉造影，明确出血的原因和动脉支，试行实施介入栓塞止血，否则手术探查止血是必要的。

针对应激性胃肠出血，除输血和输液纠正血容量不足或休克及使用止血药物外，立即大剂量使用奥美拉唑等质子泵抑制剂使胃黏膜的 pH 值接近中性，常规静脉推注 80 ～ 120 mg，并以 80 mg/d 微泵静脉滴注维持，使止血药物和患者的凝血功能对胃出血达到最佳的止血状态。如果出血不能迅速纠正，则应考虑手术止血。

3. 腹腔内感染　与胰瘘有关。表现为术后患者畏寒、高热、腹胀、肠麻痹等，血常规和血生化检查可见白细胞明显升高、低蛋白血症和贫血。治疗除了选择广谱抗生素、加强营养支持治疗外，还可以选择 CT 和超声引导下的置管引流，部分患者需要再次手术，除处理引流处感染积液外，同时需要处理胰肠瘘，可进行内减压引流和外引流处理。

( 赵　刚 )

## 参 考 文 献

廖泉，赵玉沛，2011. 保留十二指肠胰头切除术在慢性胰腺炎治疗中的价值及评价 . 中国实用外科杂志，31(9):836-838.

孙诚谊，朱海涛，2014. 保留十二指肠胰头切除术治疗胰头部肿块型慢性胰腺炎的疗效 . 中华消化外科杂志，13(4):255-258.

王春友，2009. 保留十二指肠的胰头切除术 . 临床外科杂志，17(6):370-372.

王春友，赵刚，2013. 十二指肠胰头切除术的适应证选择与手术策略. 中华普外科手术学杂志 ( 电子版 ), 7(3):176-178.

魏洪吉，吴河水，熊炯炘，等，2011. 改良保留十二指肠胰头切除术治疗慢性胰腺炎的疗效分析. 外科理论 与实践 , (5):448-451.

熊炯炘，王春友，陶京，等，2007. 保留十二指肠胰头切除术的适应证及术式选择 : 附 22 例报告. 中华外科 杂志 , (1):24-26.

熊炯炘，张树华，陶京，等，2009. 改良的保留十二指肠胰头全切除术. 中华普外科手术学杂志 ( 电子版 ), (1):397-400.

杨明，赵刚，吴河水，等，2014. 改良保留十二指肠胰头切除术治疗慢性胰腺炎的临床疗效. 中华消化外科 杂志 , 13(4):259-262.

张太平，李建，赵玉沛，2014. 胰头部肿块型慢性胰腺炎的处理对策. 中华消化外科杂志 , 13(4):244-246.

中华医学会外科学分会胰腺外科学组 , 2015. 慢性胰腺炎诊治指南 (2014). 中华外科杂志 , 53(4):241-246.

周峰，王春友，吴河水，等，2009. 保留十二指肠的胰头全切术治疗慢性胰腺炎 35 例报告. 中华普通外科杂志 , 24(3):179-181.

朱世凯，吴河水，周玉，等，2009. 保留十二指肠胰头切除术后并发症的防治体会. 中华肝胆外科杂志 , 15(11):813-815.

Beger HG, Schlosser W, Friess HM, et al, 1999. Duodenum-preserving head resection in chronic pancreatitis changes the natural course of the disease: a single-center 26-year experience. Ann Surg, 230(4):512-523.

Diener MK, Huttner FJ, Kieser M, et al, 2017. Partial pancreatoduodenectomy versus duodenum-preserving pancreatic head resection in chronic pancreatitis: the multicentre, randomised, controlled, double-blind ChroPac trial. Lancet, 390(10099):1027-1037.

Diener MK, Rahbari NN, Fischer L, et al, 2008. Duodenum-preserving pancreatic head resection versus pancreatoduodenectomy for surgical treatment of chronic pancreatitis: a systematic review and meta-analysis. Ann Surg, 247(6):950-961.

Frey CF, Smith GJ, 1987. Description and rationale of a new operation for chronic pancreatitis. Pancreas, 2(6):701-707.

Ito T, Ishiguro H, Ohara H, et al, 2016. Evidence-based clinical practice guidelines for chronic pancreatitis 2015. Journal of Gastroenterology, 51(2):85-92.

Izbicki JR, Bloechle C, Knoefel WT, et al, 1995. Duodenum-preserving resection of the head of the pancreas in chronic pancreatitis. A prospective, randomized trial. Ann Surg, 221(4):350-358.

Kimura W, Nagai H, 1995. Study of surgical anatomy for duodenum-preserving resection of the head of the pancreas. Ann Surg, 221(4):359-363.

Whitcomb DC, Shimosegawa T, Chari ST, et al, 2018. International consensus statements on early chronic Pancreatitis. Recommendations from the working group for the international consensus guidelines for chronic pancreatitis in collaboration with The International Association of Pancreatology, American Pancreatic Association, Japan Pancreas Society, PancreasFest Working Group and European Pancreatic Club. Pancreatology, S1424-3903(18)30113-3.

# 第九章　胰腺坏死组织清除及胰周引流术

## 第一节　经皮穿刺引流术

重症急性胰腺炎早期，由于大量的活化酶和酶分解产物的释放，致使胰腺周围、腹膜后间隙和腹腔内大量的炎性物质渗出而造成腹腔内压力骤然上升，严重者可导致腹腔间隔室综合征(abdominal compartment syndrome，ACS)。经皮穿刺微创引流可有效缓解腹内高压预防腹腔间隔室综合征发生，同时微创引流操作简便、损伤小，可避免开腹引流手术所致的"第二次打击"降低多脏器功能衰竭的发生。重症急性胰腺炎发病至4周后，腹腔和网膜囊内液体积聚可形成假性囊肿，巨大假性囊肿可压迫邻近器官，如胃、十二指肠、胆管等，但因病情不稳定或患者营养状况不佳不适宜进行择期手术时，经皮穿刺微创引流可有效缓解患者压迫症状，为手术创造条件。

### 一、适应证

1. 重症急性胰腺炎早期出现大量腹腔或腹膜后炎性渗出的患者。
2. 假性囊肿囊壁不完整或者全身状况不佳，暂不适宜行囊肿内/外引流手术治疗者。
3. 坏死性胰腺合并感染液化积脓者。
4. 坏死性胰腺炎术后残余脓肿。

### 二、禁忌证

1. 有严重凝血功能障碍者。
2. 肠间脓肿，脓肿部位较深，各种穿刺路径均难以避开腹部脏器或大血管者。

### 三、术前准备

1. 穿刺前应以CT、B超等影像学定位，充分评估腹腔积液穿刺的必要性及可行性。
2. 术前检查血小板计数、出血时间、凝血时间、凝血酶原时间，如凝血机制有异常，应考虑使用药物纠正，如复查仍不正常，不应强行穿刺（对于凝血酶原时间不符合穿刺条件者，术前应给予 2 ~ 3 U 的新鲜冰冻血浆；对于血小板低者，应静脉输注血小板）。

3. 用品准备　无菌穿刺引流套装（包括多种管径及长度的引流导管以备选择）、2% 碘仿（碘伏）、无菌手套、2% 利多卡因、生理盐水等。准备好引流液培养器皿及药物敏感性试验。

## 四、手术要点、难点及对策

1. 麻醉　多选择局部浸润麻醉，少数患者局部麻醉耐受性差可辅以静脉麻醉药。
2. 体位　根据影像学定位选择合适的体位，可选择仰卧位、俯卧位等。
3. 以 CT 或者 B 超等影像学技术进行体表定位，测量进针深度及角度，以距离囊腔 / 脓腔中心最近距离并不伤及腹腔器官为宜。多个分隔囊腔 / 脓腔或者单个较大不规则囊腔 / 脓腔可行多点穿刺。

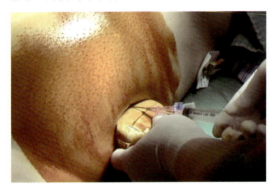

4. 穿刺入路　根据体表定位点采用前入路、侧腹部入路或者腰背部入路。最好在 X 线、B 超或 CT 监视下，直接观察囊腔 / 脓腔位置，适时调整穿刺点的高低、方向及进针深度。

5. 消毒、覆巾、穿刺点局部麻醉。

6. 先行细针诊断性穿刺，按上述选定的体表定位点以 20G 左右细针进针，针尖达到目标区域后抽出少量液体，根据所抽得液体性质确定是否需要放置引流管、是否需要放置多根引流管并选择引流管的类型（图 9-1）。

图 9-1　B 超引导穿刺定位积液腔

7. 以穿刺针穿进囊腔 / 脓腔，抽出与上步相同性质液体后即可跟进 "J" 形导丝，退出穿刺针后，沿导丝进入扩张器扩张皮下隧道，如 B 超发现导丝位置欠佳，可适当退回导丝，借助扩张器改变导丝方向，然后退出扩张器，最后沿导丝置入合适深度的导管于囊腔 / 脓腔，再次回抽确定仍为以上相同性质液体（图 9-2、图 9-3）。

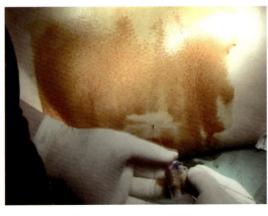

图 9-2　置入 "J" 形导丝

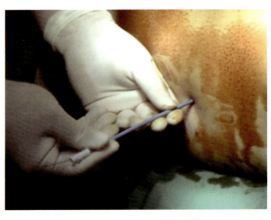

图 9-3　沿导丝置入扩皮器

8. 可在 CT 或 B 超监视下判断针头的位置，或可注入少量造影剂，在 X 线荧光屏显示下判断导管是否误入血管内或者肠管内，如误入血管内造影剂将被稀释而迅速流走；如误入肠管内造影剂可显示出肠黏膜影。

9. 穿刺成功后，妥善固定引流导管，连接注射器，抽出部分液体，送细菌培养和相关生化检查 ( 图 9-4、图 9-5)。

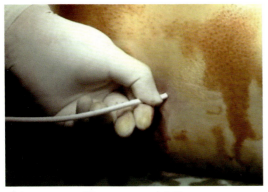

图 9-4　置入引流管

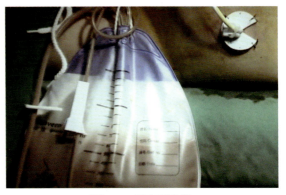

图 9-5　固定引流管

## 五、术后监测与处理

1. 及时检查引流导管，保证引流导管通畅，防止引流管脱位、移位。

2. 针对引流物细菌培养及药物敏感试验结果有针对性地使用抗生素。

3. 术后定期复查腹部 CT，了解引流治疗效果 ( 图 9-6)。

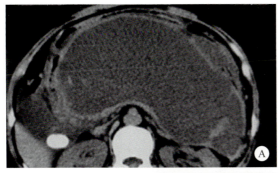

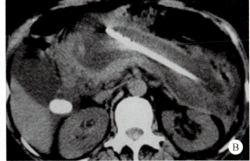

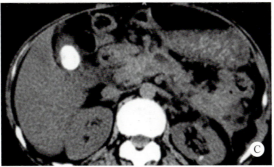

图 9-6　胰周积液穿刺引流前后 CT 影像

A. 术前；B. 术后近期；C. 术后 1 个月

## 六、术后常见并发症的预防与处理

术后偶见患者腹腔内出血、消化道出血、消化道穿孔、胰瘘、胆瘘、腹膜炎。此外，尚有可能误伤其他实质器官，如肝、肾或胸腔。

减少以上并发症发生的关键主要取决于体表定位的准确性、穿刺入路的选择及影像定位穿刺入路与实施穿刺时入路对应位置是否一致。

## 七、临床效果评价

急性胰腺炎发病的不同阶段，针对腹腔及腹膜后积液或积脓，可采用经皮穿刺置管引流(percutaneous catheter drainage，PCD)。在全身炎症反应综合征(SIRS)期出现腹水，通过 PCD 可以减少坏死液毒素吸收、促进 SIRS 减轻及降低腹腔内压力。但可能引发引流管逆行感染，要求在腹腔渗液减少后尽早拔除。SIRS 期过后如出现腹膜后大量积液可能引起胃肠道梗阻而无法实施肠内营养，可以尝试通过 B 超或 CT 引导下腹膜后入路 PCD，以减轻压迫症状，保障肠内营养的实施。其主要的风险在于原来封闭的无菌性环境被开放，会增加感染概率。对于有坏死合并感染积脓、一般情况较差的患者，在使用抗生素基础上，经 PCD 可部分缓解中毒和压迫症状，但由于管径及穿刺入路的限制，常不能代替进一步的开放彻底清创手术。对于行坏死组织清除术后有脓肿残余的患者，采用 PCD 通常可以避免再次手术。

(彭　涛)

# 第二节　开放胰腺坏死组织清除术

胰腺坏死组织清除没有固定的模式，主要目的是要尽量清除坏死组织、保护正常胰腺组织并避免血管损伤、放置引流管充分引流后续的渗液和脓液，避免再次形成积液或积脓。

## 一、适应证

1. 坏死性胰腺炎合并感染者。
2. 尽可能延至急性胰腺炎发病 4 周后手术。
3. 无菌性坏死原则上采用非手术治疗，如合并明显的胃肠道压迫症状，影响进食者。

## 二、禁忌证

1. 重症急性胰腺炎发病早期合并严重全身炎症反应综合征、和(或)多器官功能障碍者。

2.急性胰腺炎伴无菌性坏死者。

# 三、术前准备

1. 术前积极器官功能保护及支持治疗并改善营养状况。

2. 术前行心、肺、肾等重要器官功能检查。

3. 术前近期增强 CT 了解坏死范围和位置 ( 图 9-7、图 9-8)。

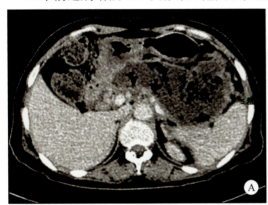 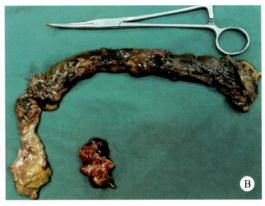

**图 9-7**　坏死性胰腺炎

A. 术前 CT 影像显示胰腺广泛坏死，坏死灶位于小网膜囊内，伴气泡征；B. 术中发现胰腺完全坏死

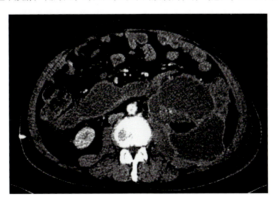

**图 9-8**　坏死性胰腺炎 CT 影像

坏死灶位于左右腹膜后间隙

# 四、手术要点、难点及对策

## ( 一 ) 手术要点

1. 麻醉　选择气管插管下全身麻醉。

2. 体位　患者取仰卧位。

3. 切口　选择右上腹部经腹直肌切口，特别是需要处理胆管时该切口最佳；上腹部正中切口或左侧经腹直肌切口，对于不需要胆管处理，胰腺坏死组织集中在胰腺体尾部时采用。

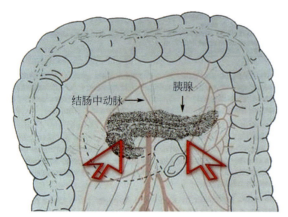

**图 9-9** 经结肠系膜入路 ( 红色箭头所示 ) 进入小网膜囊内行胰周坏死组织清除

4. 胆管的处理依据术前诊断行胆囊切除或胆管探查术。

5. 进入坏死腔的入路可依据坏死灶的位置进行选择。小网膜囊内病灶可通过结肠系膜戳小孔进入坏死腔，再扩大切口行清除 ( 图 9-9 )；或者打开胃结肠韧带充分显露胰床进行坏死组织清除。对于中下腹腹膜后的病灶，可以选择升结肠和降结肠内侧切开后腹膜，以开放坏死灶；或者于升结肠或降结肠外侧纵向切开外侧腹膜，向内侧掀起升降结肠显露结肠后区域的方法。

对于上述不同的入路，按笔者的经验更倾向于采用胃结肠韧带入路及升降结肠内侧入路，其优势在于可更充分显露病灶，以利于实施确定性的彻底清创手术，同时也不增加血管及脏器损伤的风险 ( 图 9-10)。

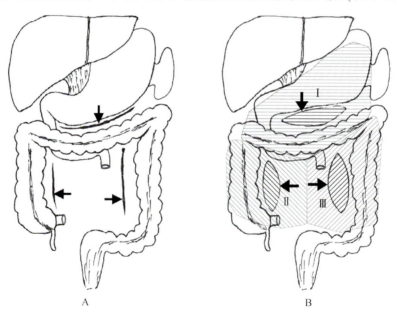

A                                          B

**图 9-10** 胰腺坏死组织清除术手术入路

A. 胃结肠韧带联合升降结肠内侧入路 ( 黑色箭头所示 ) 示意图；B. 坏死性胰腺炎坏死灶涉及的范围 ( Ⅰ、Ⅱ 及 Ⅲ 区 ) 及对应的入路 ( 黑色箭头所示 )

6. 在充分显露坏死灶后，用手指拈出和卵圆钳清除脱落的坏死组织，术中注意保护大血管避免损伤导致出血。留取坏死物或坏死液标本做细菌培养和药物敏感试验 ( 图 9-11)。

7. 清除完毕，大量无菌盐水冲洗小网膜囊、腹膜后腔及腹腔。交叉放置引流管至坏死腔各方位，不留引流死腔。腹壁戳孔将引流管引至腹腔外，注意避免引流管压迫肠管导致肠梗阻的发生。

8. 距 Treitz 韧带约 20 cm 空肠处置入空肠造口管用于术后空肠营养。

9. 腹壁切口缝合多采用一期缝合。对于腹腔肠管水肿明显而关腹张力过大的患者可采用三升袋临时关腹，待术后腹腔压力降低再行二期缝合。

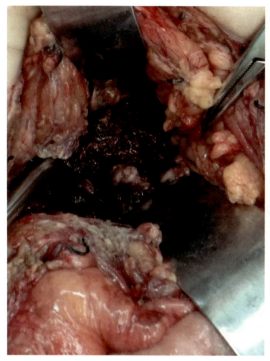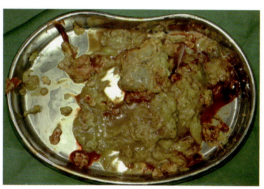

图 9-11　打开胃结肠韧带清除小网膜内坏死组织（右图为清除的坏死物）

## （二）手术难点及对策

1. 胰腺坏死组织清除术的关键步骤是有效地清除胰腺、胰周和腹膜后间隙的坏死组织及感染灶，保护仍有活力的胰腺组织，尽量用手指做钝性分离，不宜强行撕扯分离不彻底的坏死组织，导致术中大出血。

2. 选择引流管质地应柔软，以避免其长期压迫肠管导致损伤而形成肠瘘。

3. 胆源性急性胰腺炎患者，术中常规行胆管处理，如胆囊切除、胆总管探查。但对于腹腔炎症粘连致密，预计胆管处理非常困难时，可暂不行胆囊切除或胆管探查。

## 五、术后监测与处理

1. ICU 治疗。

2. 引用抗生素防治感染　选择广谱、对需氧和厌氧菌均有疗效的药物或联合用药。术后取得细菌学及药物敏感试验结果后依此选择有效抗生素治疗。此后尚需定期进行引流液细菌培养，作为抗生素调整的参考依据。

3. 营养支持治疗　一旦肠道功能恢复，及早行肠内营养支持。充分利用术中放置的空肠营养管行肠内营养治疗，空肠营养管应尽量在病程后期一般情况恢复良好后再拔除。

4. 引流管灌洗　确定或可疑引流管有堵塞时应及时采用无菌盐水冲洗以保障引流通畅。术后常规大量盐水灌洗通常在坏死灶清除不彻底、感染中毒症状迁延不愈时采用。

5. 发现继发性肠瘘、胆瘘及胰瘘者，需确保引流通畅，以有利于瘘口愈合和瘘管形成，必要时须再次手术治疗。

6. 术后定期复查腹部 CT 扫描，了解坏死灶引流情况，并作为调整引流管或拔除引流管的依据。术后可逐步退管直至逐一拔除引流管。起不到引流目的的引流管应及时拔除，长时间放置可因引流管压迫导致肠管及血管损伤发生肠瘘和出血。

7. 对于术后 CT 显示腹腔或腹膜后积液或积脓的患者，可采用介入穿刺引流，或其他后腹膜入路的微创清创引流术式。微创治疗不理想，而残留病灶较广泛者可考虑再次开放手术治疗。

## 六、术后常见并发症的预防与处理

### (一) 术后出血

出血是重症急性胰腺炎 (SAP) 患者术后常见的并发症之一，发病率为 15% ~ 30%。其主要原因包括：①凝血功能障碍。SAP 导致大量胰蛋白酶及纤溶酶等释放入血，使得能源性凝血功能受到抑制，甚至出现弥散性血管内凝血；同时，SAP 常伴有胰腺微循环障碍、全身炎症反应综合征 (SIRS) 及多器官功能障碍综合征 (MODS) 等，这些均加重了患者的出血倾向。②腐蚀性出血。大量含有胰淀粉酶、胰弹性蛋白酶的渗出液对胰周血管内膜进行腐蚀、破坏，形成腐蚀性假性动脉瘤并发破裂出血；富含大量细菌及炎症因子的感染性渗出液长时间对血管的浸泡，导致感染性假性动脉瘤形成，进而并发瘤体破裂、腹腔内大出血。③不合时宜的手术时机及不恰当的手术操作。过早地行胰周坏死组织清除，不仅无益于控制病情进展，相反会显著增加术后并发症的发病率及病死率。④ SAP 术后并发上消化道出血。在 SAP 病程中，有 50% ~ 65% 的患者可合并急性胃黏膜病变，出现上消化道出血。其主要原因在于 SAP 患者一般状态差，同时伴有低氧、机械通气及应用非甾体抗炎药等一系列危险因素，导致消化道黏膜屏障功能障碍；另有患者因长时间受到胰液腐蚀，出现胃、十二指肠坏死或穿孔，当血管受到腐蚀破裂时，可伴随出现消化道出血。

对于 SAP 术后不同原因所致的出血，其处理方式也不尽相同。对于胰液及感染性腐蚀液导致创面及腹膜后渗血，建议通过局部应用凝血酶、生物止血材料，必要时可考虑行纱布填塞、压迫止血，并辅以全身应用止血药物或凝血因子等；对于充分压迫后仍有出血者，则需探查是否存在创面及网膜小血管破裂的可能，尽量直视下寻找出血点，并行确切的缝扎止血。对于考虑因腐蚀性或感染性血管破裂引起的腹腔内大出血，由于情况紧急、短时间内即可危及生命，并且局部炎性渗出及粘连较重，不易找到明确的出血位置，手术止血难度较大，此时，可首选应用选择性动脉造影联合经导管动脉栓塞术 (percutaneous arterial embolization，PAE)。该方法不仅能够准确显示出血血管、出血量及出血速度，同时，可在短时间内完成止血，减少了外科手术对于机体的二次打击。但是需要警惕 PAE 术后可发生再出血，因此术后的严密监控至关重要。

对于 SAP 术后出血的预防，主要集中在以下两点。

（1）在 SAP 急性期，坏死的胰腺组织与正常组织之间边界不清，此时，过早地行坏死组织清除术，极易损伤细小的胰管，增加胰瘘的发生，对创面细小血管的破坏，带来的是更高的出血风险。因此，应准确地把握外科干预的时机，目前普遍认为，手术时机多在 SAP 发病 4 周后进行较为适宜。

（2）在 SAP 的治疗中，外科手术的目的不仅是为了清除感染性坏死组织，更主要的是通过有效的放置引流管，实现胰周包裹性积液及感染性坏死物的充分引流。术后引流管处理不当是诱发 SAP 术后出血的最重要原因，因此，术后引流切忌"引而不通、通而不畅、畅而不全"，必要时可将被动的引流更换为主动的吸引，借助"冲吸结合"的治疗模式，提高引流的有效性。对于 SAP 的治疗，需遵循"创伤递进式分阶段处理"的原则，不必刻意强调某一次清创手术的彻底性。保证引流通畅，加强术后引流管管理，根据引流液细菌培养，选择敏感性抗生素控制感染，同时，改善全身状况，动态监测凝血功能，对于避免术后出血具有重要意义。

## （二）消化道瘘

消化道瘘属于 SAP 术后晚期并发症，以结肠瘘最为常见。SAP 患者处于高代谢状态，常合并营养不良、肠道水肿等问题，当存在引流不畅时，胰液及感染性液体的腐蚀极易导致肠瘘发生；另有部分患者行胰周坏死组织清除术后，由于引流管放置不当或长期压迫引起肠壁缺血性坏死，出现"引流管源性"肠瘘。

SAP 术后消化道瘘的治疗包括非手术治疗和手术治疗两部分。由于瘘口具有随着胰瘘、感染的控制而逐步缩小的特点，因此，多数消化道瘘可通过非手术治疗，实现自行愈合。其主要治疗方式包括下述几种。

（1）及时有效且充分地引流：尽早行充分地引流是治愈消化道瘘的关键。充分地引流联合有效地冲洗，不仅能够减少胰液及感染性坏死物质对肠壁的持续性刺激，同时，也有利于漏出物的及时清除，促进瘘口肉芽组织新生与组织修复。

（2）充分地肠道休息：对于十二指肠瘘者可留置鼻空肠营养管，保证十二指肠得到充分地休息，促进瘘口愈合；对于结肠瘘的患者则需通过调整饮食结构，尽量采用无渣饮食，减少粪便对瘘口的刺激，促进恢复。

（3）营养支持：SAP 患者因消化道功能紊乱，长时间禁食及胃肠减压等，极易出现低蛋白血症，水和电解质紊乱及酸碱失衡。因此，加强 SAP 术后营养管理，早期经口进食，既能够避免肠道菌群失调，减少并发症的发生，同时，良好的营养状态也有利于消化道瘘的恢复。

（4）生长抑素及其类似物的应用：术后应用奥曲肽能够减少胰液及肠液的分泌，减少胰液的漏出，促进瘘口恢复。

临床经验表明，早期手术修补是徒劳的。目前，一些内镜医师试图通过内镜下喷洒生物胶或通过特殊的封闭装置夹闭瘘口，达到短期内闭瘘的目的。但是，该方法具有严格的适应证，一般仅限于瘘口小于 1 cm 的局部病变。以上治疗措施的综合利用，可使约 80% 的消化道瘘达到愈合。然而，由于 SAP 术后肠瘘瘘口多与胰周感染坏死灶相通，肠瘘的发生加重了胰周感染，增加了 SAP 治疗的复杂性；而 SAP 胰周组织的坏死感染使瘘口周围"空旷"，缺乏组织支撑，因此多为唇状瘘，难以自愈，使之与 SAP 形成"恶性循环"。此时，漏出物无法做到及时充分引流、腹腔感染难以控制、患者营养状态差，瘘口逐渐扩大，应考虑选择首先近端造瘘，6 个月后再行二期闭合手术。

### （三）腹腔及腹膜后残余感染

术后腹腔及腹膜后残余感染是造成 SAP 迁延不愈的最主要原因。其发生与 SAP 外科干预的时机和方式的选择有关。过早或过晚的外科干预均可致引流的不充分、不彻底，难以达到最佳的治疗效果。而治疗方式的选择也应多元化、个体化、专业化。在 SAP 治疗过程中，不应过分强调"微创"而忽略了"开放"的作用和效果。在"创伤递进式"干预处理模式下，对于预期 PCD 无法有效控制感染时，要适时转为手术充分引流。预防及应对残余感染，充分地引流尤为关键。

对于术后腹腔及腹膜后残余感染，其处理需要经历下述两步。

(1) 动态或反复行影像学检查（腹部 CT、超声或沿引流管造影），发现残余感染灶。

(2) 对残余感染灶行彻底、通畅、有效地引流。外科引流种类与方式多样，在选择时不能一概而论。遵循损伤控制的原则，通过微创手术入路，力争采用最短的路径，达到最佳的引流目的，实现治疗方式的精准化。倘若感染性坏死组织液化得比较完全，可借助超声或 CT 引导行 PCD，改善胰周坏死性液体积聚、缓解胰周大量坏死组织所致发热等症状。若感染症状未见好转或病情进行性加重时，可沿穿刺管行小切口，"顺藤摸瓜"式直达病灶，实现有效地清创与确切地引流。另外，经腹膜后入路，采用硬质镜或软质镜实施深部脓腔的坏死组织清除和引流也是常用的处理残余脓肿的有效方法。例如，肾镜不仅能够清楚地显示感染灶的位置、大小及深度等，同时，能够精确、直观地行坏死组织清除术，对引流管的摆放做到"有的放矢"；胃镜、胆道镜等软质镜以其较大的灵活性，可沿弯曲窦道进入残腔，对处理一些位置深且空间狭窄的脓腔，发挥独特优势。

对于应用多种微创外科处理方式仍然表现为腹腔及腹膜后残余感染症状者，且有影像学支持依据，应果断实施开放性清创手术，以遏制全身感染中毒症状，不可一味追求微创方式，而错过最佳手术时机。

### （四）胰瘘

坏死性胰腺炎并发胰瘘的治疗主要包括非手术治疗、内镜及介入治疗、外科手术治疗等。对局部已经有引流管者，确保引流通畅至关重要。其他非手术治疗主要包括营养支持、纠正水和电解质紊乱、控制感染及抑制胰酶分泌等。

(1) 营养支持：既往观点为并发胰瘘的患者应尽量避免经口进食，减少食物对胰腺分泌功能的刺激，而长期应用肠外营养可导致胃肠道功能紊乱及肠黏膜屏障功能破坏。目前观点认为，在患者能够耐受的情况下，应尽早利用肠内营养制剂行空肠营养，不仅能够减少肠道菌群易位造成的多重感染，也利于改善患者营养状况，促进疾病恢复。

(2) 纠正水、电解质紊乱：发生胰瘘时大量的胰液漏出，同时大量的蛋白质及离子等也随之流失，导致患者常伴有不同程度的水和电解质紊乱。因此，对于并发胰瘘的患者，须时刻警惕发生水和电解质紊乱。此外，对于合并感染者，可考虑根据引流液细菌培养及药物敏感试验结果选择敏感抗生素。否则，不推荐预防性应用抗生素。对于生长抑素及其类似物的使用尚存争议，其有效性仍有待于进一步证实。

随着经内镜逆行性胰胆管造影术 (ERCP) 及内镜超声 (EUS) 技术的成熟，通过胰管支架或经胃壁穿刺引流等手段治疗可使更多的胰瘘患者免于外科手术。胰管支架置入是内镜下治疗胰瘘的有效方式，将胰液直接引流至十二指肠肠腔，避免胰液对瘘口的反复刺激而延缓愈合速度；同时，胰管支架兼顾扩张 Oddi 括约肌及胰管炎性狭窄的功能，有利于管腔内细小的结石排出。

外科手术适用于非手术治疗 6 个月或内镜治疗无效的胰瘘患者；对于胰瘘反复感染形成脓腔或复杂性、难治性胰瘘等，也可考虑手术治疗。根据胰瘘的原因、部位及漏出量等，须采用不同的治疗方式，具体包括：①单纯引流术，②瘘管空肠 Roux-en-Y 吻合，③对于已形成假性囊肿的胰瘘，则按胰腺假性囊肿进行处理。

## 七、临床效果评价

在 20 世纪 80 ～ 90 年代，急性坏死性胰腺炎手术干预的时机再次成为提倡"早期"手术干预 ( 发病 1 周之内 ) 和主张"延迟"手术 ( 发病后 2 ～ 4 周 ) 学者争论的焦点。Mier 等 1997 年的随机对照研究结果显示，早期手术 ( 发病 72 h 内 ) 病死率为 56%，延迟手术 ( 发病 12 d 后 ) 病死率为 27%。该项研究因为两组结果差异明显而被提前终止。胰腺坏死呈现不同的转归：坏死组织和积液被局限并吸收；胰腺坏死合并感染可形成感染性坏死；坏死组织和积液不能吸收而积聚于胰周、腹膜后和网膜囊内，有的逐渐形成胰腺假性囊肿。胰腺及胰周坏死合并感染是外科治疗的指征，无菌性坏死积液无症状者无需手术治疗，伴有胃肠道压迫症状者，通常需要外科干预。

结合文献和笔者团队的经验，胰腺及胰周坏死者在密切观察病情变化的同时，应动态进行 APACHE Ⅱ 评分，同时定期进行病灶评估，了解坏死组织范围、胰周及腹膜后积液的增减及坏死与正常组织的分界是否清晰等，以确定手术最佳时机。胰腺坏死组织清除应尽量避免随意性和"计划性"多次手术。多次清创性切除尚未充分液化、与正常组织分界不清的失活组织会增加术后出血、胰液漏等并发症，因此需要充分评估、密切观察和耐心等待。但过度强调和依赖非手术治疗、过度延迟手术干预，最终因 MODS 的出现而丧失了手术干预的机会。

( 杨　明　郭　尧 )

223

# 第三节 经腹膜后入路的胰腺坏死组织清除术

对于坏死和脓腔局限于左侧或右侧结肠旁沟及后腹膜区域的较孤立局限的病灶，可选择在左侧或右侧腰部小切口行病灶清除、清洗及置管引流。这类患者一般已经通过 PCD 术引流，而干酪样或絮状坏死物无法引流干净而导致感染症状迁延不愈。PCD 引流管可作为术中的指引。

## 一、适应证

1. 腹膜后存在较局限孤立的坏死灶并发感染，PCD 不能治愈者。
2. 坏死性胰腺炎合并感染症状不能控制、高龄或伴有其他严重并发症而不能耐受开腹手术者。

## 二、禁忌证

无菌性坏死且病灶未充分液化，病灶局限于小网膜囊内者。

## 三、术前准备

1. 积极器官功能保护及支持治疗并改善营养状况。
2. 心、肺、肾等重要器官功能检查。
3. 术前近期增强 CT 了解坏死范围和位置。

## 四、手术要点、难点及对策

### (一) 手术要点

1. 麻醉　选择局部麻醉或气管插管下全身麻醉。
2. 体位　多选择仰卧并患侧抬高体位。
3. 从病灶侧腰部或腰背部用 B 超探查坏死灶，距体表最近处切小口，或沿原腹膜后 PCD 引流管切小口进入坏死腔 ( 图 9-12)。
4. 术者手指顺小切口进入坏死腔后，探查坏死腔大小和方向，并进一步沿纵轴扩大切口，切开过程中避免伤及腹膜进入腹腔。
5. 术者手指自切口伸入坏死腔清除坏死物，并分离坏死腔内纤维分隔组织，避免脓腔残留。对于病灶较大者，可尽量扩大切口，可借助卵圆钳等协助手术。

6.术中注意保护大血管避免损伤导致出血。术中应保护内侧的升结肠或降结肠，避免对肠壁侧过度清创，而损伤肠管导致结肠瘘，留取坏死物或坏死液标本做细菌培养和药物敏感试验。

7.坏死腔冲洗及放置引流管　生理盐水冲洗坏死腔，放置引流管至坏死腔各方位，不留引流死腔，腹壁戳孔将引流管引至体外。

8.腹壁切口多开放采用凡士林纱条填塞(图9-13)。

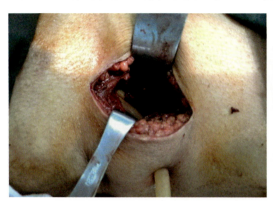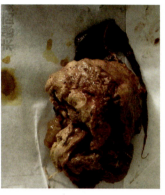

**图9-12**　侧腹壁小切口经腹膜后入路坏死组织清除(右图为坏死物)

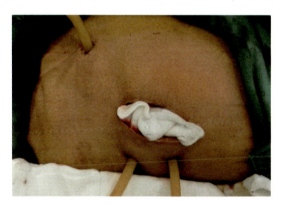

**图9-13**　清除完毕置入引流管，伤口纱布填塞

## (二)手术难点及对策

1.胰腺坏死组织清除术的关键步骤是有效地清除胰腺、胰周和腹膜后间隙的坏死组织及感染灶，保护仍有活力的胰腺组织。采用钝性分离的方法，不宜强行撕扯，以避免导致术中或术后大出血。

2.术中注意避免损伤后腹膜进入腹腔，同时注意结肠的保护，以免损伤结肠。

3.选择引流管质地应柔软，避免长期压迫损伤结肠形成肠瘘。

## 五、术后监测与处理

1.保持通畅引流　确定或可疑引流管有堵塞时应及时采用无菌盐水冲洗以保障引流通

畅，必要时可以调整引流管的位置或更换引流管。

2. 发现继发性肠瘘、胆瘘及胰瘘者，需确保引流通畅，以有利于瘘口愈合和瘘管形成，必要时须再次手术治疗。

## 六、术后常见并发症的预防与处理

1. 引用抗生素防治感染　选择广谱、对需氧和厌氧菌均有疗效的药物，或联合用药。依照药物敏感试验结果调整抗生素的使用。

2. 营养支持治疗　一旦肠道功能恢复，及时行肠内营养支持。

3. 保持引流通畅　必要时用无菌盐水冲洗引流管保证其通畅。

4. 发现继发性结肠瘘需确保引流通畅，以有利于瘘口愈合和瘘管形成。必要时行造瘘术。

5. 术后定期复查腹部增强 CT 扫描，以了解坏死物或坏死液的引流情况。

## 七、临床效果评价

临床效果评价参见本章第二节开放胰腺坏死组织清除术。

（杨　明　郭　尧）

# 第四节　腹膜后入路经皮肾镜胰腺坏死组织清除术

## 一、适应证

1. 只要能从腹膜后途径在皮肤至坏死灶之间建立起通道的患者均可采用经皮肾镜方式行坏死组织清除引流。

2. 开腹手术清创引流后残存感染坏死灶能从腹膜后入路和皮肤建立通道的患者。

3. 对于脓腔有分隔或有些部位不适合肾镜手术的患者，也可以先采用肾镜清除适合肾镜手术的部位，剩余的坏死灶可采用经腹的小切口坏死组织清除术。

## 二、禁忌证

1. 坏死组织位于胰腺中段，由于无法从腹膜后建立通道而不适合采用腹膜后肾镜的方法。

2. 并发急症胆道系统疾病、肠穿孔时也不适合采用腹膜后肾镜的方法。

## 三、术前准备

术前准备同本章第二节开放胰腺坏死组织清除术。

## 四、手术要点、难点及对策

### (一) 手术要点

1. 第一次手术在全身麻醉下进行，抬高操作侧身体 15°，悬吊患侧上肢，在穿刺点的下方贴带袋的切口保护膜。

2. 交换 0.035F 硬泥鳅导丝、拔除引流管，沿窦道切开皮肤约 1.5 cm，采用 Cook 公司的扩张鞘管逐级扩张窦道至 30F( 早期采用 Olympus 公司肾镜所配扩张套管依次扩张窦道至 28F)，然后顺扩张鞘管放置 1 cm 的去帽 trocar 外套管，先让脓液自行流出，再经 trocar 进气孔注入温生理盐水，插入 26F 硅胶管吸尽脓液和部分松动坏死组织，建立一个基本的空间，然后再插入肾镜 ( 图 9-14~ 图 9-16)。

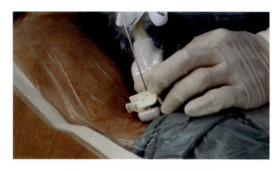

图 9-14　B 超引导穿刺坏死灶

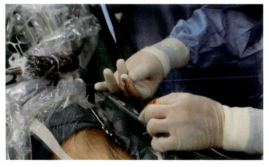

图 9-15　置入 trocar，拔除内芯

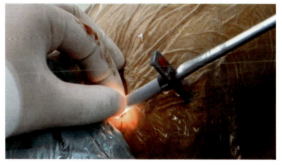

图 9-16　经 trocar 置入肾镜

3. 肾镜直视下进一步冲洗、吸净脓液，然后依次用抓钳从外向内清除坏死组织 ( 图 9-17、图 9-18)。

4. 手术操作中不间断充水，保持视野清晰可视情况下清除坏死组织。亦有学者认为可以采用充气方式行肾镜下的胰腺坏死组织的清除术。

5. 坏死组织清除完毕后顺去帽 trocar 放置头端捆在一起的 12F 和有多个侧孔的 26F 硅胶管各 1 根入脓腔，术中应注意尽量将引流管放置于脓腔的最远端。

6. 对于术中的动脉性出血可用电凝止血，对于肉芽组织的渗血可以用氩气刀喷凝止血，减少了中转开腹的概率。

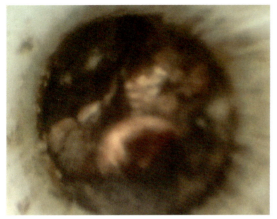

**图 9-17** 肾镜下显示胰周坏死组织

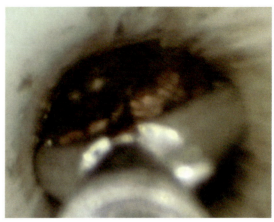

**图 9-18** 肾镜直视下行坏死组织清除

## （二）手术难点及对策

先让脓液自行流出，再插入 26F 硅胶管吸引脓液，然后插入肾镜检查并冲洗吸引脓液。大量冲水保持视野清晰是减少术中血管损伤及坏死组织残留的关键。由于肾镜操作孔的孔径较小，抓到大块坏死组织时肾镜应随同抓钳一并取出。术中出血是最严重并发症，要求动作要轻柔，只取脱落松动的坏死组织；坏死组织取出时若阻力大应放弃，留待下次清理。第一次手术以吸净脓液和取出松动坏死组织为主，未松动坏死组织术后会逐渐松动、脱离，冲洗时能自行流出。注意不要钳夹脓腔内血管和脓腔周围肉芽组织，以免出血。坏死组织清除后裸露在坏死腔中小动脉多已形成血栓，但仍不要去钳夹它。先取近端坏死组织再取远端，一旦出现少量渗血即意味着接近坏死灶边缘，为避免出血可留待下次再取或术后持续冲洗将其清除。由于肾镜创伤小，第二次手术可以采用局部麻醉，易于反复施行，应按损伤控制的原则分次手术，而不必像开腹手术力求一次将坏死组织彻底切除。

## 五、术后监测与处理

1. 术后引流管管理　12F 硅胶管用作冲洗管，26F 硅胶管用于引流。每天 3 ～ 9 L 生理盐水持续冲洗，稀释脓液、胰酶和冲出脱落坏死组织。时常有大块坏死组织堵塞引流管，应及时将引流管拔出、疏通后放回，特别是引流管与引流袋接口处相对狭窄（采用口径较大的集尿器效果会好些），尤其易堵塞，应特别注意。1 周后，应每天拔出引流管清除管中坏死组织，然后放回。术后引流管的管理与手术具有同等重要的地位，应由专人管理并掌握陪护注意事项。

2. 术后 1 周复查 CT 以了解引流管放置位置是否恰当、坏死组织是否清除干净，必要时再次行肾镜下的坏死组织清除术，再次手术在基础麻醉下即可施行。

3. 冲洗液清亮时复查 CT，无坏死组织、脓腔塌陷、引流液胰腺淀粉酶正常后才可拔除引流管。引流管采用每 2 d 退 2 cm 方式逐步拔除。

## 六、术后常见并发症的预防与处理

术后常见并发症的预防与处理同本章第二节开放胰腺坏死组织清除术。

## 七、临床效果评价

与传统开腹手术方法相比，腹膜后入路经皮肾镜治疗感染性坏死性胰腺炎 (INP) 的方法较为简单，只要具备一定的介入技术、腔镜技术和胰腺外科技术，就可以掌握该方法。经过 10 多年来的探索和发展，腹膜后入路经皮肾镜治疗胰腺坏死感染的方法已经逐渐成熟，并成为采用损伤递进（"step-up"）策略治疗坏死性胰腺炎的重要一环。

传统开腹下清除坏死组织和术后的持续灌洗一直是治疗急性胰腺炎合并感染性坏死的基本原则和措施。随着微创技术的发展和经验的积累，近年来已有许多学者发现，在病例选择合适的情况下采用微创方法清除坏死组织和引流除了具有创伤小、能更多保留胰腺的内分泌和外分泌功能、术后容易护理等优势以外，手术的并发症和死亡率方面均要优于传统开腹手术。

然而，微创方法通常难以一次手术将所有的坏死组织彻底清除干净，需要多次反复手术。英国利物浦大学报道，每个病例平均需要 3 次治疗，术后平均住院时间为 54 d。

笔者的经验为，微创治疗方法并不是 "step-up" 的全部或终点。肾镜下坏死的胰腺组织清除术后如患者感染中毒症状持续存在，复查 CT 显示确定有残留脓腔而肾镜无法再次处理时，则可考虑行开腹坏死组织清除术。这类患者经过肾镜微创手术后一般状态通常有所改善，此时再需开腹清除残留坏死组织时手术耐受性更好，并能缩短住院时间。

总之，腹膜后入路的肾镜坏死组织清除术治疗 INP 显示了良好的临床效果及安全性，国外经验显示，85% 的 INP 患者均可采用该方法治疗，并有部分患者达到了治愈的目的。即便是在不能彻底清除病灶而最终需要进一步开腹手术的病例中，该手术也可稳定患者病情，从而使其可以更好地耐受传统开腹手术，进而对最后的康复发挥很大的作用。

（熊炯炘　杨　明）

# 第五节　胰腺假性囊肿引流术

## 一、胰腺假性囊肿空肠吻合术

### (一) 适应证

囊肿空肠吻合术是最常用的典型的内引流方式，吻合口可在囊肿最低位。囊肿空肠吻合术适用于任何部位的假性囊肿，尤其是位于横结肠系膜根部，与胃后壁无粘连，体积巨大的假性囊肿。

## （二）禁忌证

1. 非假性囊肿的其他囊性或囊实性病变。
2. 假性囊肿合并感染者。
3. 假性囊肿壁形成不完全或菲薄者。
4. 病灶内同时存在大量固态坏死组织者。

## （三）术前准备

术前近期的增强 CT 或 MRI 了解囊肿性质、大小、位置、囊壁厚度及囊内是否存在明显坏死物等。

## （四）手术要点、难点及对策

1. 麻醉　选择全身麻醉。
2. 体位　患者取仰卧位。
3. 切口　做上腹正中切口或依照囊肿位置选择左或右经腹直肌切口。
4. 探查囊肿位置、大小及与周围脏器的毗邻关系等。通常提起大网膜和横结肠，即可显露假性囊肿的下壁（横结肠系膜，图 9-19）。穿刺囊内容物，观察性状并进行淀粉酶及肿瘤标志物 (CEA、CA19-9) 的测定，以证实诊断。如探查结果与术前 CT 或 B 超提示的囊肿大小有差异，可行术中超声或囊肿造影，检查结果提示囊肿较小，须注意有无多发囊肿或囊肿内有分隔的可能，引流单一囊肿无法做到充分引流。穿刺液非血性或脓液，囊壁有足够的纤维化组织，即可选用囊肿空肠吻合术。

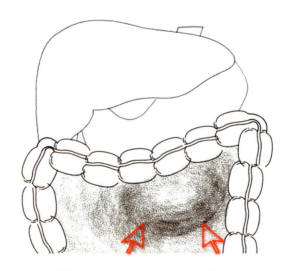

**图 9-19**　横结肠系膜处显露胰腺假性囊肿（红箭头所示）

5. 距屈式韧带 15 cm，切断空肠，远端断端闭合，并上提至囊壁处。

6. 于横结肠系膜无血管区，假性囊肿下壁做横行梭形切口，切口要足够宽，且上下缘也应切除较宽囊壁，避免减压后吻合口上下缘自行闭合。切取囊壁组织送冰冻活组织检查。

7. 近段空肠袢在距闭合端约 4 ～ 8 cm 处切开，长度与囊壁切口相当。用 3-0 缝线缝合囊壁切口与空肠开口，可以采用双层缝合法，也可采用单层缝合法分别缝合吻合口后壁和前壁，完成吻合 ( 图 9-20)。

8. 距囊肿空肠吻合口 30 ～ 40 cm 处，空肠近侧断端与远侧空肠做端侧 "Y" 形吻合。

9. 吻合口附近放置 1 根引流管引流。

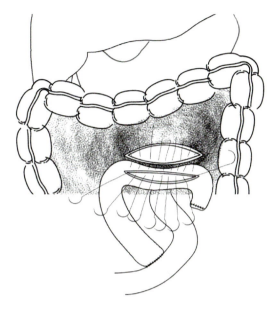

图 9-20　胰腺假性囊肿与空肠吻合

## ( 五 ) 术后监测与处理

术后观察引流管的引流量及引流物性状，检测引流物淀粉酶浓度，了解有无胰瘘。

## ( 六 ) 术后常见并发症的预防与处理

1. 胰瘘发生率较低。

2. 吻合口闭合，胰腺假性囊肿复发。吻合口位置的选择要处于囊壁最下端，避免引流不畅或囊液残留。囊壁切口时，梭形切口要宽，且上下切除囊壁组织要充分，囊肿减压后，上下切缘要间隔一定距离，避免吻合口呈线状。

## ( 七 ) 临床效果评价

胰腺假性囊肿多发生于急性胰腺炎的演进期或后期，其与胰周包裹性坏死 (walled-off necrosis，WON) 在影像学表现上存在较大相似性，但两者治疗手段截然不同。因此，当怀疑假性囊肿时须排除 WON，避免产生严重的并发症。

胰腺假性囊肿的内镜治疗包括经胃后壁放置猪尾管行持续性引流，胃腔与囊腔间放置支架建立贯通囊肿与胃腔的隧道等。此外，也有主张通过主乳头或副乳头置入胰管支架，将支架的另一端放置在假性囊肿囊腔内或胰管断裂处，从而达到充分的引流效果。内镜治疗胰腺假性囊肿的穿刺成功率高，并发症发生率低，治疗效果较好，与外科手术比较，内镜治疗具有一定的优势。然而，其对于医生的技术水平及团队合作要求较高，适合于多学科协作开展。

对于内镜或介入治疗失败，或存在禁忌证的患者，如胃底食管静脉曲张、复杂假性囊

231

肿或合并其他特殊情况 ( 如囊肿多发、伴有破裂出血、感染等 )，可考虑外科手术治疗。一般在急性胰腺炎发病 6 ~ 8 周后，待囊壁完全成熟，才可手术。手术治疗最大的优势在于能够获取准确的病理，与胰腺囊性肿瘤相鉴别，避免误诊。

手术方式主要是内引流或外引流。内引流包括囊肿胃吻合、囊肿空肠吻合及囊肿十二指肠吻合，其中以囊肿空肠吻合为首选；外引流主要适用于囊肿并发出血、感染或囊肿自发性破裂，须紧急维持患者生命体征、缓解症状，但由于其无法从根本上解决问题，故不做常规开展。

目前，尚无大规模前瞻性研究比较各种治疗胰腺假性囊肿方法的优劣，故暂无任何方式可推荐作为首选。关于内镜引流与外科引流比较的研究认为，两种方法的治疗效果相当，但内镜治疗能够缩短住院时间、减少住院费用、提高患者恢复的速度。

## 二、胰腺假性囊肿胃吻合术

### ( 一 ) 适应证

本术式适用于假性囊肿位置较高、囊肿下缘在胃大弯水平的胃后型胰体部囊肿，胃后壁构成胰腺假性囊肿前壁的一部分。

### ( 二 ) 禁忌证

禁忌证同本节一、胰腺假性囊肿空肠吻合术。

### ( 三 ) 术前准备

术前准备同本节一、胰腺假性囊肿空肠吻合术。

### ( 四 ) 手术要点、难点及对策

1. 上腹正中切口进入腹腔后，进行全面探查，如合并有胆囊结石，可行胆囊切除术，疑有胆管结石者应行胆管探查。切开小网膜囊探查胃后壁，若囊肿与胃后壁紧密粘连，即可选择胃囊肿吻合术。

2. 触诊假性囊肿部位，在其对应的胃前壁处以电刀切开 6 ~ 8 cm，3-0 丝线牵引，拉开胃前壁，显露胃后壁。通过触诊检查选择与囊肿紧密粘连处的胃后壁，试验穿刺，抽吸部分囊液进一步确定囊肿性质、部位及大小，判断方法同前，如图 9-21 所示。

3. 在穿刺针处切开已相互粘连的胃后壁全层和囊肿前壁全层，吸出囊肿内液体，扩大切开并切去部分胃后壁组织和囊肿壁，以保证吻合口通畅。囊壁组织送病理学检查。仔细止血，手指插入囊肿内，探查囊肿壁情况，了解有无多发囊肿。

4. 充分止血后，将胃后壁和囊肿前壁的切口用 3-0 可吸收缝线做锁边或间断缝合一周，注意每一针都必须包括囊壁和胃的全层，可达到良好的止血效果 ( 图 9-22)。

5. 用 1 号丝线或可吸收线做全层内翻缝合胃前壁切缘，外层加浆肌层间断内翻褥式缝合，一般不必腹腔引流。

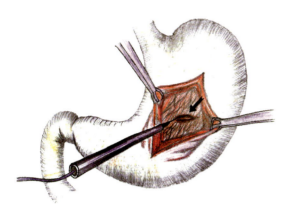

**图 9-21　假性囊肿胃吻合术**

切开胃前壁，显露胃后壁及囊肿壁（黑色箭头所示）与假性囊肿相通

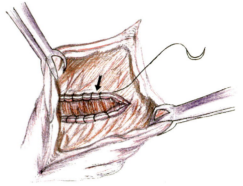

**图 9-22　胰腺假性囊肿胃吻合术，胃后壁与囊肿壁吻合（黑色箭头所示）**

### （五）术后监测与处理

术后监测与处理同本节一、胰腺假性囊肿空肠吻合术。

### （六）术后常见并发症的预防与处理

术后常见并发症的预防与处理同本节一、胰腺假性囊肿空肠吻合术。

### （七）临床效果评价

囊肿胃吻合术操作方便，吻合方式选择余地较大，胃强有力的蠕动，有助于囊肿排空，同时胃内容物进入囊腔可抑制胰酶活动。但术后易导致胃内食物反流入囊肿内，引起囊肿感染及吻合口溃疡出血或引流不畅。

## 三、胰腺假性囊肿外引流术

胰腺假性囊肿外引流术后并发症及复发率较高，对术后生活质量影响较大，需较长时间留置引流管，特别是近年来随内镜及介入治疗的广泛开展，以单纯外引流为目的的手术已基本放弃，主要适用于感染性囊肿经皮穿刺置管引流失败者；囊肿破裂；以及准备行囊肿内引流术的患者术中发现囊壁不成熟被迫改行外引流等情况。

开腹后探查，穿刺证实假性囊肿内容物为脓液时，湿纱垫包裹囊肿，电刀打开假性囊肿壁，吸引器吸尽囊内容物，并仔细检查内腔，确保所有的液状和固状物全部吸尽，然后囊腔内置入 1 或 2 根引流管，引流到体外（图 9-23）。

术后应给予适当的抗生素治疗，复查 CT 观察胰腺及假性囊肿引流状况。外引流术后胰液丢失多，容易导致水、电解质紊乱和酸碱平衡失调，胰瘘发生率较高，假性囊肿复发率也在 20% 以上。近段胰管无狭窄及梗阻者，胰瘘多可自行愈合。

233

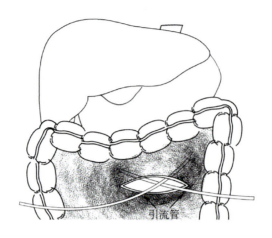

引流管

图 9-23　胰腺假性囊肿外引流术

（彭　涛）

## 参 考 文 献

蔡守旺，刘志伟，黄志强，等，2010. 腹膜后入路经皮肾镜下感染性胰腺坏死的治疗. 中华肝胆外科杂志，16(8):597-599.

杨明，勾善淼，王春友，等，2015. 坏死性胰腺炎外科治疗体会：单中心 10 年经验总结. 中华外科杂志，53(9):672-675.

杨明，王春友，2015.《急性胰腺炎诊治指南 (2014)》解读. 中华外科杂志，53(1):54-56.

杨明，吴河水，熊炯炘，等，2015. "π 入路" 胰腺坏死组织清除术的疗效分析. 临床外科杂志，(1):27-29.

杨镇，2009. 胰腺外科学图谱. 上海：上海科学技术出版社.

中华医学会外科学分会胰腺外科学组，2007. 重症急性胰腺炎诊治指南. 中华外科杂志，45(11):727-729.

中华医学会外科学分会胰腺外科学组，2015. 急性胰腺炎诊治指南 (2014). 中华外科杂志，53(1):50-53.

Babu BI, Sheen AJ, Lee SH, et al, 2010. Open pancreatic necrosectomy in the multidisciplinary management of postinflammatory necrosis. Ann Surg, 251(5):783-786.

Beger HG, Buchler M, Bittner R, et al, 1988. Necrosectomy and postoperative local lavage in necrotizing pancreatitis. Br J Surg, 75(3):207-212.

El BI, Boschetti G, Belkhodja H, et al, 2017. Update: Role of surgery in acute necrotizing pancreatitis. J Visc Surg, 154(6):413-420.

Farkas G, Marton J, Mandi Y, et al, 2006. Surgical management and complex treatment of infected pancreatic necrosis: 18-Year experience at a single center. Journal of Gastrointestinal Surgery, 10(2):278-285.

Fernandez-Del CC, Rattner DW, Makary MA, et al, 1998. Debridement and closed packing for the treatment of necrotizing pancreatitis. Ann Surg, 228(5):676-684.

Mier J, Leon EL, Castillo A, et al, 1997. Early versus late necrosectomy in severe necrotizing pancreatitis. Am J Surg, 173(2):71-75.

Pezzilli R, Zerbi A, Campra D, et al, 2015. Consensus guidelines on severe acute pancreatitis. Digestive and Liver Disease, 47(7):532-543.

Roch AM, Maatman T, Carr RA, et al, 2018. Evolving treatment of necrotizing pancreatitis. Am J Surg, 215(3):526-529.

Rodriguez JR, Razo AO, Targarona J, et al, 2008. Debridement and closed packing for sterile or infected necrotizing pancreatitis: insights into indications and outcomes in 167 patients. Ann Surg, 247(2):294-299.

van Santvoort HC, Besselink MG, Bakker OJ, et al, 2010. A step-up approach or open necrosectomy for necrotizing pancreatitis. N Engl J Med, 362(16):1491-1502.

Warshaw A L, Jin GL, 1985. Improved survival in 45 patients with pancreatic abscess. Ann Surg, 202(4):408-417.

Yokoe M, Takada T, Mayumi T, et al, 2015. Japanese guidelines for the management of acute pancreatitis: Japanese Guidelines 2015. J Hepatobiliary Pancreat Sci, 22(6):405-432.

# 第十章　胰腺神经阻滞术

胰腺癌的侵袭、转移能力强，神经浸润比例显著高于腹腔其他恶性肿瘤，90% 以上的胰腺癌患者晚期会出现中度或重度的腰背部疼痛症状。从而解剖学角度看，胰腺的神经支配主要包括：①来自腹腔神经丛及其他神经丛伴随动脉走行的神经纤维（交感神经）；②来自右腹腔神经丛及肠系膜上神经丛组成的胰头部神经丛；③来自左腹腔神经节的胰尾部神经丛（图 10-1）。胰腺癌所致的疼痛主要原因：①胰腺癌对周围神经的直接浸润，②胰腺周围神经炎症或纤维化；③胰腺的肿物或炎症致包膜张力增加，刺激感觉神经纤维；④胰头肿块或炎症致胰管内压力增高。2003 年日本胰腺学会发布的胰腺癌诊治规范将胰周神经丛具体分为：①胰头神经丛，包括两部分，其中胰头神经丛Ⅰ是从右腹腔神经节到胰腺钩突的上内侧，胰头神经丛Ⅱ是从肠系膜上动脉到胰腺钩突的上内侧。②腹腔神经丛。③肠系膜上动脉周围神经丛。④肝十二指肠韧带内神经丛。⑤肝总动脉神经丛。⑥脾丛。上述神经丛中胰头神经丛Ⅱ为最易受累部位，约占胰周神经丛浸润的 74% ~ 88%。胰头癌主要通过以下 3 种方式发生周围神经浸润：①钩突上方左侧的癌细胞浸润胰头神经丛Ⅰ，肠系膜上静脉后方与肠系膜上动脉前方的神经束向右腹腔神经节迁移。②钩突下方左侧的癌细胞通常浸润胰头神经丛Ⅱ，沿胰十二指肠下动脉周围的神经组织向肠系膜上动脉后侧神经迁

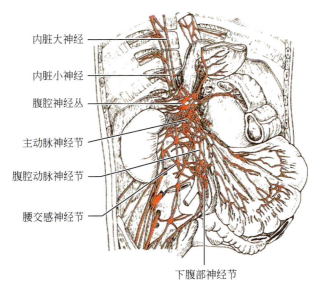

内脏大神经

内脏小神经

腹腔神经丛

主动脉神经节

腹腔动脉神经节

腰交感神经节

下腹部神经节

**图 10-1**　腹腔神经丛分布

移。③癌细胞同时浸润胰头神经丛Ⅰ和胰头神经丛Ⅱ，形成微小转移灶，但此时并未浸润肠系膜上动脉周围神经丛，随着肿瘤进一步发展，直接浸润肠系膜上动脉及其周围包含神经组织的结缔组织结构。几乎所有患者在临终前均有难以缓解的疼痛而备受折磨，若患者口服或肌内注射镇痛及麻醉药物效果不满意时，则可考虑行腹腔神经丛阻滞。神经阻滞不仅能改善患者的症状，而且能有效提高患者生活质量、延长生存期。

# 第一节 胰头神经丛切断术

## 一、适应证

1. 以疼痛为主要表现的慢性胰腺炎，炎症病变主要集中于胰头，但无明显包块患者。

2. 胰管直径＜5mm、无结石和囊肿等病理改变，不适合选择胰管切开、胰肠侧侧吻合术患者。

3. 存在严重疼痛症状且无法行根治性切除的胰头肿瘤患者。

## 二、禁忌证

1. 严重的心肺功能不全。

2. 严重的凝血功能障碍。

3. 重度营养不良。

## 三、术前准备

1. 影像学评估，了解肿块或慢性胰腺炎病变是否存在神经侵犯（图10-2）。

2. 了解肝肾功能、凝血功能等是否存在严重异常。

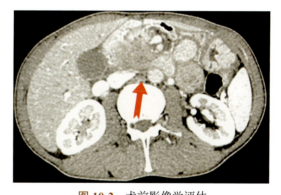

**图10-2 术前影像学评估**
胰头部肿瘤侵犯腹主动脉周围腹膜后神经丛（箭头所示）

## 四、手术要点、难点及对策

### （一）手术要点

1. 麻醉 选择全身麻醉，建议实施全身麻醉联合硬膜外麻醉。

2. 体位 患者取仰卧位，腰背部可垫高。

3. 切口 手术切口可根据术者的习惯而定，切口的选择应有利于上腹部显露，多采用右侧经腹直肌切口、右旁正中切口或上腹正中切口，也可采用上腹部横切口、弧形切口或肋弓平行的斜切口。

4. 探查

(1) 开腹后探查腹腔内有无腹水、腹腔转移灶及腹腔淋巴结肿大情况。探查的顺序应由远及近，依次探查腹膜、盆腔内、大网膜、肠系膜根部及肝脏。

(2) 探查肝门部及胰头部　将左手中指、示指伸入 Winslow 孔，拇指置于肝十二指肠韧带前方、十二指肠前壁及胰头部，触摸肝十二指肠韧带及十二指肠附近有无增大淋巴结。

5. 切除

(1) 显露右腹腔神经节：进腹后分离和切断胃结肠韧带 (gastrocolic ligament)，并向头侧牵引胃，打开小网膜囊显露胰颈、胰体部。用电刀将胰腺上缘的腹膜切开，并小心分离胰腺周围的组织，显露肝总动脉根部、胃左动脉根部和脾动脉根部及腹腔动脉。切开肝动脉根部的动脉鞘，向右侧达胃十二指肠动脉和肝固有动脉分叉处，向左侧达腹腔动脉和脾动脉根部，并切除包绕肝总动脉和腹腔动脉的神经丛。从肝总动脉下方和腹腔动脉右方找到毗邻的右腹腔神经节，并将其切除。图 10-3 显示胰头神经丛的解剖结构。

(2) 切断胰头神经丛：在十二指肠降段外侧切开后腹膜，解剖分离胰头十二指肠与下腔静脉之间的潜在间隙 (Treitz 筋膜)，直至腹主动脉，将胰头、十二指肠向前翻转并牵向左侧，显露出左肾静脉和腹主动脉。剥离下腔静脉表面神经软组织，并向左掀起胰头和十二指肠，游离其后方间隙至 SMA 根部位置，彻底清扫胰头后方软组织。然后打开肠系膜上动脉血管鞘，并沿肠系膜上动脉右缘向上分离胰腺背侧的神经板并切断 ( 图 10-4)，即下份的胰头神经丛 Ⅱ 和上份的和胰头神经丛 Ⅰ，在切断胰头神经丛 Ⅱ 的过程中，切断结扎发出于肠系膜上动脉根部的胰十二指肠下动脉。

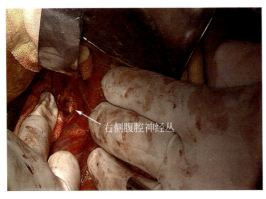
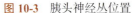

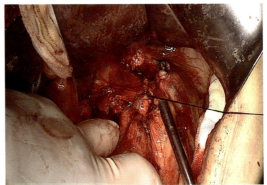

图 10-3　胰头神经丛位置　　　　　图 10-4　切除胰头部神经丛

(3) 仔细对创面检查，出血处彻底止血，并放置 1 或 2 根橡胶引流管。

## (二) 手术难点及对策

术中神经切除主要针对易受肿瘤或炎症侵犯的神经丛，其余神经丛应尽量保留，尤其是肠系膜上动脉左侧 1/3 处的神经组织，可有效避免术后患者出现顽固性腹泻。

## 五、术后常见并发症的预防与处理

1. 腹腔内出血　常为术中对血管处理不当所致。术后患者出现烦躁、心慌、面色苍白、出冷汗、脉搏快、血压下降，经过快速补液仍不能纠正，或引流管引流液为鲜血，测定血红蛋白进行性下降，提示腹腔内出血，应立即再手术止血。

2. 胃排空延迟　是指术后肠功能恢复后仍然需要胃肠减压、并不能耐受进食。出现这种并发症的原因与腹腔神经丛的破坏有关。一旦发生，持续的时间变化较长，数天至数周。治疗一般采用鼻胃管减压引流，辅以生长抑素和胃动力药物如甲氧氯普胺（胃复安）等，并给予胃肠外营养，患者多可以恢复。如果胃功能较长时间未能恢复，应考虑置入鼻饲管到空肠，行胃肠内营养。

3. 腹泻　如果切断腹腔神经丛向肠系膜上动脉神经丛发出的神经纤维，可能导致腹泻的发生。预防的方法是沿肠系膜上动脉右缘向上分离和切断胰腺背侧的神经板。一旦发生，给予对症处理，患者腹泻可以缓解。

## 六、临床效果评价

目前，手术治疗仍是治愈胰腺癌的唯一手段，也是改善患者生活质量最有效的姑息性治疗措施。胰腺癌神经侵犯的发生率较高，常表现为多点同时发生，肿瘤细胞在神经丛中的残留可能是胰腺癌术后局部复发率较高的主要原因之一。因此，合理施行胰头神经丛切除可能对改善胰腺癌患者的预后有帮助。

239

（周　伟　王春友）

# 第二节　左内脏神经及腹腔神经节切除术

## 一、适应证

本术式与胰头神经丛切断术的适应证相似，主要适用于胰腺体尾部小胰管病变的慢性胰腺炎患者。因此，选择的慢性胰腺炎患者应符合下述 3 条标准。
1. 以疼痛为主要表现的慢性胰腺炎。
2. 炎症改变主要集中于胰腺体尾部。
3. 无胰管扩张、结石和囊肿等病理改变。

## 二、禁忌证

禁忌证类同于胰头神经丛切断术，主要为下述两个方面。

1. 伴有明显病理形态改变的慢性胰腺炎，如胰腺导管扩张、结石、囊肿、十二指肠或胆管梗阻等。

2. 慢性胰腺炎基础上伴发或高度怀疑伴发胰腺癌。

## 三、术前准备

术前主要了解肝功能、肾功能、肺功能和凝血系统有无异常，参见本章第一节相关内容。

## 四、手术要点、难点及对策

1. 麻醉　采用全身麻醉，建议实施全身麻醉联合硬膜外麻醉。

2. 体位　患者取仰卧位，腰背部可垫高。

3. 切口　手术切口可根据术者的习惯而定，切口的选择应有利于上腹部显露，多采用右侧经腹直肌切口、右旁正中或上腹正中切口，也可选用上腹部横切口、弧形切口或肋弓平行的斜切口。

4. 切除左内脏神经及腹腔神经节左、右神经节发出的分支相互吻合，并分出包绕脾动脉的神经丛支配胰腺尾部。入腹连续分离和切断胃结肠韧带 (gastrocolic ligament)，并向头侧牵引胃，打开小网膜囊显露胰颈、胰体、胰尾部。可将横结肠进一步推入下腹部以充分显露胰腺颈部和体部。用电刀将胰腺上缘的腹膜切开，并小心分离胰腺周围的组织，显露肝总动脉根部、胃左动脉根部和脾动脉根部及腹腔动脉。切开肝动脉根部的动脉鞘，向右侧达胃十二指肠动脉和肝固有动脉分叉处，向左侧达腹腔动脉和脾动脉根部，并切除包绕肝总动脉和腹腔动脉的神经丛。从肝总动脉下方和腹腔动脉右方找到毗邻的右腹腔神经节，并将其切除。继续切开脾动脉根部的血管鞘，采用橡皮血管牵引带套住脾动脉根部、并向上牵引，显露腹腔动脉左侧、脾动脉根部后下方的左腹腔神经节。沿腹腔动脉和脾动脉根部下缘切断腹腔动脉和脾动脉根部与腹主动脉之间的神经板，并将包绕脾动脉根部和腹主动脉左侧、腹腔动脉根部下方的神经板及左侧腹腔神经节一并切除。也可以直接采用95%乙醇溶液从胰腺上缘沿肝总动脉、腹腔动脉脾动脉根部和胰腺上后缘及后上份注射，用神经消融的办法达到治疗目的。仔细对创面检查，彻底止血，必要时可以放置引流管。

## 五、术后监测与处理

术后监护和观察十分重要，若发现问题及时处理和治疗。术后一般处理参见本章第一节相关内容。

## 六、术后常见并发症的预防与处理

腹腔内出血、胃排空延迟，具体参见本章第一节胰头神经丛切断术。

## 七、临床效果评价

临床效果评价参见本章第一节胰头神经丛切断术。

（周　伟　王春友）

### 参 考 文 献

赵玉沛,2013.胰腺外科手术学.北京:人民军医出版社.

# 第十一章　胰腺癌姑息性手术

## 第一节　胰腺纳米刀消融术

纳米刀消融术是基于不可逆性电穿孔 (irreversible electroporation，IRE) 原理而形成的新型非物理消融微创治疗技术。特殊材料制成的纳米刀电极短时间内释放高压电脉冲作用于细胞膜，产生不稳定电势，使细胞膜通透性增大，脂质双分子层发生穿孔，形成纳米级小孔，且随着电场强度、作用时间及脉冲周期的变化，细胞膜形成 IRE，最终导致不可逆性细胞凋亡，进而被吞噬细胞吞噬，然后纤维组织增生、再生修复，逐步被正常组织取代，最后肿瘤组织彻底消融 ( 图 11-1)。这种消融技术不仅有效保护肿瘤周围重要结构，而且消融区域组织可再生。纳米刀在 2011 年 10 月获美国 FDA 批准应用于临床。

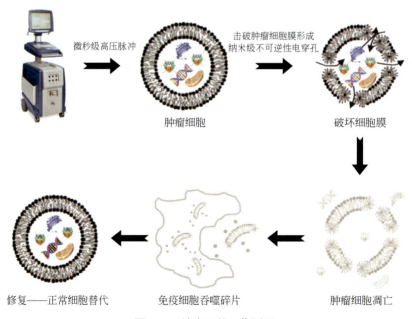

微秒级高压脉冲　　　肿瘤细胞　　　击破肿瘤细胞膜形成纳米级不可逆性电穿孔　　　破坏细胞膜

修复——正常细胞替代　　　免疫细胞吞噬碎片　　　肿瘤细胞凋亡

**图 11-1**　纳米刀的工作原理

纳米刀肿瘤治疗系统由纳米刀主机、电极探针及计划系统组成 ( 图 11-2)。纳米刀是一种安全而又高效的肿瘤治疗技术，与其他肿瘤治疗技术相比，它具有以下优势：①消融时间短。治疗直径约 3 cm 的实体肿瘤时，纳米刀一般只需 90 个 100 ms 的超短脉冲。一组治疗时间不到 1 min。因此即使有 3 个或 4 个相互重叠的消融区，全程的消融时间也不会超过 5 min。②治疗区域的血管、神经等重要组织得以保留。而传统的消融方式，以升温或降温的方式让蛋白质发生变性，各类蛋白质和 DNA 均被破坏，以上的结构便会遭到破坏无法修复。③不受热岛效应影响。纳米刀的消融主要是通过电脉冲击穿细胞膜，在此过程中不会产生热量，也不会受到其他外界温度影响。而传统的热消融或者冷消融，一旦消融区域内存在较大血管，其热量就会被血流带走，导致周边消融不彻底，容易造成复发，而纳米刀很好地避免了这个问题。④治疗彻底，治疗边界清晰。纳米刀的另一个优势是不管肿瘤所处的位置，尺寸大小，以及形状，它都能对肿瘤进行完整消融。无论肿瘤是靠近血管的，还是形状不规则，

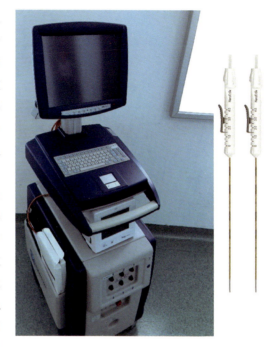

图 11-2　纳米刀主机及电极探针

或者是大肿瘤，IRE 都能对其进行彻底消融。此外，纳米刀消融区边界清晰，划界厚度仅为 1 ~ 2 个细胞单元，治疗区和非治疗区域泾渭分明。

## 一、适应证

1. 依据 AJCC 临床分期标准为 Ⅱ 或 Ⅲ 期局部晚期胰腺癌患者，肿瘤累及并包绕周围大血管，无手术切除条件。
2. 重要脏器（心脏、肺、肾）功能无明显异常。

## 二、禁忌证

1. 严重心脏、肺、肾等脏器功能障碍，不能耐受手术。
2. 安装心脏起搏器患者。
3. 既往严重心肌梗死损伤患者。

## 三、术前准备

1. 术前行心脏、肺、肾等重要器官功能检查。
2. 术前行 CT、MRI 及其血管重建了解肿瘤与血管间的关系、局部淋巴结侵犯状况，从

243

而对可切除性进行判断。

3. 改善肝功能　术前应对肝储备功能做准确地估计，以评估手术的安全性。对有肝代谢功能不良者可给予保肝药、复合维生素 B 等治疗。静脉输注高渗葡萄糖加胰岛素和钾盐，有利于增加肝糖原储备，并纠正低钾。

4. 加强营养支持　尽可能选用肠内营养，留置鼻肠营养管，滴注肠内营养液和 PTCD 回收的胆汁，与此同时纠正水和电解质紊乱、贫血和低蛋白血症，增强耐受手术的能力。

## 四、手术要点、难点及对策

### (一) 手术要点

1. 麻醉　选择全身麻醉，建议实施全身麻醉联合硬膜外麻醉。

2. 体位　患者取仰卧位，腰背部可垫高。

3. 切口　手术切口可根据术者的习惯而定，切口的选择应有利于上腹部显露，多采用右侧经腹直肌切口、右旁正中切口或上腹正中切口，也可采用上腹部横切口、弧形切口或肋弓平行的斜切口。

4. 常规开腹，充分显露胰周组织。

5. 术中超声精准测量肿瘤大小、形态，将所得数据输入 IRE 计划系统，制订布针方案 ( 图 11-3、图 11-4)。

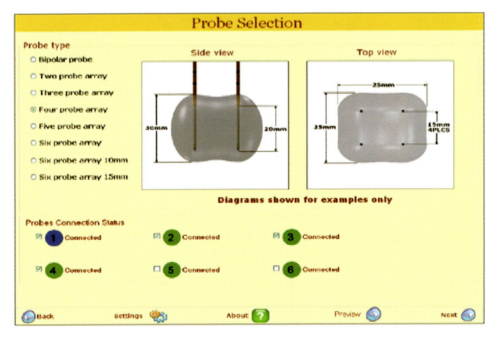

图 11-3　纳米刀计划系统"探针选择"界面

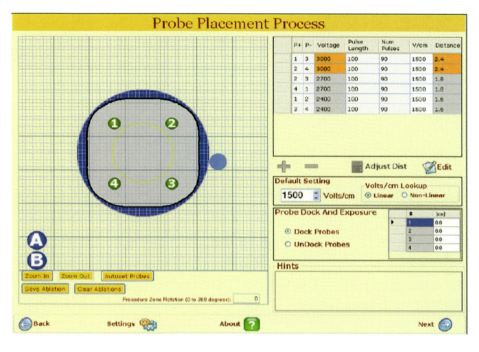

**Probe Placement Process**

| P+ | P- | Voltage | Pulse Length | Num Pulses | V/cm | Distance |
|---|---|---|---|---|---|---|
| 1 | 3 | 3000 | 100 | 90 | 1500 | 2.4 |
| 2 | 4 | 3000 | 100 | 90 | 1500 | 2.4 |
| 2 | 3 | 2700 | 100 | 90 | 1500 | 1.8 |
| 4 | 1 | 2700 | 100 | 90 | 1500 | 1.8 |
| 1 | 2 | 2400 | 100 | 90 | 1500 | 1.6 |
| 3 | 4 | 2400 | 100 | 90 | 1500 | 1.6 |

图 11-4　"布针"界面

6. 选取最佳穿刺点、进针方向、角度和深度，选用长度 15 cm 的单极消融电极针主针 1 根及辅针 2 根或 3 根，沿血管走行方向平行布针，相邻电极针间距为 1.5 ~ 2.5 cm，暴露消融电极 1.5 ~ 2 cm( 图 11-5)。

7. 按预定的组数及时间，采用直流 (25 ~ 40 A) 高压 (2500 ~ 3000 V) 电脉冲行消融术。每组脉冲间隔 70 μs，共计 90 次。

8. 一次消融不彻底，可再次消融。

## (二) 手术难点及对策

1. 选取合适的电极针　双极针主要适用于穿刺困难或直径＜ 2.5 cm 的瘤体，相邻电极针之间最大距离一般为 2 cm。

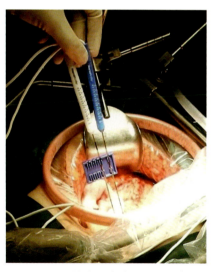

图 11-5　纳米刀术中电极针排布

2. 参数设置　电压多在 1.5 ~ 3.0 kV/cm，电流多在 8000 ~ 28000 mA，单次脉冲时间一般为 0.07 ms。

3. 术前应充分评估患者一般情况，且消融应在全身麻醉的肌肉松弛条件下进行。

4. 使用同步心电记录仪实时监测。

## 五、术后监测与处理

术后密切监测生命体征变化，暂禁食、禁水，给予生长抑素抑制胰酶分泌，以及抑酸、抗感染、静脉营养支持治疗，提前预防可能存在的并发症并及时处理。鼓励患者术后早下床活动，并根据病情恢复情况尽早拔除腹腔引流管。

## 六、术后常见并发症的预防与处理

1. 胰腺炎　任何有创操作均易造成胰管的机械性损伤，纳米刀也可损伤胰腺组织或胰管导致急性胰腺炎发作。

2. 胃肠道损伤　虽然纳米刀探针更细，但由于操作不当等原因，仍有可能造成胃壁、肠管的机械性穿刺损伤，造成局部水肿、出血等。

3. 静脉血栓形成　在流速较慢的静脉系统存在形成血栓的可能。

4. 心律失常、骨骼肌和膈肌收缩、心动过速、丙氨酸转氨酶和胆红素一过性升高等。

## 七、临床效果评价

目前，纳米刀消融术在治疗恶性肿瘤中的疗效已得到广泛肯定，在晚期胰腺癌的治疗中，其具有以下明显优势：①术后并发症少。只引起消融区内细胞膜的选择性损伤，几乎不会对血管(如肠系膜上静脉、肠系膜下静脉等)、胆管、胰管等骨架结构造成破坏，很好地保护周围组织结构，手术安全性明显提高，有效避免了术后胰瘘、肠瘘、胆瘘、胆管狭窄及出血的发生，且患者恢复顺利，平均住院时间短，有利于术后快速康复，这也符合加速康复外科的理念。②精准控制，提高疗效。纳米刀消融术存在"选择性"，肿瘤细胞凋亡彻底，不影响组织结构和蛋白活性，且消融区与正常组织分界清晰，不受血流量影响，可精确控制组织灭活范围；另外，消融过程中产热极少，不存在热沉降现象(热池效应)，与射频消融(radiofrequency ablation，RFA)、高强度聚焦超声波消融(high intensity focused ultrasound，HIFU)等治疗相比，提高了疗效。③治疗区域再生修复。有利于激活机体免疫系统，凋亡细胞、组织可被吞噬细胞吞噬，消融区域可以快速再生修复，进而恢复正常功能(图11-6)。④消融时间短。纳米刀消融术时间短，有利于缩短手术时间，减少胰腺组织暴露时间，进而减少感染等并发症。⑤精准定位，边界清晰，实时监测。纳米刀治疗能够通过超声、CT和MRI进行影像导航和监控。在影像设备的辅助下，不仅可以准确地把握纳米刀探针的定位、最终消融区的大小，也可以实时监测消融过程，能够根据电流波形实时判断消融程度，做到及时调整，进而使消融更加精准，最大限度地保护正常组织。⑥手术适应证广泛。由于纳米刀消融术能够很好地保护周围组织结构，因此可广泛适用于常见实体肿瘤的治疗，如胰腺癌、肝癌、前列腺癌等。此外，纳米刀消融术还能减少术后癌细胞迁移，进而减少术后肿瘤复发、转移概率，而且穿刺损伤也更小。

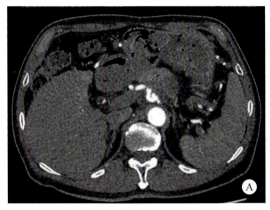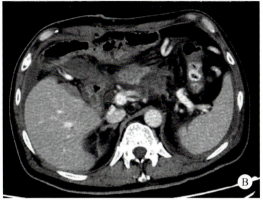

图 11-6　纳米刀消融术前 (A) 和术后 (B)CT 影像比较

　　科学技术的进步极大地促进了肿瘤微创治疗的发展，纳米刀消融术作为一种新兴的消融方法，与传统物理消融 (射频、冷冻、微波、激光等)、化学消融、放射性粒子植入等相比，因其具有"选择性消融"的独特优势，在保证肿瘤组织灭活的同时有效地保护了周围重要结构，在诸多恶性肿瘤的治疗中已取得肯定疗效，而且更加适用于如胰腺癌、肝门部胆管癌等靠近胰管、胆管、肝门复杂部位的肿瘤微创治疗。但胰腺癌是一种高度恶性肿瘤，转移及复发率极高，目前纳米刀消融术治疗胰腺癌仍存在诸多问题：① 关于手术适应证及时机的选择尚未统一。研究报道，目前纳米刀消融术更适用于直径 ≤ 3 cm 且无远处转移的患者，对肿瘤直径 > 3 cm 和 (或) 出现远处转移时，纳米刀消融疗效并未肯定。② 在消融过程中如何避免麻醉风险意外，最大限度地保护正常组织、确保肿瘤组织完全消融也是有待解决的问题。③ 目前国内外尚缺乏多中心大样本量的长期随访研究，长远疗效尚缺乏循证医学的有力支持。④ 受医疗设备条件及技术水平限制，目前国内绝大多数医院尚不能开展纳米刀消融术，这也不利于其推广和普及。另外，对于体积较大的肿瘤也可联合其他治疗方法，如外科手术、介入、射频消融、化学治疗、生物治疗等多种方法，做到综合性、多方案、个体化的治疗。

　　总之，局部消融已成为无法手术切除的中晚期胰腺癌的重要治疗手段，是胰腺癌治疗中不可或缺的一种方法。随着时间的发展，纳米刀消融技术作为一种安全有效的微创治疗方法，必将更加成熟，对于提高胰腺癌整体治疗水平，以及延长患者生存期、提高生存质量具有重要的临床价值。

（熊炯炘　周　伟）

# 第二节　开放式胰腺 $^{125}$I 粒子植入术

　　放射 $^{125}$I( 碘 -125) 粒子永久性组织间植入治疗恶性肿瘤是肿瘤近距离放射治疗的一种

方法，主要用于无法耐受手术的早期肿瘤、不能完全切除的肿瘤辅助治疗或无法手术切除的肿瘤治疗。将发出低能量 γ 射线的 $^{125}$I 粒子直接植入肿瘤组织内，对肿瘤组织进行持续性的、最大程度的毁灭性杀伤。

$^{125}$I 粒子衰变过程中发射出低剂量的 γ 射线，对肿瘤组织进行不间断的持续照射，能够杀死不同时期裂变的肿瘤细胞和肿瘤周围乏氧细胞，因此，可以有效地治疗肿瘤，防止肿瘤复发和转移。$^{125}$I 粒子植入治疗具有如下特点：① $^{125}$I 粒子辐射直径仅 1.7 cm，能量绝大部分被组织吸收，对周围环境影响较小；② $^{125}$I 粒子植入对肿瘤组织直接照射，局部照射剂量远比正常组织高得多；能最大限度地杀伤肿瘤细胞，对正常组织和敏感组织损伤小；③ 持续性、低剂量反复照射，对肿瘤组织的生物效应明显提高，对 DNA 双链破坏完全；④ 放射源始终存放在专用的容器内，操作过程中工作人员安全性高，易于防护；⑤ $^{125}$I 粒子植入又需要放射科、B 超、普外科等临床科室的合作才能共同完成。

## 一、适应证

1. 预计生存期＞ 3 个月，不能手术切除者。
2. 胰腺癌转移灶及局部转移淋巴结。
3. 不愿意和 ( 或 ) 因其他伴随疾病不能接受根治性手术者。
4. 胰腺肿瘤切除术中残留病灶和 ( 或 ) 瘤床位置。
5. 预计生存期＜ 3 个月，为缓解持续性上腹及腰背部疼痛可慎重选择本治疗。对于原发肿瘤最大径＞ 6.0 cm 者应慎重选择本治疗方法。

## 二、禁忌证

1. 有证据证明肿瘤已广泛转移者。
2. 严重出血倾向，肿瘤伴发急性胰腺炎、腹膜炎、大量腹水者。
3. 恶病质，不能承受放射性 $^{125}$I 粒子植入手术者。
4. 肿瘤并发感染和有大范围溃疡、坏死者。
5. 脏器功能严重衰竭者。

## 三、术前准备

1. 心理准备　胰腺癌患者确诊时多已至晚期，患者及家属心理刺激较大，呈现焦虑、恐惧、压抑等心态，放射粒子植入治疗是一较新技术，加重了患者及家属的心理负担。针对患者及家属的顾虑，应向其详细说明本疗法的治疗原理、操作过程、优势、术后防护、辅助治疗、随访等诊疗过程，使患者及其家属以积极的心态接受治疗。
2. 一般状态准备　胰腺瘤患者出现梗阻性黄疸比例较高，因此对黄疸时间长，肝功能较差的患者术前经皮肝穿胆道引流是必要的，协同药物保肝治疗，短时间内可恢复肝功能至可承受麻醉、手术水平。梗阻性黄疸常出现维生素 $K_3$ 缺乏，患者凝血因子缺乏，手术过程中易出血，因此术前均应给予补充。其他术前准备同普通外科手术术前常规准备。

3. 术前治疗计划　手术前根据影像学检查结果评价肿瘤，手术切除肿瘤可能性较小的病例均根据影像学资料进行三维立体数字化影像重建，根据胰腺肿瘤病灶大小、位置及与周围正常组织间的关系，精确制订、绘制出立体图标、等剂量曲线，同时给出临床需要的放射源的初始剂量率、施源器进针坐标和深度指示，并打印出治疗计划表格，术前治疗计划是手术过程中的操作指南。

## 四、手术要点、难点及对策

### (一) 手术要点

1. 麻醉　采用全身麻醉，建议实施全身麻醉联合硬膜外麻醉。
2. 体位　患者取仰卧位，腰背部可垫高。
3. 切口　可根据术者的习惯而定，切口的选择应有利于上腹部显露，多采用右侧经腹直肌切口、右旁正中切口或上腹正中切口。
4. 探查肿瘤不能切除后，术前根据 CT、MRI 确定肿块的最大三位径线，将数据输入治疗计划系统软件内，根据肿块大小及 $^{125}$I 粒子的活度等计算出放射总剂量、粒子数量和间距。使所有 $^{125}$I 粒子形成立体排布，空间上粒子间距相等，一般为 1 cm。术中再次测量肿瘤的大小，与放射计划相比对。计算公式：需要的总粒子数 = 靶区体积 ( 长 × 宽 × 厚 ) × 5 ÷ 3 ÷ 每个粒子活度，该公式为经验公式，5 和 3 是常数，5 的单位是 Bq/cm，常用每个粒子活度为 $(1.1 \sim 1.8) \times 107$ Bq。

5. 使用粒子植入枪和专用施源器 ( 有刻度的植入针 )，借助必要的模板，逐一植入粒子。
6. 依照胆道梗阻或胃肠梗阻情况，术中同时加行胆肠吻合术或胃肠吻合术或两者兼之。

### (二) 手术难点及对策

1. 术中植入前应先结合肿瘤大小、位置、敏感性、肿瘤浸润转移及患者全身情况决定出植入放射粒子数量，表面活度、放射治疗总剂量。术中最重要的是放射粒子的空间分布，应尽量使之分布均匀，同时术后创面应止血确切，必要时创面缝合，减少粒子外溢和游走的可能性。实际操作上，只要用足够细的穿刺套管，粒子外溢和游走的可能性极小。
2. 手术中应注意穿刺点，避开主胰管，如穿刺点出血时，即刻停止 $^{125}$I 粒子植入，并予以缝扎止血，同时另选其他穿刺点。
3. 放射防护也是重要的一环，放射粒子应用铅罐封装，术前植入枪内再高压消毒。术中应计算准确，有剩下多余的粒子应重新封装。

## 五、术后监测与处理

术后要求患者处于放射隔离病房进行术后恢复治疗。术后可复查 CT 了解粒子置入分

布状态 ( 图 11-7)。

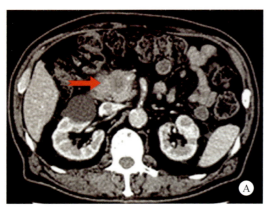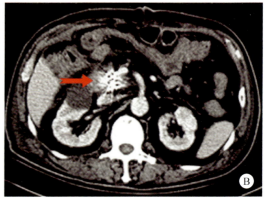

**图 11-7** $^{125}$I 粒子植入前后 CT 影像

A. 术前 CT 显示胰腺钩突部肿瘤 ( 箭头所示 )；B. 术后 CT 高密度影 ( 箭头所示 ) 为植入的粒子

## 六、常见并发症的预防与处理

1. 胰瘘　主要是由术中穿刺入主胰管引起，但发生率低。即便发生，只要术后保持引流管通畅，多可自愈。

2. 腹腔出血　发生率极低，主要是由术中穿刺入大血管而未妥善缝扎导致。术中如穿刺到大血管导致出血，可用 Prolene 缝线进行缝扎。关腹前仔细检查穿刺部位无明显出血对于预防术后出血至关重要。

3. 粒子游走　发生率较低。术中穿刺针如穿入大血管，应更换穿刺点，否则植入血管的粒子可发生游走。术后如发生粒子游走至其他部位，一般无须处理。

4. 胃排空延迟、放射性肠炎等　保守治疗，多能自行缓解。

## 七、临床效果评价

放射性粒子植入已经成为治疗脑肿瘤、口面部肿瘤、肺癌、直肠癌、前列腺癌及胰腺癌等恶性肿瘤常用手段。粒子植入行局部放疗的优势：① 有效提高射线局部与正常组织剂量分配比；② 射线持续照射使肿瘤的再增生明显减少；③ 连续低剂量率照射抑制肿瘤细胞的有丝分裂；④ 对正常组织无损伤，毒副作用小，明显减少 ( 或无 ) 并发症发生。

胰腺癌不仅恶性程度高，也是一种使人逐渐衰竭的疾病,患者常有疼痛、体重下降、厌食、恶心，同时抑郁、乏力和体力状况下降严重影响生活质量。因此胰腺癌，尤其是对于不能根治性切除的患者，改善症状尤其重要。美国国立癌症中心 (NCI) 和 FDA 已经认同改善肿瘤相关症状本身也是当前癌症治疗的一个有价值的目标。$^{125}$I 粒子对胰腺癌的局部控制效果满意，大部分患者疼痛减轻，术后精神、睡眠、营养状况明显改善，生活质量显著提高。肿瘤大都有不同程度缩小，而且对提高生存率有一定意义。

同时，患者对 $^{125}$I 粒子有较好的耐受性，术后无明显的骨髓抑制及免疫抑制。部分患者术后出现胃排空障碍、放射性肠炎等症状，多数经对症处理后缓解。晚期胰腺癌患者，为了解除或预防胆、肠梗阻及由此而引起的各种临床症状，在行 $^{125}$I 粒子植入时，有必要同时施行姑息性手术。对于胰头的肿瘤，胆管引流的同时可施行胃空肠吻合术；对于胰头部的肿瘤则施行胃空肠吻合术，不必等到梗阻出现以后，这样的做法有利于延长患者的生存时间、提高生活质量。

（陶　京　周　伟）

# 第三节　胆总管空肠吻合术

大部分胰头癌和壶腹癌患者在诊断时就已合并了梗阻性黄疸。梗阻性黄疸临床上常伴有皮肤、巩膜黄染，恶心、瘙痒，尿颜色加深、白陶土样便等临床表现。严重时可导致肝功能不全，甚至可因继发于胆汁淤积和胆管炎而引起肝衰竭。积极治疗、改善梗阻性黄疸，可以显著提高患者的生活质量。

多种治疗方法均可达到胆汁充分引流的目的，既往常在胆总管内放置"T"形管行胆汁外引流，但是，胆汁外引流的患者常会出现食欲减退和电解质紊乱等问题。胆汁内引流的手术方法有胆囊空肠吻合术、胆总管空肠吻合术、胆管十二指肠吻合术等。既往，多因手术操作简单而选择行胆囊空肠吻合术，但大量研究表明，此方法解除梗阻性黄疸的有效率明显低于胆总管空肠吻合术。目前，临床多推荐对于晚期胰腺癌患者胆囊切除后，常规行胆总管空肠侧侧吻合术 (图 11-8)。对于局限的晚期肿瘤患者，为防止肿瘤向近端肝门静脉浸润性生长，早期即可横断胆总管行胆管空肠端侧吻合。胆管十二指肠吻合术通常不被临床推荐应用，术后多因肿瘤浸润性生长导致十二指肠和远端胆总管狭窄而引起梗阻性黄疸的复发。

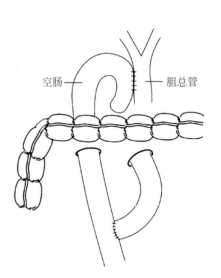

空肠　　胆总管

**图 11-8**　胆总管空肠侧侧吻合术

## 一、适应证

1. 胰腺癌、壶腹周围癌合并黄疸，无法行根治性切除术的患者。
2. 良性肝外胆管狭窄、肝总管以下的良性狭窄患者。

## 二、禁忌证

1. 可切除的胰腺癌患者。
2. 胆总管以上的肝内胆管狭窄或结石未能处理者。

## 三、术前准备

1. 凝血功能检查和纠正 因慢性胰腺炎和梗阻性黄疸影响肠道脂肪和脂溶性维生素的吸收，患者可能因为脂溶性维生素 K 的缺乏而影响凝血功能。因此，有梗阻性黄疸的慢性胰腺炎患者常规术前给予维生素 K(20 ～ 30 mg/d，静脉滴注或肌内注射 )，必要时补充冰冻血浆、凝血酶原复合物、冷沉淀和纤维蛋白原等，检查确定凝血功能基本正常后再行手术。必要时，可以静脉给予抑制纤溶酶的氨基己酸和氨甲苯酸。

2. 预防性抗生素的使用 术前通常不需要使用抗生素，预防性使用抗生素应在当日手术开始前。但是如果因慢性胰腺炎导致的胆管梗阻已经接受内镜胆管支架治疗，因可能存在肠胆反流性感染，应术前 3 d 开始使用抗生素，同时给予利胆药物。

3. 纠正贫血、营养不良、低蛋白血症及凝血功能异常。

## 四、手术要点、难点及对策

### (一) 手术要点

1. 麻醉 首选气管插管下全身静脉复合麻醉。
2. 体位 患者取仰卧位。
3. 切口 通常为上腹部正中切口、右肋缘下切口，或依据术者的习惯而定。
4. 显露肝门胆管 切除胆囊解剖肝胆三角、分别切断和结扎胆囊动脉和胆囊管，顺行用电刀切除胆囊。分离肝十二指肠韧带，完全显露胆总管。
5. 胆总管的处理

(1) 胆总管空肠端侧吻合：游离胆总管至十二指肠上缘，分离并剪断胆总管，远端以 Prolene 线或可吸收线缝闭，再向上游离至肝总管准备吻合。注意游离过程中表面黏膜出血点的止血，并注意保护胆总管血供。

(2) 胆总管空肠侧侧吻合：游离胆总管近端，打开胆管至左右肝管分叉部，吸净胆汁，两侧可用丝线悬吊。同样需注意出血点的控制并保留血供。

6. 空肠袢的准备 在横结肠系膜下，找到空肠上端起始部，距离 Treitz 韧带 20 cm 切断空肠，远端封闭，检查空肠袢断端，确保血运良好。

7. 胆总管空肠吻合

(1) 胆总管空肠端侧吻合：距离空肠断端约 3 ～ 5 cm 处做与胆总管直径相当的切口，

用4-0的Prolene线单层连续缝合或3-0可吸收线间断缝合。缝合完毕以小血管钳探查吻合口，确保针距合适，无胆汁渗漏。

(2) 胆总管空肠侧侧吻合：具体操作步骤与端端吻合相似。

8. 近端空肠距离胆肠吻合口40 ~ 50 cm 处行肠肠 Roux-en-Y 吻合。并关闭空肠系膜及结肠系膜裂孔。

9. 在温氏孔处放置引流管1根，清理手术野，关腹。

### (二) 手术难点及对策

1. 若胆总管周围存在粘连，分离粘连时止血要彻底，并注意勿损伤门静脉。
2. 胆肠吻合单层缝合可靠时，不需要再加浆肌层缝合，使吻合口更大。
3. Roux-en-Y 吻合的空肠袢尽可能在结肠后，避免对胃十二指肠造成压迫。
4. 保持胆肠吻合口无张力。

## 五、术后监测与处理

术后观察引流管的引流量及引流物性状，了解有无胆瘘。

## 六、术后常见并发症的预防与处理

胆瘘是本术式的主要术后并发症，但发生率低。胆管扩张不明显，胆肠吻合宜用 4-0 吸收线缝合。胆管扩张时可用 3-0 的可吸收缝线缝合。也可选用 3-0 或 4-0 的 Prolene 滑线行连续缝合。对于过于扩张的胆管，如直径＞ 2cm，且管壁较厚时，使用管型吻合器将使胆肠吻合变得更容易和更可靠。

同时，应在胆肠吻合口附近留置引流管，一旦发生胆瘘，保证有畅通的引流。胆瘘常发生于术后5 ~ 7 d，如果引流管流出胆汁样引流液即应考虑胆肠瘘。部分患者的胆肠瘘的引流液含有较多的渗出液和肠液，需要检查引流液中胆红素浓度和胰酶浓度来诊断。

胆瘘的治疗，并无特殊性，关键是保证引流通畅、避免吻合口周围胆汁积聚和控制感染，胆瘘一般均可以愈合。如果引流不畅，出现胆汁积聚，需要做 CT 或超声引导下的置管引流。如果是高流量胆肠瘘，应考虑手术，修补瘘口，并重新放置引流管。出现感染性积液时，可先 B 超或 CT 引导下置管引流，如不成功，再次开腹引流也是必要的。

## 七、临床效果评价

临床中也可以通过非手术方法经内镜或经皮穿刺放置胆道支架来解决胆汁引流问题，而且与胆肠旁路手术的短期疗效几乎无明显差异。

（周　伟）

253

# 第四节　胃空肠吻合术

胰腺癌患者术前准确的临床分期是正确选择姑息性手术治疗的前提。近年来，随着放射医学技术迅速发展，联合应用螺旋 CT、内镜超声技术及诊断性腹腔镜 (联合腹腔镜超声)等检查方法可对术前肿瘤可切除性进行准确的评估，从而选择恰当的姑息性手术治疗方法。

胃输出道梗阻 (gastric outlet obstruction，GOO) 的临床症状多表现为恶心、呕吐，11% ~ 50%的胰腺癌患者在诊断时就已出现消化道梗阻症状。其最常见的原因是由于肿瘤浸润腹腔神经丛或侵及肠系膜周围动脉而导致胃、十二指肠或小肠功能不全。另外，肿瘤腔内生长或肿瘤外压迫均可导致十二指肠的机械性狭窄、梗阻。通过放射影像学或内镜检查可明确患者是否存在胃输出道的机械性梗阻。

对于合并胃输出道机械性梗阻的患者应行姑息性旁路吻合手术，对于尚无输出道机械性梗阻的患者，可考虑应用胃肠动力药物治疗。研究表明，3% ~ 20% 的无法手术切除的晚期胰腺癌患者最终将发生胃输出道机械性梗阻。

## 一、适应证

对于不能切除的晚期胰腺癌患者出现下列情况可行胃空肠吻合术。

1. 临床表现有十二指肠梗阻的症状或体征。
2. 胃肠造影或内镜检查提示十二指肠有狭窄、僵硬或癌性浸润。
3. 术中见十二指肠有狭窄、受压。

## 二、禁忌证

因体质严重消耗而不能承受麻醉和手术者。

## 三、术前准备

1. 幽门梗阻患者，由于胃内容物潴留，细菌容易繁殖，以致黏膜充血、水肿，有碍术后吻合口的愈合。术前应禁食，术前晚洗胃，使胃尽量排空，以减少炎症。
2. 应适当补液、输血，并纠正水和电解质紊乱。
3. 进入手术室前应留置胃管，抽空胃内容物，以免在麻醉过程中发生呕吐，引起窒息及肺部并发症。

## 四、手术要点、难点及对策

1. 麻醉　首选气管插管下全身静脉复合麻醉。

2. 体位　患者取仰卧位。

3. 切口　通常为上腹部正中切口、经腹直肌切口或依术者的习惯而定。

4. 首先提起横结肠、沿横结肠系膜找到十二指肠悬韧带寻找空肠起始部。在距 Treitz 韧带 20 ~ 30 cm 处，用丝线将肠壁浆肌层缝一针作为标记，以备吻合。

5. 选择胃前壁吻合口　吻合部位选定后，将已有缝线标记的空肠袢从结肠前上提，与拟定吻合的胃壁沿长轴顺蠕动方向对拢，在空肠袢拟定吻合口（长 5 ~ 6 cm)，吻合口两端的近系膜面与胃壁一起各缝一浆肌层牵引线，打结后牵引，准备吻合。

6. 缝合吻合口后壁外层　在吻合口部位的四周及后侧垫上纱布保护，以免污染腹腔。先用丝线将胃、肠壁（吻合口后壁外层）做一排浆肌层间断（或连续）缝合。

7. 吻合口后壁的处理　沿缝线两侧 0.5cm 处切开胃、肠壁浆肌层，缝扎黏膜下血管，再剪开胃、肠壁黏膜，用吸引器吸尽胃、肠腔内容物。从远端角开始行吻合口后壁内层缝合，先用 3-0 可吸收线做全层间断或连续缝合，边距约 0.5cm，针距约 0.8cm，一直缝至近端角，并使近端角完全内翻。

8. 吻合口前壁的处理　继续用 3-0 可吸收线沿前壁改行全层连续内翻褥式缝合，绕回至缝合开始处，将会合的肠线两端在腔内打结。至此，前壁内层缝合完毕。

9. 缝合吻合口前壁外层　前壁外层用丝线做浆肌层间断缝合后，吻合口两角应用浆肌层褥式缝合加固，完成吻合（图 11-9)。再次检查吻合后的肠袢是否为空肠，长短是否合适，有无扭曲。闭合系膜间隙，以防术后发生内疝。检查腹腔后，逐层缝合腹壁切口。

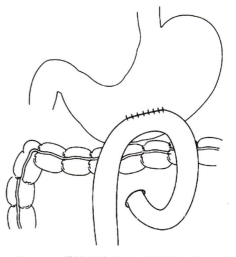

**图 11-9** 横结肠前的胃空肠侧侧吻合术

## 五、术后监测与处理

1. 结肠前胃空肠吻合术的输入袢（即吻合口近端空肠）要长短适宜，一般应距十二指肠悬韧带 15 ~ 20 cm。因为输入袢要绕至横结肠和大网膜之上与胃前壁吻合，过短会发生输入袢受压而引起胆汁、胰液和肠液的潴留，过长又会引起食物在输入袢内停滞。

2. 吻合口的长度一般以 4 ~ 6 cm 为宜，吻合口过小术后常可因充血、水肿而引起梗阻，吻合口过大术后又可能引起食物排空加速而出现症状。

3. 吻合口的胃、肠壁黏膜下血管应进行缝扎，这对预防术后吻合口出血有重要作用。

4. 全层连续内翻褥式缝合吻合口时，应注意边距与针距要均匀，一般边距为 0.5 cm，针距约 0.8 cm，这样才能使吻合口均匀内翻，不发生皱折、漏孔。

## 六、术后常见并发症的预防与处理

消化道出血与术中止血不确切导致结扎线（吻合钉）脱落或患者凝血功能异常有关，精细的术中操作和完善的术前准备是重要的预防措施，术中应确切止血，关腹前仔细检查手术野，术后积极预防消化道溃疡形成。

## 七、临床效果评价

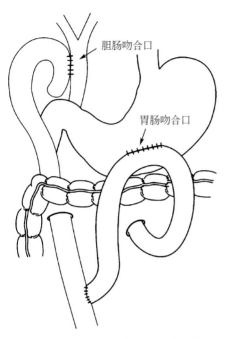

图 11-10 胆肠吻合术与胃肠吻合术

目前，预防性胃空肠旁路吻合术的必要性和重要性尚存在较多争论，有两项对于无法手术切除的晚期胰腺癌及壶腹癌患者在剖腹探查时施行预防性胃空肠吻合术的价值进行随机对照研究。实验结果表明，预防性胃空肠吻合术可以有效降低甚至避免肿瘤晚期出现胃输出道梗阻问题，而且并不影响患者术后死亡率及并发症的发生率。

近年来，经内镜放置十二指肠支撑管也是一种能够有效解除十二指肠梗阻的非手术姑息性治疗方法。多中心临床研究表明，经内镜放置十二指肠支撑管成功率为 84%，十二指肠支撑管体内平均留置时间为 146 d。迄今为止，尚未见关于经内镜放置十二指肠支撑管和行胃空肠旁路吻合术治疗胃输出道梗阻的随机对照研究。

对于同时合并胆道梗阻和胃肠梗阻的患者，施行胆肠吻合术同时需行胃肠吻合术，如图 11-10 所示。

（周　伟）

### 参 考 文 献

盖保东，2018. 放射性 $^{125}$I 粒子植入治疗胰腺癌中国专家共识 (2017 年版). 临床肝胆病杂志，34(04):716-723.

李凯，陶京，熊炯炘，等，2007. 姑息手术结合术中碘 -125 粒子植入和术后化疗治疗晚期胰腺癌. 中华普通外科杂志，22(2):104-106.

刘少朋，李晓勇，陈升阳，等，2016. 纳米刀消融术在不可切除胰腺癌治疗中的应用现状及展望. 世界华人消化杂志，24(04):542-548.

刘少朋，李晓勇，程冰冰，2016. 纳米刀消融术治疗局部晚期不可切除胰腺癌安全性及疗效评价. 中国普通外科杂志，25(09):1259-1265.

# 第十二章　胰腺损伤修补及切除术

## 第一节　胰腺外伤剖腹探查术

剖腹探查是确定胰腺外伤的最可靠方法。首先，在术前，对胰腺外伤的及早诊断本身并非易事。其次，胰腺损伤的部位、程度也难准确评估。胰腺损伤通常是在诊断其他脏器伤而采取剖腹探查时被发现。因此，凡有穿透性开放腹部外伤或明确合并其他脏器伤、大出血、高度怀疑胰腺外伤并伴明显腹膜炎体征者均应积极剖腹探查。单纯胰腺损伤一般不会导致大量出血。合并肝、脾破裂或大血管损伤所致大出血是患者死亡的最主要原因。剖腹探查时根据轻重缓急，秉承先处理出血性损伤，再处理穿破性损伤的原则进行处置，最后处理胰腺。因确诊胰腺外伤而采取剖腹探查时，也不能忽略其他脏器的探查。

### 一、适应证

1. 腹部外伤史，确诊或高度怀疑腹内脏器损伤，如早期出现失血性休克、持续性剧烈腹痛伴明显腹膜刺激征、呕血、便血、尿血、腹部叩诊移动性浊音阳性、诊断性腹腔穿刺阳性、影像学检查有气腹表现等。
2. 腹部外伤史，未排除腹内脏器伤密切观察时出现全身情况恶化，血压由稳定转为不稳定；腹痛及腹膜刺激征进行性加重并有范围扩大趋势；红细胞计数进行性下降，白细胞计数上升；肠鸣音逐渐减弱、消失或腹胀进行性加重等。

### 二、禁忌证

1. 单纯的血淀粉酶、尿淀粉酶升高而无腹部症状和体征，影像学检查也未发现阳性表现者。
2. 合并严重多发伤的患者，根据病情的轻重缓急依次进行处理，单纯的胰腺外伤不会对患者构成致命打击，可最后处理。

## 三、术前准备

1. 保持呼吸道通畅，监测血压、脉搏血氧饱和度等生命体征，吸氧，留置胃管进行胃肠减压，留置尿管记录尿量，密切观察患者病情变化。

2. 若病情允许，应尽可能地完善必要的检查，特别是诊断尚未明确时，应检测血清及尿淀粉酶，腹腔穿刺，检查胸部 X 线、腹部超声及 CT 等，以帮助确定诊断。

3. 如存在神情淡漠、四肢发冷、脉率快、血压下降、尿量减少等失血性休克表现，首先应积极纠正休克，输注晶体液及胶体液，必要时需输血，并合理应用血管活性药物。最好留置中心静脉导管，以便能快速有效地输液和输血，尽量缩短休克时间或避免休克的出现，维持血液循环稳定，为尽早实施手术奠定基础。另外，术前预防性应用抗生素，也可有效预防术后腹腔感染的发生。

4. 虽经积极抗休克治疗，但仍然不能维持血压稳定时，应警惕多发伤伴有内出血的存在，须在抗休克治疗的同时行急诊手术，并做好处理其他脏器伤和大血管损伤的准备。

## 四、手术要点、难点及对策

### (一) 手术要点

1. 麻醉　选择全身麻醉。

2. 体位　患者取仰卧位。

3. 切口　一般根据腹部体征及辅助检查提供的损伤脏器的位置进行选择，以求快速进入损伤部位，达到术野的最佳显露。最常选用上腹正中切口，右上腹经腹直肌切口亦较常用。

4. 因腹部外伤后最致命的威胁来自肝、脾等实质脏器或大血管的损伤引起的大出血，进腹后如发现出血，应迅速吸净积血，清除血凝块，查找出血点，迅速止血。

5. 进一步腹腔探查时，可优先探查术前辅助检查明确显示的受伤脏器。同时留意腹腔内液体渗出情况，根据有无腹膜黄染、食物残渣、脂肪皂化等，对损伤脏器有一初步估计。如发现消化道穿孔可暂时夹闭，以避免胃肠内容物进一步溢出。

6. 如果腹腔内未见大出血，则应对腹腔内脏器进行有序地逐一探查。原则上，首先探查肝、脾等实质脏器，再探查胃肠道等空腔脏器。根据轻重缓急进行逐一处理，先处理出血性损伤，再处理穿孔性损伤。在剖腹探查术中，胰腺的探查与处理通常放至最后。

7. 如果术前已明确诊断胰腺损伤或未能排除胰腺损伤的可能，则术中必须探查胰腺。如果术前未诊断出胰腺损伤，而因其他脏器伤行剖腹探查术时，如发现以下情况，则必须探查胰腺：① 腹腔内发现白色皂化斑；② 腹腔内发现血性或棕色渗液，但未查明出血灶；③ 十二指肠降部、水平部和升部肠壁血肿或挫裂伤；④ 横结肠系膜及十二指肠系膜根部血肿；⑤ 腹膜后积气、积液、血肿、胆汁染色；⑥ 上腹部或下胸部穿透伤至后腹膜。

8. 探查胰腺通常采用经胃结肠韧带入路进入小网膜囊，直视下清楚地探查其内有无积血，胰腺表面及其上下缘损伤情况。若发现胰腺表面的腹膜后血肿、积液或存在挫裂伤，即应切开后腹膜，清除血肿、积液并探查胰腺损伤部位、程度等。若发现胰头区腹膜后血肿、胆汁黄染、气泡及十二指肠壁血肿，应充分探查胰头，常采用 Kocher 手法，切开十二指肠侧腹膜，游离至腹主动脉处，翻转十二指肠，并将胰头轻轻提起，探查十二指肠损伤情况，并用双合诊探查胰头及钩突后面。此时，应注意仔细检查腹膜后大血管及右肾等有无损伤。此处，胰腺后面与门静脉、肠系膜上静脉间存在多个分支，探查时确切结扎，避免暴力游离致门静脉或肠系膜上静脉破裂，引起大出血。可继续游离胰体尾上下缘腹膜，切断脾肾韧带，双合诊探查胰颈体尾后面。至此，即可完成整个胰腺及十二指肠的探查。

9. 探查胰腺损伤时，需要对损伤的部位、程度等作出判断。若胰腺浅表性挫裂伤或血肿并无主胰管的损伤时，预后理想。胰腺小的挫裂伤，位置表浅，没有出血时，可不用缝合修复，放置引流即可；如果断面有出血，需要缝扎止血；被膜下发现血肿，则需要切开被膜，清除积血，缝扎止血。胰腺表浅的挫裂伤，有学者认为为了防止日后胰瘘的发生，需要缝合被膜，也有学者建议不缝合修补被膜，以免形成胰腺假性囊肿，但必须要放置引流。

10. 主胰管是否受损及损伤程度直接关系到术中术式的选择和患者的预后。在术前检查中，判断主胰管的损伤并非易事。因此，术中的正确判断显得至关重要。若术中判断是否存在主胰管损伤困难时，可经十二指肠乳头注入亚甲蓝（美蓝）试剂等协助诊断。当损伤涉及主胰管，应该给予高度重视，根据损伤部位的不同选择合适的手术方式。特别是当伴有胰头或十二指肠损伤时（V 级），病情更加凶险。胰头严重损伤常合并周边大血管的损伤，出血量大，出血迅速，止血困难，危及生命。若再合并严重的十二指肠损伤或胆胰壶腹损伤，患者的全身状况差，手术耐受力差，手术操作复杂，术后胰瘘发生率及病死率很高。因此，必须从总体上充分考虑患者的病情，根据伤情的具体情况选择合适的手术方案。

## （二）手术难点及对策

1. 胰腺外伤剖腹探查时，手术处理可能简单到仅仅放置引流，也可能复杂到行胰十二指肠切除术。更甚者，如发现多器官损伤，则手术可能更为复杂。胰腺损伤多继发于腹部创伤，多为急重症患者，一般情况较差，且多合并有其他器官的同时性损伤，与择期胰腺手术比较，胰腺损伤的处置更复杂，术式选择也极具不确定性，术后极易发生并发症，治疗周期与风险均显著高于择期胰腺手术，甚至需要进行二次手术以完成确定性治疗。因此，应以生命第一、功能第二为指导原则，首先要控制出血及保障重要器官的灌注，维持血流动力学的稳定；其次是消化道的完整及功能保留，在损伤控制理念下，必要时分期手术实现上述目标。另外，要对术后并发症及再次手术有充分的预见性，并为预防并发症及可能的再次手术创造条件。

2. 手术处理应遵循以下原则　①胰腺外伤如并发多器官损伤，应首先处理出血，最后处理胰腺；②胰腺损伤清创时，应最大限度地保留胰腺组织，防止日后胰腺功能不足；③任何程度的胰腺损伤均应放置引流，引流必须充分、有效、通畅；④手术操作力求简便，除非迫不得已，胰十二指肠切除术应慎重实施；⑤损伤严重，考虑手术复杂，患者状况不佳，可暂时放置引流，待日后二次处理；⑥手术方式的选择应在充分考虑患者全身状况、损伤部位、程度和性质及合并伤的性质等前提下决定。

3. 单纯胰腺外伤时一般出血量不大，不致立刻危及生命。但当胰腺损伤严重，特别是胰头部严重损伤或合并有严重的十二指肠损伤时，可伴有重要血管如肝门静脉、肠系膜血管、下腔静脉等的破裂，出血迅猛，血液会迅速充满术野。此时，应立即用纱布填塞压迫止血，吸出积血，估计血管破损位置，稍游离破损处远近端，暂时夹闭血管控制出血，慢慢移除纱布并修补破口。不能全部撤掉填塞纱布，反复抽吸积血寻找出血点，以免引起进一步的失血，导致失血性休克，甚至死亡。另外，在术野布满血液，术野不清晰的情况下，切忌盲目钳夹止血，以免造成周边重要脏器再次受损，加重病情。

4. 胰腺被膜血肿一般为胰腺实质出血，正常胰腺组织软脆，且血供丰富，挫裂伤后容易形成血肿，可切开被膜，清除血肿，及时止血。小的出血点可电凝止血；胰腺断面渗血，可纱布压迫止血，也可应用止血纱止血。由于胰腺组织脆，切忌钳夹止血，也不可做大块结扎。一般行"8"字缝扎，力度适中，以止住出血为宜；深度适中，以免损伤大的胰管。

5. 胰腺损伤后，无生机或已游离的胰腺组织应在严密止血下彻底清除，否则术后极易引发感染，导致胰瘘、胰周脓肿等并发症的形成。同时术后应充分引流，尽可能将胰腺坏死组织及漏出的胰液等充分引出。但对于胰腺损伤严重者，同时面临组织彻底清创与残存胰腺组织功能不全两个矛盾。一般以肠系膜上静脉为界，自肠系膜上静脉左侧可切除约65%的胰腺组织，一般不会造成胰腺功能不足。据统计，尚有约15%的人无胰腺钩突，此时则可能切除掉相当于80%的胰腺组织，有可能导致胰腺功能不足。根据经验，当胰腺损伤严重，需解决此矛盾时首先应选择处理损伤，降低病死率及并发症发生率，其次才考虑残存胰腺功能问题。

6. 所有胰腺外伤后均应放置多根多处引流管，并保证引流捷径、低位、通畅、安全、有效。如若引流不畅，大量胰液或胆汁渗出，极易导致日后胰瘘、肠瘘、腹腔或腹膜后感染、腐蚀大血管引发致命性出血等。胰腺浅表性损伤可能因为忽视引流而导致病情加重。另外，如果胰腺损伤严重，患者状况不佳，手术一期无法实施，完全可以通过充分的引流暂时处置，以待日后条件允许行二期手术。因此，引流可谓胰腺外伤处置中的重中之重，术后为保持通畅，需反复冲洗，负压吸引。注意放置引流管时避免压迫胃肠道，以免引起压迫处缺血坏死，导致胃肠瘘形成。

7. 手术方式的选择除与患者全身状况密切相关外，还应明确有无主胰管的损伤，主胰管断裂发生于肠系膜上静脉左侧还是右侧，是否有胰头损伤，是否合并十二指肠及胆胰壶腹的损伤。

## 五、术后监测与处理

胰腺外伤剖腹探查术因病情及术中探查结果的不同，选择的手术方式也不同，所以术后处置差别很大。总体上，应包括以下几个方面。

1. 胰腺外伤严重或合并多发伤者，术后入ICU监护治疗，特别是行胰十二指肠切除术或胰腺损伤严重，一期无法手术，暂时放置引流者，更需要密切监测生命体征，中心静脉液体复苏，并根据需要还可进行床旁持续血滤，防治多器官功能障碍。

2. 保持引流管通畅 胰腺损伤术后务必保证引流管通畅、有效，充分引流腹腔积血、积液，防止胰瘘、腹腔感染、腹腔脓肿形成，为达到充分引流常用双套管冲洗负压吸引。动态观察引流液流量、颜色、性质的变化，监测淀粉酶含量。如引流管不畅，应及时调整更换引流管。

3. 禁食水，胃肠减压 胰腺损伤术后持续胃肠减压能减轻腹胀，减少胰液、胆汁及胃肠消化液等分泌，有利于胰腺损伤的修复及吻合口的愈合，预防吻合口瘘及胰瘘等的发生。

4. 补液，防治休克 胰腺外伤后胰液的渗出导致腹腔大量渗出，多发伤失血量大，手术操作时间长等造成机体有效循环血量降低，应补充足够的晶体液及胶体液，纠正酸中毒和电解质紊乱。病情重者应留置中心静脉置管，必要时快速液体复苏。

5. 抑制胰液分泌 术后可应用生长抑素抑制胰液分泌。

6. 全身应用广谱抗生素 早期预防性应用抗生素减少腹腔感染概率，并可根据引流液细菌培养选择敏感抗生素。

7. 阶段性营养支持 早期全肠外营养 (total parenteral nutrition，TPN) 支持，待肠道功能恢复后，逐渐过渡到肠内营养 (enteral nutrition，EN) 支持，可通过鼻空肠营养管或空肠造口实施。

8. 预防应激性溃疡 胰腺外伤严重或并发多脏器损伤时，术后容易发生应激性溃疡，且出血量大。

## 六、术后常见并发症的预防与处理

### (一) 创伤性胰腺炎

外伤所致的创伤性胰腺炎发生率为 20% 左右。外伤一方面可直接损伤胰腺组织及胰管，引起胰腺水肿、胰管梗阻、断裂或血供障碍，另一方面严重创伤还可以导致低血容量休克、胰腺血流灌注不足而诱发急性胰腺炎的发作。

由于胰腺损伤多合并其他部位的损伤，而许多腹腔器官损伤或手术甚至颅脑损伤等均可导致血淀粉酶的升高。因此，血淀粉酶仅可作为胰腺炎筛查时的参考指标。CT 扫描是主要的影像学确诊方法，但早期 CT 可能表现不明确，建议定期复查，以防漏诊。创伤性胰腺炎的治疗同其他原因所致的急性胰腺炎的治疗原则相同。早期行液体复苏及器官功能保护的治疗。伴有广泛坏死的患者应严格把握手术指征，如合并感染者，应依照 "step-up" 策略选择优化干预方案。

### (二) 胰瘘

胰瘘是胰腺损伤后最常见的并发症之一，在单纯胰腺损伤中其发生率约 20%，在胰腺、十二指肠复合性损伤中其发生率可高达 35%。一旦发生胰瘘，应保证充分的引流、控制感染和充足的营养支持。充分的引流是胰瘘治愈的必要条件，胰腺损伤手术中必须放置引流以利于术后胰液的引出，引流管的放置需遵循低位、捷径、通畅的原则。根据引流液细菌培养及药物敏感试验结果选取敏感抗生素。营养支持的实施方式包括胃肠外营养和肠内营养。如胃肠功能恢复、患者可耐受且不增加胰瘘量的前提下，可尽早应用肠内营养，这可以减少肠道菌群失调引起的各种感染，并且能够改善肠道的屏障功能。内镜及介入治疗因其有创伤小、恢复快、无须手术等优点而在近年来应用越来越多。对于胰腺周围液体积聚或引流不通畅者，可采用超声或 CT 引导下经皮穿刺置管引流或内镜下穿刺引流治疗。此方法操作简单，易于重复，可反复操作。内镜下穿刺引流须在内镜超声引导下进行，选取合适的位置经胃壁或肠壁置入支架管将胰周积液引流至消化道内。内镜下 EST 和（或）胰管支架通过胰管近端减压降低胰管内压力，同时对于胰管狭窄或胰管断裂患者还可以起到胰管支撑和瘘口封堵的作用，从而促进胰瘘的愈合。对于胰瘘合并感染、出血或经各种非手术治疗胰瘘迁延不愈者须行手术治疗，手术方式主要包括外引流手术、瘘管空肠吻合、远端胰腺切除术、胰腺残端空肠吻合等，须根据胰瘘部位、流量、是否与主胰管相通及是否有合并症等综合考虑，选取适宜手术方式。

### （三）腹腔或腹膜后感染

胰腺损伤后期并发腹腔或腹膜后感染主要原因：①创伤性胰腺炎胰周坏死组织及积液继发感染；②胰瘘引流不畅继发感染；③合并腹部其他器官损伤尤其是十二指肠、结肠损伤手术后的感染。一般根据临床表现、影像学及病原学培养可作出诊断。对于创伤性胰腺炎继发的感染多位于腹膜后或小网膜囊内，其治疗同其他原因所致急性胰腺炎继发感染。对于胰瘘继发感染可通过穿刺引流、内镜介入治疗，必要时需手术治疗。对于合并其他器官损伤手术后的感染多见于膈下、肠间及盆腔，大多通过超声或 CT 引导下穿刺置管引流可获得良好效果，少数情况下须果断再次开腹手术。

### （四）术后出血

术后出血主要包括消化道内出血和腹腔出血。消化道内出血主要源于应激性溃疡或吻合口出血等。早期腹腔出血可能是由于创面渗血或结扎线松脱等，而后期腹腔出血则主要考虑胰瘘、肠瘘导致胰液、肠液渗出积聚或腹腔感染腐蚀大血管引起。创面渗血或小血管出血通过非手术治疗能有效控制。应激性溃疡时虽出血量大，但应用止血药、抑酸药、生长抑素等药物治疗及胃镜下止血也能收到良好疗效。对于大血管如脾动脉、肝动脉、十二指肠动脉、肠系膜血管等的腐蚀性出血，出血量大，出血迅猛，非手术治疗通常无效，可选择动脉造影栓塞术。控制出血后，应调整引流管，加强冲洗及吸引，充分引流积血或积液。如腹腔脓肿形成，可超声引导下脓肿穿刺置管引流。如栓塞失败，出血无法控制，则实施手术止血，但再次手术风险大，并且由于消化液及脓液的腐蚀，出血周边组织水肿、质脆，易出血且缝合较困难。

### （五）肠瘘

胰腺损伤后并发肠瘘以结肠瘘和十二指肠瘘多见，可由于胰周坏死感染腐蚀、胰周引流管压迫致肠管缺血坏死、介入治疗时副损伤所致，也可由于合并肠道损伤术后肠道吻合口局部感染、缺血、营养不良低蛋白血症所致。根据腹腔引流管引出肠内容物不难作出诊断，可通过腹腔引流管造影和（或）消化道造影进一步明确诊断并明确瘘口的位置、大小、周围创腔的情况，为治疗提供依据。肠瘘的治疗关键在于控制感染，充足的营养支持治疗，纠正水和电解质，维持酸碱平衡。充分的引流是控制感染的关键，常规引用双套管持续负压冲洗引流，可保持瘘口周围的清洁，为瘘口的愈合创造条件，一部分患者通过上述处理瘘口可自行愈合。然而，一部分肠瘘患者瘘口与胰周坏死感染灶相通，胰周坏死感染与肠瘘相互促进、加重，形成恶性循环，增加了治疗的难度，同时由于胰周脂肪结缔组织的坏死感染，肠瘘瘘口周围缺乏有效的组织支撑，难于形成窦道，多形成唇状瘘，难于自行愈合。对于这类患者，可采用瘘口近端肠道造口，肠瘘瘘口一期缝合修补的方式治疗。近端肠道造口转流在治疗肠瘘的同时，减轻了胰周的污染，可恢复正常进食、利于营养治疗，可收到一举多得的效果。

### （六）胰腺假性囊肿

胰腺外伤探查时未发现主胰管损伤，导致胰液大量积聚或胰腺断裂面缝合修补后，胰液渗出积聚在胰腺断面间形成假性囊肿。小的囊肿常无明显症状，一般在数周后可自行吸收。囊肿较大时被膜紧张引起明显腹痛，并可将胃向上顶起，腹胀明显，呕吐。囊肿成熟壁厚者可行囊肿与空肠或胃内引流术；囊肿壁菲薄不宜行内引流者，可超声引导下穿刺置管外引流。

## 七、临床效果评价

在腹部损伤中，胰腺损伤发生率很低，但随着现代经济建设尤其是交通运输业的发展，胰腺损伤的发生率逐年增高。胰腺损伤具有一定隐匿性，诊断治疗的延误、错误的胰腺损伤分级、不恰当的治疗干预措施致使胰腺损伤具有很高的并发症发生率和病死率，其病死率为 9% ~ 34%，然而胰腺损伤的直接致死率不足 5%，大多数患者的死亡是由后期并发症所致。

（周　峰　周　伟）

# 第二节　胰腺裂伤缝合修复术

## 一、适应证

1. 胰腺浅表性挫裂伤。
2. 胰腺挫裂伤无主胰管损伤。

## 二、禁忌证

禁忌证为胰腺损伤合并主胰管损伤。

## 三、术前准备

术前准备同本章第一节胰腺外伤剖腹探查术。

## 四、手术要点、难点及对策

### (一) 手术要点

1. 只要发现胰腺有损伤，就应该警惕胰管是否存在破裂，术中应仔细探查胰腺以明确胰管完整与否。有时胰腺前表面仅仅轻度损伤或完好无损，也不能完全排除主胰管存在损伤。术中可切开十二指肠，经十二指肠乳头注入亚甲蓝试剂，注意染色剂是否外渗。

2. 胰腺浅裂表伤、轻度挫裂伤而无胰管破裂时可行裂伤缝合修复。以不吸收缝线做间断缝合或"8"字缝合，既可止血，又可减少胰液渗出。

3. 只要发现胰腺有损伤，不管损伤大小，均应留置引流管。实践表明，只要引流充分、通畅，即使有大的胰管损伤未明确而遗漏，也不会引起致命后果。注意放置引流管时避免压迫胃肠道，以免引起压迫处缺血坏死，导致胃肠瘘形成。引流管应从腹壁另戳孔引出，不宜直接通过切口，以免日后胰瘘或肠瘘等消化液溢出腐蚀切口，导致切口愈合不良。

264

### (二) 手术难点及对策

1. 胰腺裂伤缝合修复术 (图 12-1) 适用于无主胰管损伤的胰腺浅表性裂伤，手术操作简便，预后好。对于术中证实的Ⅰ级胰腺损伤仅需行外引流处理；Ⅱ级损伤可行清创后缝合胰腺实质裂伤及外引流。对胰腺内小血肿或挫伤，被膜完整时无须缝合以免导致坏死；表浅的裂伤也不需强调缝合被膜以免形成脓肿，重点在于充分有效地引流，以降低腹腔感染和脓肿的发生率。可在胰周放置多根多孔引流管，或双套管进行持续灌洗以防止引流管堵塞。

2. 术中遇浅表裂伤者应注意周全探查胰腺，不要因为损伤小就存在侥幸心理，忽视主胰管的探查。临床上，有时表面看上去胰腺损伤较小或表面无明显损伤，也

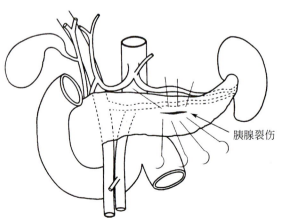

胰腺裂伤

图 12-1　胰腺裂伤缝合修复术

有主胰管破裂的可能，主胰管损伤与否，直接关系到手术方式的选择及患者的预后。如果伴有主胰管的损伤，手术远远不是裂伤单纯缝合修补就能解决的。如果术者缺乏经验，恰又忽视引流的作用，势必导致胰瘘、胰腺假性囊肿的形成，甚至继而引起更严重并发症。因此，必须明确无主胰管损伤的情况下，缝合胰腺实质。

3. 即使胰腺损伤未涉及主胰管而单纯缝合修补裂伤处，也同样需要常规留置引流管。一方面，胰腺的裂伤虽未达主胰管，但贯穿于胰腺实质中细小胰管断裂同样会渗出胰液，如果缝合处不确切或血供不好，很有可能形成胰瘘。另一方面，如果探查不周全，小的胰腺裂伤或主胰管损伤未被发现，通畅、有效地引流管此时至关重要，引流管的作用在胰腺外科不容忽视。

## 五、术后监测与处理

1. 注意保证引流通畅，并密切观察引流液流量、颜色、性质，监测淀粉酶含量。
2. 注意观察有无持续腹胀，发热，胃肠蠕动恢复慢等，警惕因术中探查遗漏主胰管损伤导致胰瘘的发生。
3. 其他同本章第一节胰腺外伤剖腹探查术。

## 六、术后常见并发症的预防与处理

术后常见并发症的预防与处理同本章第一节胰腺外伤剖腹探查术。

（周 峰 周 伟）

# 第三节　胰体尾切除、胰头侧断端缝合修补术

## 一、适应证

1. 胰尾部断裂伤伴主胰管损伤。
2. 胰尾部断裂伤，伤情重，不容许行精细的修复手术。
3. 胰尾部严重挫裂伤，无法修补。
4. 胰尾部损伤合并脾破裂。

## 二、禁忌证

1. 患者合并多脏器损伤，全身状况差，难以耐受手术。

2.胰尾部表浅挫裂伤不伴主胰管损伤。

## 三、术前准备

术前准备同本章第一节胰腺外伤剖腹探查术。

## 四、手术要点、难点及对策

### (一) 手术要点

1.经胃结肠韧带入路,在胃网膜血管外侧钳夹、切断、结扎胃结肠韧带,向前上方牵拉胃,并将横结肠向下方牵拉,即可清晰地显露胰尾损伤处,探查损伤,确切止血。

2.切开胰腺表面腹膜,游离胰腺背面的腹膜后间隙,若未合并脾的破裂,应注意避免损伤脾动静脉,以免引起大出血。特别是当游离胰尾尖部时,避免损伤脾蒂。

3.胰尾部充分游离后,自断裂处切断胰腺,切除胰尾部。于胰头侧断端找出主胰管,不吸收缝线确切结扎。距离断端 1.0 cm 处行间断褥式缝合,残端包裹覆盖邻近的网膜或系膜组织并固定。

4.胰腺断端放置引流管 2 或 3 根,可绑缚吸痰管一同置入,以便日后冲洗。

### (二) 手术难点及对策

1.根据术前检查及术中探查确定是否存在脾破裂,如果存在脾较严重破裂,则应连同胰尾一并切除。并于脾窝处放置引流管 1 根。对于成年人来讲,在合并多脏器伤或病情严重时,一般不宜花费太多时间修补脾。

2.若脾及脾血管完整无损,术中应积极保留脾。当胰腺与脾动脉、静脉粘连严重,不易分离,或胰尾连同脾动脉静脉损伤,而胃网膜血管及胃短血管保存完整时,可保留脾,胰尾连同脾动脉、静脉切除。但术后应监测脾血供及功能,避免保留的脾缺血坏死。

3.胰头侧断端应缝合确切,除主胰管外,较大胰管也应单独结扎。

## 五、术后监测与处理

1.特别注意引流管引流量、颜色、性质及淀粉酶含量变化。
2.密切监测脾功能及血供。
3.注意体温、腹部症状与体征的变化。
4.其他同本章第一节胰腺外伤剖腹探查术。

## 六、术后常见并发症的预防与处理

1.术后常见并发症的预防与处理同本章第一节胰腺外伤剖腹探查术。

2.保脾时，脾血供不畅，脾功能减退，缺血坏死。

## 七、临床效果评价

此种术式是在胰腺外伤中应用最为广泛。胰尾切除术涉及的关键问题之一就是脾的保留与否。由于胰尾与脾在解剖位置上关系密切，传统的胰尾切除术均将脾一同切除，但近年来注意到脾切除术后可能导致凶险性感染，特别是在儿童发生率高。为避免医源性损伤和无辜性脾切除，保留脾的胰体尾切除术已被外科医师广泛接受。脾动脉在胰腺后上方前行过程中发出 4 ~ 11 支分支供应胰体、胰尾部，并依次分出胃后动脉、胃网膜左动脉及胃短动脉。脾动脉结扎后，供应胃区的动脉血可以通过胃短动脉、胃网膜左动脉及胃后动脉逆行灌注脾，维持脾的血液供应。胃网膜左血管、胃后血管、胃短血管与胃网膜右血管、胃左血管、胃右血管之间的交通支成为脾动脉结扎后脾血液供应的来源，其中以胃网膜血管弓最为重要。胃网膜血管弓及胃短、胃后动脉的存在是实施保留脾的胰尾切除术的解剖学基础。因此，探查胰腺切断胃结肠韧带及游离脾胃韧带时务必小心谨慎。

探查中如果发现脾破裂较严重，则应当连同胰尾一并切除，特别是对于成年人来讲，在合并多脏器伤，病情严重的情况下，不宜浪费过多的时间修补脾。但如遇以下情况可考虑修补脾：①未成年患者，病情尚稳定；②脾及脾血管完整无损；③虽然胰腺与脾动脉、静脉粘连严重或胰尾连同脾动脉、静脉一并受损，但胃网膜血管、胃短血管及胃后血管完整无损，可将胰尾与脾动脉、静脉一并切除。

保留脾术后，应密切监测脾的功能及血供，避免脾缺血坏死，前功尽弃。术后监测血小板数量及血小板相关免疫球蛋白，彩超、CT、血管成像CTA、锝 -99 m 放射核素扫描均可应用。

*267*

（周 峰 周 伟）

# 第四节　胰体尾侧胰肠吻合＋胰头侧断端缝合修补术

## 一、适应证

胰头、胰颈部断裂伤伴主胰管损伤，胰头、胰体、胰尾部胰腺和主胰管保存完整；无十二指肠合并伤；患者病情允许，非危重伤员。

## 二、禁忌证

1.胰头或胰体、胰尾实质严重挫裂伤。
2.胰腺损伤严重，病情重，不宜行吻合术，可选择胰腺切除或单纯引流。

## 三、术前准备

术前准备同本章第一节胰腺外伤剖腹探查术。

## 四、手术要点、难点及对策

### (一) 手术要点

1. 经胃结肠韧带入路，钳夹、切断、结扎胃结肠韧带，向前上方拉开胃，并将横结肠向下方牵拉，显露小网膜囊。探查胰腺断裂处，确切止血。

2. 切开损伤处胰腺表面被膜，游离断裂处胰腺后方间隙，确切结扎胰腺背面血管分支，避免损伤脾血管及肠系膜血管。

3. 修剪胰腺断端，寻找胰头侧胰管，不吸收缝线确切结扎，距离断端 1.0cm 处以不吸收缝线做间断褥式缝合，再加做 "8" 字缝合，残端可包裹覆盖邻近的网膜或系膜组织并固定。

4. 胰体尾侧断端寻找主胰管，在胰管内留置支撑管，粗细与胰管直径相当。

5. 距离 Treitz 韧带以远 15 ~ 20 cm 处切断空肠，远端封闭。

6. 横结肠系膜无血管区戳孔。将远段空肠从戳孔处拖至胰体尾断端处行胰肠吻合。

7. 空肠近侧断端与胰肠吻合口以下约 40 cm 左右空肠行端侧吻合或肠肠侧侧吻合。

8. 胰肠吻合口周围及小网膜囊内放置引流管引流，建议放置 2 ~ 4 根，以保证术后充分引流。

### (二) 手术难点及对策

1. 由于胰腺组织柔软，加之损伤后组织水肿，吻合时应轻柔操作，线结轻轻收紧，避免撕裂胰腺实质。

2. 胰肠吻合是此术式的难点，也是关键。胰肠吻合的确切与否直接关系到患者的预后。胰肠吻合后，胰液与肠液直接接触，胰酶被活化，很容易形成胰瘘。术中要求缝合确实，吻合处应放置多根引流管并绑缚多枚吸痰管，术后持续冲洗负压吸引，务必保持引流通畅。

## 五、术后监测与处理

术后监测与处理同本章第一节胰腺外伤剖腹探查术。

## 六、术后常见并发症的预防与处理

术后常见并发症的预防与处理同本章第一节胰腺外伤剖腹探查术。

## 七、临床效果评价

胰体尾侧断端空肠 Roux-en-Y 吻合的关键在于确切的胰肠吻合。吻合口瘘是胰肠吻合最严重的并发症。胰腺与空肠吻合后，胰液与肠液直接混合后激活，对吻合口有强烈腐蚀作用。如果吻合口吻合不确切，很容易形成吻合口瘘，渗出的肠液及胰液腐蚀周边脏器，后果严重。目前临床应用最广泛的 3 种吻合方式包括端端套入式吻合、捆绑式胰肠吻合、端侧黏膜对黏膜吻合。理论上，黏膜对黏膜吻合符合解剖要求，愈合效果好。胰腺断端游离不可过长，避免影响血供。胰腺残端可切成鱼口状，主胰管留出切缘约 5 mm，胰腺实质不吸收线间断缝合。胰管内留置直径相当的支架管，远端置于空肠袢内或引流至体外。保证吻合肠袢有足够长度，无张力，血供良好。

由于患者多属急诊手术，并且病情较重，未常规进行充分的术前准备，导致发生胰肠吻合口瘘的概率增大，因此，胰肠吻合口处必须放置多根引流管，一旦发生吻合口瘘，以便充分引流胰液及肠液等，避免进一步引发其他并发症。

（周　伟）

# 第五节　胰体尾侧胰肠吻合 + 胰头大部分切除术

## 一、适应证

1. 胰头部损伤严重，无法修补，但胆胰壶腹及胰体、胰尾部保存完整。
2. 若行常规损伤远端切除，恐剩余胰腺组织不足以满足机体需要而引起内分泌和外分泌功能不足。

## 二、禁忌证

1. 胰头损伤严重伴十二指肠及胆胰壶腹损伤。
2. 胰腺损伤严重，病情重，手术耐受差，不适宜修补吻合，仅仅留置引流。

## 三、术前准备

术前准备同本章第一节胰腺外伤剖腹探查术。

## 四、手术要点、难点及对策

### （一）手术要点

1. 切开胃结肠韧带，显露小网膜囊。注意保护胃网膜血管弓的完整。切开胰腺表面被膜，显露胰腺并游离胰腺后间隙。采用 Kocher 手法，切开十二指肠侧腹膜，游离至腹主动脉处，显露胰头。探查损伤，彻底止血。

2. 对受损的胰头进行彻底清创、止血，清除损伤坏死组织。寻找近端主胰管，不吸收缝线结扎，注意副胰管的存在，一并找出并确切结扎。胰头断面以不吸收缝线做间断褥式缝合，再加做 "8" 字缝合，残端可包裹覆盖邻近的网膜或系膜组织并固定，以减少胰瘘的发生。

3. 修剪胰体尾侧断端，缝扎止血。寻找胰管，在胰管内留置支撑管，粗细与胰管直径相当，引流管远端留置空肠袢内，或经空肠袢引至体外。

4. 距离 Treitz 韧带以远 15 ～ 20 cm 处切断空肠，制成一 Roux-en-Y 肠袢，于横结肠系膜戳孔处上提，空肠袢长短适宜，无张力。将空肠断端与胰腺远端行胰肠吻合。

5. 空肠近侧断端与胰肠吻合口以下约 40 cm 空肠行端侧或侧侧肠肠吻合。

6. 胰肠吻合口周围、小网膜囊内及腹腔内放置引流管引流，以保证术后充分引流。

### （二）手术难点及对策

1. 胰头受损时，常需要考虑损伤远端胰腺组织的保留问题，若行胰腺次全切除术，不仅手术风险大，而且残存的胰腺组织的内外分泌功能常不能满足机体需求。

2. 手术时注意避免损伤肝门静脉、肠系膜血管、下腔静脉等，胰腺断面确切缝扎止血，胰肠吻合确实，并放置多根引流管，保持引流充分有效，并持续冲洗负压吸引。

## 五、术后监测与处理

术后监测与处理同本章第一节胰腺外伤剖腹探查术。

## 六、术后常见并发症的预防与处理

术后常见并发症的预防与处理同本章第一节胰腺外伤剖腹探查术。

## 七、临床效果评价

胰腺损伤时一般选择较多的方式是损伤远端的切除，但如果胰头损伤严重而行远侧切除，很容易导致日后胰腺功能不足。若胆胰壶腹及胰体、胰尾部保存完整，此时可选择远侧断端空肠吻合，以解决胰腺内分泌和外分泌不足的问题。

（周　伟）

# 第六节　十二指肠憩室化手术

## 一、适应证

1. 胰头挫裂伤伴十二指肠穿孔、胆胰壶腹及胰管完整。
2. 胰头严重断裂伤伴十二指肠损伤，病情重，不宜行胰十二指肠切除术。

## 二、禁忌证

1. 胰头部毁损性损伤。
2. 十二指肠严重毁损无法修复。

## 三、术前准备

术前准备同本章第一节胰腺外伤剖腹探查术。

## 四、手术要点、难点及对策

### （一）手术要点

1. 采用 Kocher 手法，切开十二指肠侧腹膜，游离至腹主动脉处，翻转十二指肠，并将胰头轻轻提起，探查十二指肠损伤情况，并双合诊探查胰头及钩突后面。胰头联合十二指肠损伤常合并大血管的损伤，术中仔细探查，确切止血。

2. 适当修剪十二指肠裂口，以不吸收缝线全层间断缝合，加浆肌层缝合。缝合口应与十二指肠纵轴方向垂直，防止术后肠腔狭窄。对胰头部挫裂伤彻底清创，缝扎止血。以不吸收缝线间断褥式缝合裂伤两缘，并在缝合外缘再次加做间断缝合或"8"字缝合。

3. 于胃大弯与胃网膜血管弓之间进行游离，依次钳夹、切断、结扎胃网膜血管弓进入胃大弯的血管，向左游离至胃网膜左、右血管弓相交汇处之上 4～5 cm。向右游离胃大弯侧达幽门时，向右上方翻转胃大弯，游离胃窦部与胰头表面相连的疏松组织，直至十二指肠后壁。游离胃小弯，于胃左动脉第一降支右侧钳夹、切断、结扎胃左动脉。于幽门下方离断十二指肠，并行胃大部切除。术中确切止血。通过十二指肠残端插入 16 号导尿管，以不吸收缝线间断缝合残端，再连续浆肌层缝合，封闭十二指肠残端，并留置引流管 1 枚。

完成毕 II 式胃大部切除及胃空肠吻合术 ( 图 12-2)。

4. 游离食管下端，寻找迷走神经前后干，予以切断，并以不吸收缝线结扎。

5. 胆总管切开长度 1.5 ~ 2.0 mm，放置相应粗细的 "T" 形管，切口对合整齐以细丝线全层间断缝合，完成 "T" 形管引流。

6. 因十二指肠破裂，术后需以无菌生理盐水反复冲洗腹腔，并留置多根引流管。

### ( 二 ) 手术难点及对策

1. 胰头十二指肠联合伤时，伤情重，患者状况差，手术复杂，死亡率高。

2. 切断迷走神经时必须充分显露贲门、食管下端及胃底部。

3. 行 "T" 形管引流术时，注意肝总管切口封闭确切，避免胆汁漏出。

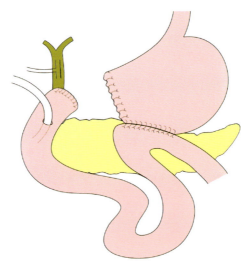

**图 12-2** 十二指肠憩室化手术

其包括远端胃切除、胃空肠吻合、十二指肠修补与近端造口、胆总管 "T" 形管引流、空肠造口

## 五、术后监测与处理

1. 迷走神经切断后，患者早期饮食可有阻塞感，应鼓励患者进食。

2. 保持 "T" 形管、十二指肠残端造口置管、腹腔引流管等引流通畅，特别要确切固定 "T" 形管及十二指肠残端造口置管，避免脱出。

3. 注意观察各引流管引流液的颜色、引流量等，警惕瘘的发生。

4. 其他同本章第一节胰腺外伤剖腹探查术。

## 六、术后常见并发症的预防与处理

1. 出血。

2. 十二指肠残端或吻合口瘘。

3. 胃排空障碍。

4. 输入段或输出段空肠梗阻、内疝等。

5. 食管下段穿孔。

6. 倾倒综合征。

7. 吞咽阻塞感。

8. 其他同本章第一节胰腺外伤剖腹探查术。

## 七、临床效果评价

1. 损伤控制外科 (damage control surgery，DCS) 的理念始于 1993 年，至今 20 余年，得到临床外科医师的认可，并加以扩展、推广，且已应用于非创伤患者。DCS 理念主要基于"严重创伤患者的最终结局决定于机体生理功能的极限"的认识。严重创伤患者伤后内稳态失衡，如再加上长时间复杂手术的打击则是"雪上加霜"，内稳态更加失衡，患者的机体功能失衡进入恶性循环，难以恢复。因此，应避免在原发损伤导致的机体受损、内稳态失衡的基础上，再增加医疗措施 ( 如手术等 ) 的再次打击所造成的加倍损害。在胰十二指肠损伤患者，除伴有多器官损伤、生命体征不稳定的重伤者应按损伤控制的原则处理外，即便是等级轻的损伤也应采取较简单的处理措施如引流、止血，或以保持断裂处导管的通畅为主，引流胰液，经十二指肠或术中经断裂处放置胰管内导管，最多也只是行断离的胰尾切除，不主张行胰肠吻合。因胰液被激活后，将腐蚀组织，易有吻合口愈合不良而破裂成瘘，其后果反不及外引流。待胰腺愈合或后期行修复手术。在严重损伤时，胰十二指肠均有毁损，即使有明显的胰十二指肠切除的指征时，也都应先进行毁损组织清除、多处引流等简易手术，待患者情况稳定后再行重建手术。Gulla 等分析了 10 篇文献，急诊行胰十二指肠切除术 (2 ~ 18 例 ) 的病死率高达 29.4%。强调了 DCS 理念在胰十二指肠损伤处理中的应用。

2. 十二指肠憩室化手术适用于较严重的胰十二指肠损伤、胆胰壶腹及主胰管完整者，主要涉及胰腺及十二指肠缝合修补、胃窦部及远端胃切除、迷走神经干切断、十二指肠残端封闭并造口置管、胃空肠吻合、胆总管切开 "T" 形管引流、腹腔内多根引流等。手术操作复杂，手术时间长，死亡率高。切断迷走神经时需要充分显露贲门、食管下端及胃底部，很容易导致食管下端血供障碍，造成食管穿孔。迷走神经切断后，患者饮食有阻塞感，还有顽固性腹泻等并发症，严重影响患者生活质量。因此，此术式临床应用亦较少见。

3. 应用十二指肠憩室化手术时，术后注意各引流管、造口管固定确切并保持通畅，避免引流管、造口管脱出，特别是十二指肠残端造口管引流不畅致肠腔压力增加，引发十二指肠残端瘘；"T" 形管脱出致胆汁性腹膜炎等。

4. 由于标准的十二指肠憩室化手术操作复杂，手术并发症多，手术风险高。目前改良的十二指肠憩室化手术，如幽门排外术应用较广泛，各种改良后的术式稍有不同，但基本上避免了胃窦及远端胃的切除、迷走神经干的切断，将食物流通途径暂时改道。主要包括：胰腺及十二指肠损伤清创缝合修补、胃大弯切开约 4 mm、可吸收线荷包缝合幽门、胃大弯空肠吻合、空肠置管造口等。手术操作较前简便，创伤小，未切除胃窦及远端胃，未切断迷走神经干，减少了术后并发症的发生。为避免高胃酸环境下吻合口溃疡，应预防性应用抑酸药。

（王春友　周　伟）

## 参 考 文 献

黎介寿 , 2015. 损伤控制外科理念在胰十二指肠钝性损伤处理中应用 . 中国实用外科杂志 , 35(03):237-239.

楼文晖，方圆 , 2015. 胰腺颈部断裂伤手术指征及术式选择 . 中国实用外科杂志 , 35(03):262-265.

孙备，陈华 , 2015. 胰腺损伤后期并发症诊断和治疗 . 中国实用外科杂志 , 35(03):265-268.

田孝东，杨尹默 , 2015. 胰腺损伤诊断、分级及外科治疗 . 中国实用外科杂志 , 35(03):258-262.

赵玉沛 , 2013. 胰腺外科手术学 . 北京 : 人民军医出版社 .

Debi U, Kaur R, Prasad K K, et al, 2013. Pancreatic trauma: a concise review. World J Gastroenterol, 19(47):9003-9011.

Fisher M, Brasel K, 2011. Evolving management of pancreatic injury. Curr Opin Crit Care, 17(6):613-617.

Gulla A, Tan W P, Pucci M J, et al, 2014. Emergent pancreaticoduodenectomy: a dual institution experience and review of the literature. J Surg Res, 186(1):1-6.

Lahiri R, Bhattacharya S, 2013. Pancreatic trauma. Ann R Coll Surg Engl, 95(4):241-245.

Menahem B, Lim C, Lahat E, et al, 2016. Conservative and surgical management of pancreatic trauma in adult patients. Hepatobiliary Surg Nutr, 5(6):470-477.

# 索　引

276